イラストでまなぶ
生化学

前場良太
帝京大学医学部生化学教室

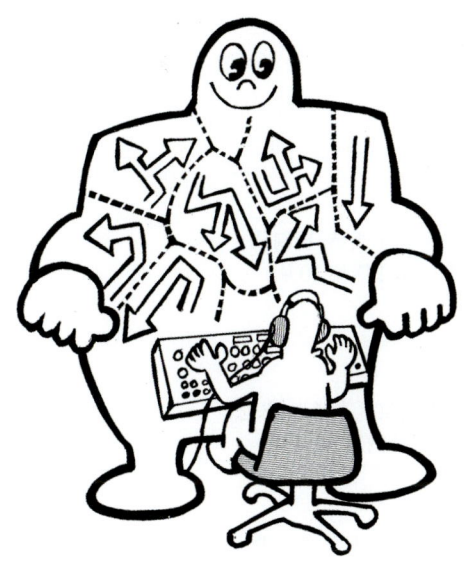

医学書院

著者略歴
前場良太　Ryota Maeba
帝京大学医学部生化学教室

1980年 名古屋大学農学部卒業．テルモ（株）本社技術開発部に勤務ののち，1986年から現職．1995年，帝京大学にて医学博士号を取得．帝京高等看護学院非常勤講師，帝京医学技術専門学校非常勤講師兼務．主な著書に，「まんがイラストでマスター 生化学 ふしぎの世界の物語」（医歯薬出版），「動脈硬化と酸化コレステロール」（オレオサイエンス），「高脂血症（上）」（共著：日本臨床），「Up Date コレステロールのすべて―基礎と臨床―」（共著：現代医療）などがある．

イラストでまなぶ生化学

発　行　2005年9月1日　第1版第1刷©
　　　　2020年12月15日　第1版第10刷
著　者　前場良太
　　　　　まえば　りょうた
発行者　株式会社　医学書院
　　　　代表取締役　金原　俊
　　　　〒113-8719　東京都文京区本郷1-28-23
　　　　電話　03-3817-5600（社内案内）
印刷・製本　三報社印刷
イラスト　木佐森隆平

本書の複製権・翻訳権・上映権・譲渡権・貸与権・公衆送信権（送信可能化権を含む）は株式会社医学書院が保有します．

ISBN978-4-260-00107-6

本書を無断で複製する行為（複写，スキャン，デジタルデータ化など）は，「私的使用のための複製」など著作権法上の限られた例外を除き禁じられています．大学，病院，診療所，企業などにおいて，業務上使用する目的（診療，研究活動を含む）で上記の行為を行うことは，その使用範囲が内部的であっても，私的使用には該当せず，違法です．また私的使用に該当する場合であっても，代行業者等の第三者に依頼して上記の行為を行うことは違法となります．

JCOPY〈出版者著作権管理機構　委託出版物〉
本書の無断複製は著作権法上での例外を除き禁じられています．複製される場合は，そのつど事前に，出版者著作権管理機構（電話 03-5244-5088，FAX 03-5244-5089，info@jcopy.or.jp）の許諾を得てください．

まえがき

　各専門の学問分野には，これまでに築きあげられてきた考え方やスタイル，ルール，独特の表現などがあり，これが初心者や門外漢には容易に入り込めない垣根となっている場合が多い．とくに，生化学といった化学を基盤とする学問では，分子を化学構造式で表すという約束事があり，これになじめず，化学ぎらいになったという学生を多々見かける．

　「その道を学ぶ者は，謙虚にその道の規則に従うべきである」という態度は，学問の道においても正道・王道であろう．しかし，生化学を本道として学ぶわけではないコメディカルや医学生の立場からいえば，もっと気楽に垣根を越えて学べるほうが望ましいであろう．一方的に学ぶ側にだけ努力を強いるのではなく，このような学生のニーズに応えることも，教育を授ける側の1つの務め，あるいはサービスであろうと考える．

　最近のサイエンスの進展はすさまじく，微妙な人間の行動や感情までもが数式化・理論化され，理解されようとしている．当に，これまで文系的事象と思われていたものまでが，理系的方法で解釈することが主流となりつつある現状である．このような時流の中で，本書は，理系的事象を文系的な頭脳で理解しようとする試みといえるかもしれない．

　本書は，これまでに出版された「イラストでまなぶ……」シリーズの構成を拝借して，各章の重要事項をイラストと文章で解説する体裁をとっている．解説文は大・中・小文字の順に，より詳細な記述となっている．また項目の並び順は，重要度の順である場合もあるし，項目の細分化の順に並べたり，あるいは多項目を単に並列的に並べている場合もある．イラストは，タイトルを象徴的に表している場合もあるし，解説事項の中で文章だけの記述ではわかりにくいと感じられる箇所を選別して，理解を助ける目的で描写されたものもあり，必ずしもその項目の最重要事項を示しているとは限らない．むしろ，イラストは，前述したような難解そうに見える学問の垣根を低くして，「こんなところから入ってきたら」という導入の，あるいは興味のきっかけにしていただければ幸いである．

2005年8月
前場　良太

目　次

第1章　生体エネルギー ……………………………………… 1

- 1-1　生物は化学エネルギーを使って生きている
  体の中のエネルギー ……………… 2
- 1-2　電子もらう人？あげる人？
  酸化と還元 ……………… 4
- 1-3　酸素分子（O_2）は両刃の剣
  好気性代謝と酸化傷害 ……………… 6
- 1-4　エネルギー源の最終解体装置
  クエン酸回路 ……………… 10
- 1-5　還元当量を落とすと化学エネルギーが発生する装置と，これを宅配便（ATP）につめ込むしくみ
  電子伝達系と酸化的リン酸化 ……………… 12
- 1-6　グルコース1個から最大38個
  グルコースからATPの生成 ……………… 16
- 1-7　3つとも最後はエネルギー源の最終解体装置へ
  三大栄養素 ……………… 18

第2章　糖質および糖質代謝 ……………………………………… 21

- 2-1　糖質の基本単位
  単糖 ……………… 22
- 2-2　二糖のままでは食べられません‥‥残念！
  二糖類とオリゴ糖 ……………… 24
- 2-3　われわれが衣食住を支えています
  多糖類 ……………… 26
- 2-4　酸素（O_2）がなくてもエネルギーがつくれます
  解糖系 ……………… 28
- 2-5　たっぷりエネルギーをつぎ込んでグルコースをつくる
  糖新生 ……………… 30
- 2-6　グルコース一夜の蓄え
  グリコーゲンの合成と分解 ……………… 32

目次

- 2-7 六角形の糖が五角形に変わる
  ペントースリン酸回路 …… **34**
- 2-8 いやなものは水に流すのが一番
  グルクロン酸経路 …… **36**
- 2-9 ヌクレオチドの台車に乗せて行います
  糖鎖の合成と分解 …… **38**
- 2-10 血中のグルコースの交通整理
  血糖とその調節 …… **40**
- 2-11 血液と尿にあふれ出したグルコース
  糖尿病 …… **42**

第3章 脂質および脂質代謝 …… 47

- 3-1 水と不仲の…
  脂肪酸 …… **48**
- 3-2 連鎖がこわい
  脂質のラジカル酸化 …… **50**
- 3-3 食べた脂肪はどうなる？
  中性脂肪の消化と吸収 …… **52**
- 3-4 使われなかったエネルギーの保存法
  脂肪酸の生合成 …… **54**
- 3-5 保存したエネルギーの使用法
  脂肪酸のβ-酸化 …… **56**
- 3-6 脂肪酸の使い過ぎには要注意
  ケトン体の生成と利用 …… **58**
- 3-7 膜となるあぶら
  グリセロリン脂質と生体膜 …… **60**
- 3-8 特殊な脂肪酸
  生理活性脂質；エイコサノイド …… **62**
- 3-9 風変わりなあぶら
  スフィンゴ脂質 …… **64**

3-10 体の中で分解されないあぶら
コレステロール······**66**

3-11 コレステロール出身のホルモン
ステロイドホルモン······**68**

3-12 コレステロールの廃物利用
胆汁酸······**70**

第4章 タンパク質およびアミノ酸代謝 ······ 73

4-1 わたし，両性です
アミノ酸······**74**

4-2 どっちも必要なアミノ酸
必須アミノ酸と非必須アミノ酸······**76**

4-3 宵越しの金は持たぬ江戸っ子，アミノ酸
アミノ酸代謝······**78**

4-4 アミノ基の処理がたいへんだ！
尿素回路······**80**

4-5 アミノ酸は変幻自在
アミノ酸からの各種化合物の合成······**82**

4-6 アミノ酸でできた鎖
ペプチドとタンパク質······**84**

4-7 形が機能を決める
タンパク質の機能······**86**

4-8 タンパク質は食べたらどうなる？
食事由来のタンパク質の消化・吸収······**88**

4-9 体の中のタンパク質バランス
窒素平衡······**90**

第5章 酵素 ······ 93

5-1 手早く精緻な作業をこなす専門家集団
酵素の特徴······**94**

目次

- 5-2 出会うことから始まる
  酵素の構造と触媒機構……96
- 5-3 裏方ですが実力者
  補因子……98
- 5-4 6部門に分類される専門家集団
  酵素の種類……100
- 5-5 仕事のしかたで個性がわかる
  反応速度論……102
- 5-6 毒にも薬にもなる
  酵素阻害剤……104
- 5-7 つくりすぎはダメだよ
  酵素の活性調節……106
- 5-8 血中をさまよう酵素
  酵素診断とアイソザイム……110

第6章 物質代謝とエネルギー代謝……113

- 6-1 ものをつくるにはエネルギーが必要で，こわすとエネルギーが解放される
  代謝とエネルギー……114
- 6-2 建設は死闘，破壊は徐々に
  同化と異化……116
- 6-3 質と量で対応
  代謝の調節……118

第7章 糖質・脂質・タンパク質複合体……123

- 7-1 あぶらを乗せて運ぶタンパク質の船
  リポタンパク質……124
- 7-2 血液の海があぶらでいっぱい
  脂質異常症……126
- 7-3 血液型の相性は糖鎖で決まる？
  糖脂質……128

- 7-4 糖とタンパク質の合体でいろいろなはたらき
  糖タンパク質 ……… **130**
- 7-5 組織間のクッション作用
  プロテオグリカン ……… **132**

第8章 核酸とヌクレオチド代謝 ……… **135**

- 8-1 塩基と糖とリン酸で1セット
  核酸 ……… **136**
- 8-2 1本鎖か2本鎖か, それが重要だ
  DNAとRNA ……… **140**
- 8-3 塩基は自前でつくったものを利用する
  ヌクレオチドの合成と分解 ……… **142**
- 8-4 痛風は尿酸がたまる病気
  ヌクレオチド代謝異常と疾患 ……… **144**

第9章 遺伝子と遺伝情報の発現 ……… **147**

- 9-1 生物の基本設計図
  遺伝子 ……… **148**
- 9-2 多いものは分別整理して保存
  染色体と遺伝 ……… **150**
- 9-3 とりあえず全部コピー
  DNAの複製 ……… **154**
- 9-4 誤りは速やかに訂正
  変異と修復 ……… **156**
- 9-5 多様性は組換えることで
  遺伝子の再構成と進化 ……… **160**
- 9-6 基本設計図に誤った箇所がある
  遺伝性疾患 ……… **164**
- 9-7 基本設計図のチェックと矯正
  遺伝子診断と遺伝子治療 ……… **168**

目次

- 9-8 絶対の掟
  タンパク質合成 …… **172**
- 9-9 タンパク質の設計図をコピーする
  転写 …… **174**
- 9-10 設計図にしたがいタンパク質をつくる
  翻訳 …… **178**
- 9-11 いま必要なのは，どの設計図？
  遺伝子発現の調節 …… **182**
- 9-12 どこに運ばれるかは体にきざまれている
  タンパク質の細胞内輸送と修飾 …… **186**
- 9-13 基本設計図を操作してじょうずに利用する
  遺伝子操作 …… **188**

第10章 ヘム代謝 …… **195**

- 10-1 鉄はポルフィリンの"柵"に閉じ込めて利用
  ヘモグロビン …… **196**
- 10-2 使い終わった"柵"は廃物利用
  ビリルビン …… **198**
- 10-3 黄色くなるには理由がある
  ポリフィリン代謝異常と黄疸 …… **200**

第11章 情報伝達 …… **203**

- 11-1 情報伝達の成否は受け手で決まる
  情報伝達物質と細胞間情報伝達 …… **204**
- 11-2 血液の海を渡ってやってくる情報
  ホルモン …… **206**
- 11-3 ホルモン分泌をコントロールするホルモン
  上位ホルモン …… **208**
- 11-4 現場ではたらくホルモン
  下位ホルモン …… **210**

11-5 細胞膜のアンテナで受信される情報
細胞膜受容体 ……… **216**

11-6 細胞膜からどうやって情報は伝わる？
セカンドメッセンジャーを介した情報伝達機構 ……… **218**

11-7 遺伝子に直接届く情報
疎水性情報伝達物質の伝達機構 ……… **222**

第12章 ビタミン ……… 225

12-1 体内でつくれない微量栄養素
ビタミン ……… **226**

12-2 ビタミンB群とC
水溶性ビタミン ……… **228**

12-3 ビタミンA，D，E，Kの4種類
脂溶性ビタミン ……… **232**

第13章 水とミネラル ……… 237

13-1 ふしぎな分子が生命を育む
水と体液 ……… **238**

13-2 厳命！血液pHを一定に保て
酸・塩基平衡と緩衝作用 ……… **240**

13-3 種類は多いが量は少ない
ミネラル（無機質） ……… **242**

第14章 細　胞 ……… 247

14-1 細胞の仕切り壁
細胞膜 ……… **248**

14-2 細胞内の専門機関
細胞内器官 ……… **250**

14-3 人生の四季
細胞周期 ……… **254**

目　次

14-4 暴走する利己的細胞
　　　癌 ……… **256**

14-5 特定の遺伝子のみを発現している状態が分化である
　　　発生と分化・形態形成 ……… **258**

14-6 自然死はほかの生を生かす
　　　細胞の死と老化 ……… **262**

14-7 団結は力
　　　細胞接着と細胞外マトリックス ……… **266**

14-8 線維で支え，動かす
　　　細胞骨格と運動 ……… **268**

14-9 吐き出しと飲み込み
　　　エキソサイトーシスとエンドサイトーシス ……… **270**

イラストでまなぶ生化学

第1章 生体エネルギー

第1章　生体エネルギー

1-1 ● 生物は化学エネルギーを使って生きている
体の中のエネルギー

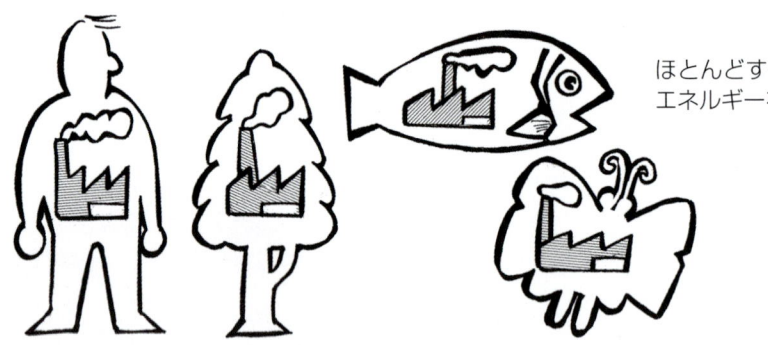

ほとんどすべての生物は，化学エネルギーを使って生きている

化学反応

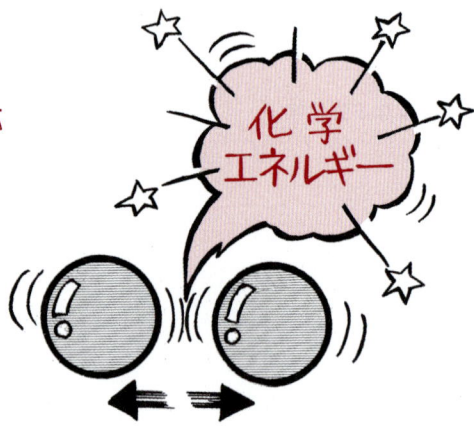

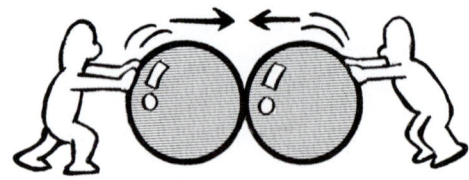

原子や分子をくっつけるには化学エネルギーが必要である

くっついていた原子や分子が離れると化学エネルギーが解放される

エネルギーの宅配便（ATP）

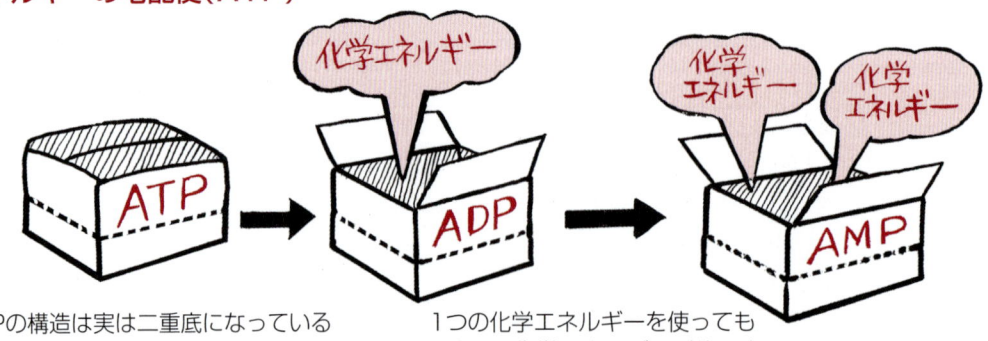

ATPの構造は実は二重底になっている

1つの化学エネルギーを使ってももう1つ化学エネルギーが箱の底に入っている

生体内でつくられたり使われたりする主要なエネルギーは化学エネルギーである．

- 化学エネルギーとは，原子や分子どうしを結びつけているエネルギーのことである．
- 体内に摂取あるいは蓄積したエネルギー源（糖質，脂質，タンパク質）を化学的に分解することにより化学エネルギーが発生する．
- この化学エネルギーをいったん，エネルギーの運搬分子であるATPに蓄えたうえで，さまざまな生命活動のエネルギーとして利用する．

原子や分子どうしがくっついたり離れたりすることを化学反応という．

- 結合には化学エネルギーが必要で，解離する（はなれる）と化学エネルギーが解放される（自由に利用できるエネルギーが生成する）．
- 可逆反応において両方向への反応速度がつりあい，見かけ上，反応が進行していない状態を化学平衡という．
- 体の中で起こる化学反応（生化学反応）の特徴は，酵素のはたらきによって活性化エネルギーが低められ，反応が円滑に進行する点である．

ATPは生体中の主要な化学エネルギーの運搬分子である．

- ATPは高エネルギー化合物の1つである．
- ATP（アデノシン3リン酸）は，アデニン，リボース（五炭糖）と3個のリン酸から構成され，2か所にリン酸どうしの結合があり，ここに高いエネルギーが保持されている．（→P136）
- 通常，生体内でのエネルギーの消費と生成は，ATPの1か所の高エネルギーリン酸結合の切断と結合（ATP ⇔ ADP＋Pi）により行われることが多い．
  - ATPから1つのリン酸がはずれた分子であるADP（アデノシン二リン酸）は，化学エネルギーを消費した後の状態といえる．
  - しかし，ADPにはまだもう1つの高エネルギーリン酸結合が残っているので，必要な場合には，これもエネルギーとして使用することができる．
- ATPはエネルギー転移においても中心的な役割を果たす．
  - ATPの加水分解反応により放出されるエネルギー量は，各種高エネルギーリン酸化合物から放出されるエネルギー量と比べて中位に位置することから，エネルギー交換の媒体（エネルギーの通貨）として適している．

第1章　生体エネルギー

1-2 ●電子もらう人？あげる人？
酸化と還元

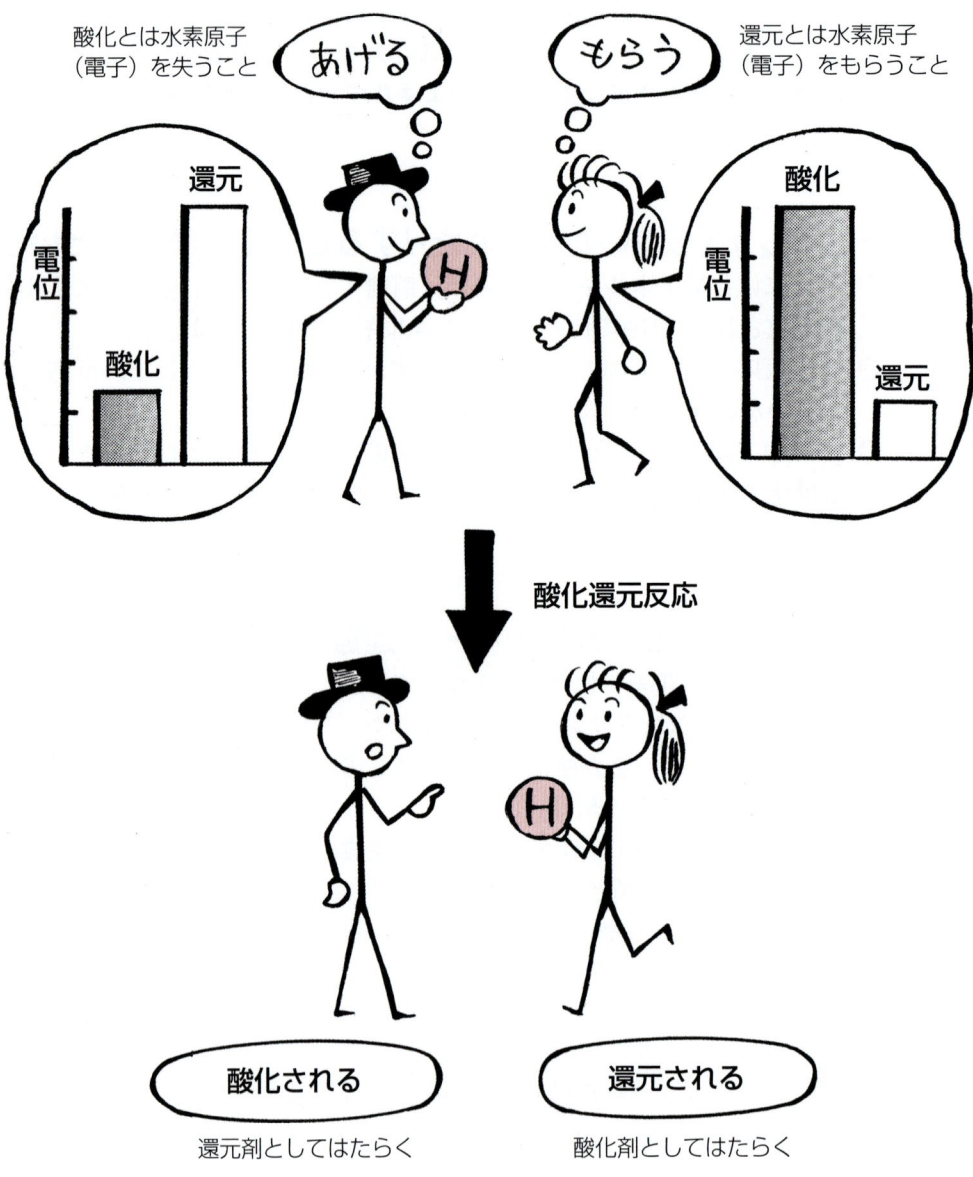

酸化(される)とは電子あるいは水素原子を失うことで，還元(される)とは電子あるいは水素原子をもらうことである．

- 分子間での電子や水素原子の授受を伴う化学反応のことを，酸化還元反応という．
- 酸化と還元は必ず同時に起こる．
  - 電子や水素原子を失うということは，それを奪ったものがいるはずだし，電子や水素原子をもらうということは，それを与えたものがいるはずである．このように，両者の関係は相対的で，一方だけの反応が起こることはない．
- 酸化される物質は相手を還元することから還元剤とよばれ，還元される物質は相手を酸化することから酸化剤とよばれる．

生体で起こる酸化還元反応の主な目的は，エネルギーの獲得にある．

- 生体のエネルギー運搬分子であるATPは，基本的には酸化還元反応で生じるエネルギーを使ってつくられる．
  - 水素と酸素が反応して水が生成する化学反応に伴い発生するエネルギーを，独特の機構でATPとして捕捉する．

酸化あるいは還元のされやすさは，その物質がもつ酸化還元電位で決まる．

- 酸化電位が高い物質は還元されやすく，低い物質は酸化されやすい．
- 自由エネルギーの変化は酸化還元電位で表すことができる．
  - 自由エネルギーとは利用可能なエネルギーのことである．
- 電子は酸化(還元)電位が低い(高い)物質から高い(低い)物質に自発的に流れる．
  - 酸化還元反応で生じる化学エネルギーを，電気エネルギーに変換することができる(電池の原理)．

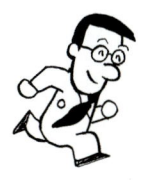

1-3 ●酸素分子(O_2)は両刃の剣
好気性代謝と酸化傷害

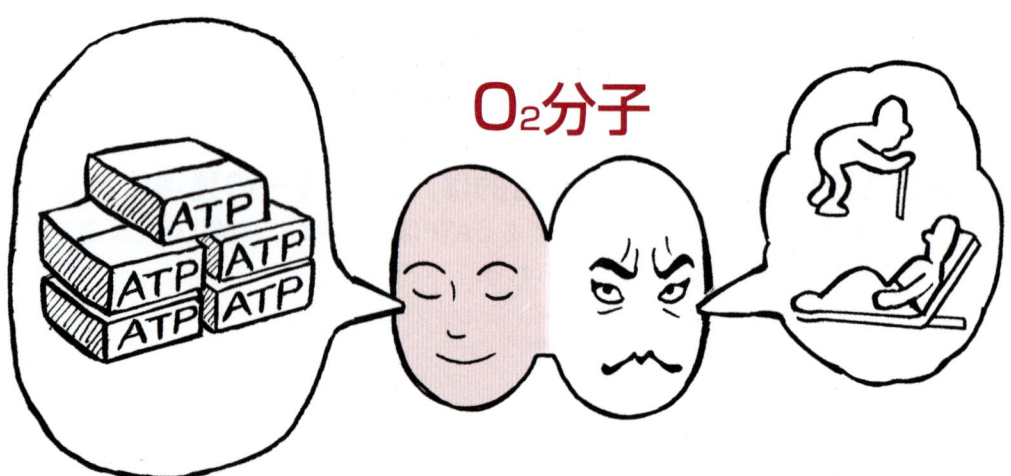

酸素(O_2)は効率のよいエネルギー産生を助ける

一方,酸素は体をさびさせ,老化や病気を引き起こす

酸素（O_2）分子があると，効率よくエネルギーがつくれる．

- ○ 酸素を利用するエネルギー産生（好気性代謝）は，酸素を利用しないエネルギー産生（嫌気性代謝）と比べて，はるかにその効率が高い（約20倍）．
- ○ 生物は進化の過程で，大気中に存在する酸素を利用して有機化合物から効率よくエネルギーを獲得する方法を確立してきた．
  - 呼吸もつきつめれば効率的なATP産生を目的としている．
- ○ 好気的（酸素のある）条件下でのエネルギー産生のほとんどをミトコンドリアが担当している．
- ○ 酸素は最終的な水素原子の受け取り手として機能する．
  - 糖や脂質に由来する水素原子を，補酵素を経由して最終的に酸素分子（O_2）が受けとめるまでの過程（電子伝達系）で生じるエネルギーを，化学エネルギーに変換してATPとして蓄える（酸化的リン酸化）．
- ○ 嫌気的（酸素のない）条件下では，解糖反応で生成するわずかなATP（2分子/グルコース1分子）を使って生命活動が営まれる．
  - 筋肉では瞬時に（酸素供給が間に合わない）大量のエネルギーを必要とする場合が多く，このほとんどを解糖系で生じるATPでまかなっているが，その結果生じる多量の乳酸が疲労の原因となる．
  - 酵母が嫌気的条件下で行うアルコール発酵は，解糖系で生じるピルビン酸が脱炭酸反応によりアセトアルデヒドとなり，さらに還元されてエタノールとなる反応である．
  - 乳酸菌が嫌気的条件下で行う乳酸発酵で，ヨーグルトができる．

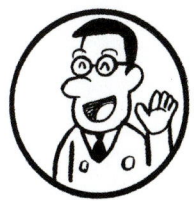

第1章　生体エネルギー

●酸素分子（O_2）は両刃の剣 −その2−
好気性代謝と酸化傷害

電子は通常，仲のいい夫婦のようにペアで原子核のまわりを回っている

独り身はさびしいな～

ところがラジカルはペアでない電子（不対電子）をもっている

対電子

原子核

不対電子

原子核

O_2分子は2つの不対電子をもつため，見かけ上はラジカルの性質は打ち消される．しかし仮面夫婦のようなもので，ラジカル（独身者）を見つけるとすぐにくっつこうとする

つまりO_2分子は潜在的にラジカルになりやすい性質をもっている

不対電子　　　　　　　　不対電子

O_2

活性酸素は猛毒ガスである．

○ **活性酸素とは酸素に由来するラジカルおよびその前駆体の総称である．**
- ラジカルとは不対電子をもつきわめて反応性の高い分子種のことである．
- 活性酸素にはスーパーオキシド（$O_2^{\cdot-}$），過酸化水素（H_2O_2），ヒドロキシラジカル（$HO\cdot$），次亜塩素酸（$HOCL$），ペルオキシナイトライト（$ONOO^-$），一重項酸素（$^1O_2$）などがある．
- 過酸化水素，次亜塩素酸，一重項酸素はラジカルではないが，反応性の高い活性酸素の仲間である．
- 血管内皮細胞弛緩因子であるNOは，$O_2^{\cdot-}$ と反応して，反応性のきわめて高いペルオキシナイトライト（$ONOO^-$）を生成する．

○ **生体内では電子伝達系や酸素を利用する反応に伴って常に活性酸素が発生している．**
- 電子伝達系では2％の割合で酸素からスーパーオキシドが発生している．
- 赤血球のヘモグロビン（$HbFe^{2+}\text{-}O_2$）の一部は常に酸化されており，その結果，メトヘモグロビン（$HbFe^{3+}$）とスーパーオキシド（$O_2^{\cdot-}$）が生成する．
- 一方，白血球の殺菌作用のような生理的反応でも活性酸素は生成する．

○ **活性酸素による酸化傷害は，老化やある種の疾病（癌，動脈硬化など）を引き起こす原因となる．**
- スーパーオキシドなどの活性酸素種は，最終的にヒドロキシラジカル（$HO\cdot$）の生成を通して，DNA損傷やタンパク質酸化，脂質過酸化による生体膜障害などを引き起こす．

○ **生体はラジカルを消去したり，活性酸素による酸化傷害から生体を防御する抗酸化機構を備えている．**
- ラジカルを消去する能力（ラジカルスカベンジャー）（→P235）には，外因性（食物として摂取）のものにビタミンEやビタミンC（アスコルビン酸），β-カロチンなどがあり，内因性（生体内で生成）のものにはグルタチオン，尿酸，ビリルビン，ユビキノンなどがある．
- ヒドロキシラジカル（$HO\cdot$）発生の元凶である$O_2^{\cdot-}$とH_2O_2を分解する体内酵素に，スーパーオキシドジスムターゼ（SOD），カタラーゼ，グルタチオンペルオキシダーゼなどがある．

第1章　生体エネルギー

1-4 ● エネルギー源の最終解体装置
クエン酸回路

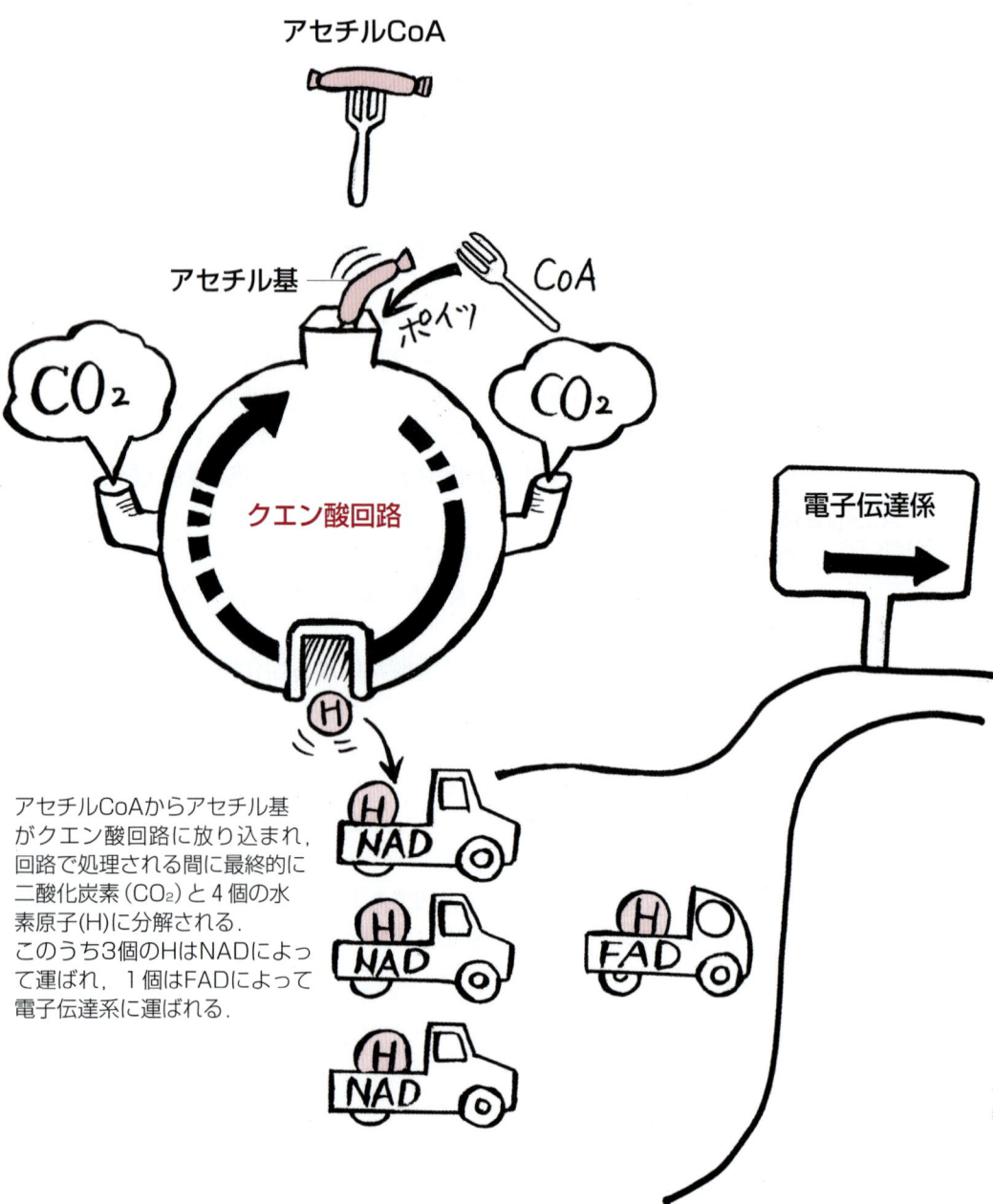

アセチルCoAからアセチル基がクエン酸回路に放り込まれ，回路で処理される間に最終的に二酸化炭素（CO_2）と4個の水素原子(H)に分解される．このうち3個のHはNADによって運ばれ，1個はFADによって電子伝達系に運ばれる．

クエン酸回路は，エネルギー源（糖質，脂質，タンパク質）を最終酸化すると同時に，**還元当量**（水素原子あるいは電子）を供給するための代謝経路である．

- ○ アセチルCoA（共通の最終代謝産物）として運ばれてきたアセチル基（$CH_3-\overset{O}{\underset{\|}{C}}-$）を段階的に化学分解する．
  - ・CoA（コエンザイムA）というのは，補酵素（酵素の作用を補助する物質）の一種で，アセチル基や脂肪酸のアシル基（炭化水素鎖）の運搬体として機能する．
- ○ アセチル基の炭素原子（C）は酸化されて二酸化炭素（CO_2）となり，水素原子（H）は電子伝達系に送られてエネルギー産生に利用される．
- ○ 水素原子（H）は，補酵素のNADやFADにいったん移された後，電子伝達系を経て，最終的に酸素分子（O_2）に受け取られ水（H_2O）になる．（→P12図参照）
  - ・アセチル基に由来する炭素原子や水素原子の最終的な受け取り手として，O_2は必要である．
  - ・NADやFADは水素原子を受け取ると，還元型補酵素NADHとFADHとなる*．
  - ・アセチル基がクエン酸回路で代謝される間に，3個のNADHと1個のFADHが生成する．
  - *実際の還元型補酵素はNADH+H^+およびFADH$_2$であるが，本書では便宜的にNADHおよびFADHと表記する．

クエン酸回路は，生体物質の異化（分解）と同化（生合成）の分岐点となる代謝経路である．

- ○ クエン酸回路は生体物質にとっての最終酸化経路であると同時に，糖（新生），脂肪酸，アミノ酸の合成材料を供給する経路でもある．
- ○ 糖とアミノ酸，あるいは糖と脂質の相互変換の経路としても重要である．

クエン酸回路は，9種類の有機酸などから構成される．

- ○ クエン酸回路は，TCAサイクルまたはクレブス回路ともいう．
- ○ アセチルCoAとオキサロ酢酸が反応してクエン酸となる反応を起点として，次々とほかの有機酸などに代謝される過程で，還元型補酵素と2分子のCO_2を放出し，最終的にはじめのオキサロ酢酸にもどる．
  - ・回路を一巡する際に生成するCO_2の炭素原子は，アセチル基から直接由来したものではなく，それと縮合するオキサロ酢酸に由来する．
- ○ オキサロ酢酸が不足するとアセチルCoAを回路に導入できず，クエン酸回路の円滑な回転に支障をきたすため，ピルビン酸からオキサロ酢酸を補充する経路（アナプレロティック反応）が存在する．
- ○ ビタミンB群はクエン酸回路で重要な役割を果たす．
  - ・ビタミンB_1（チアミン）はピルビン酸からアセチルCoAを生成する脱炭酸反応などを触媒する酵素の補酵素（TPP）成分として，B_2とナイアシンはそれぞれ補酵素FADとNADの，パントテン酸はCoAの構成成分である．
- ○ クエン酸回路にかかわる酵素の大部分は，ミトコンドリアのマトリックス内に局在する．（→P14図参照）

1-5 ● 還元当量を落とすと化学エネルギーが発生する装置と，これを宅配便（ATP）につめ込むしくみ
電子伝達系と酸化的リン酸化

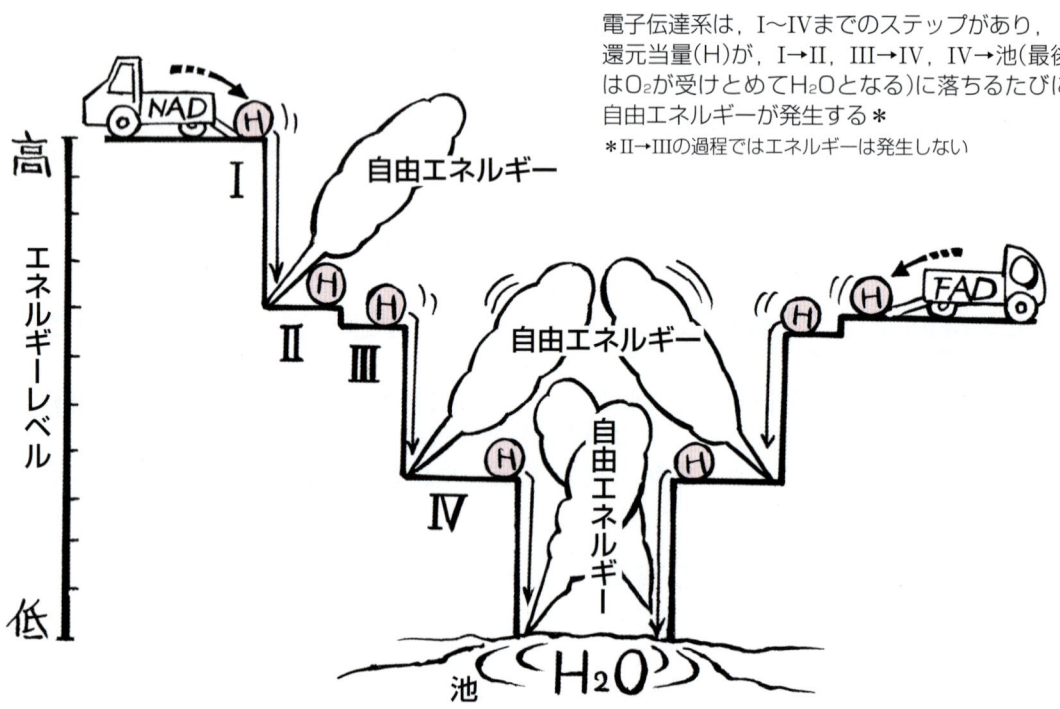

電子伝達系は，I～IVまでのステップがあり，還元当量(H)が，I→II，III→IV，IV→池（最後はO_2が受けとめてH_2Oとなる）に落ちるたびに自由エネルギーが発生する*
*II→IIIの過程ではエネルギーは発生しない

還元型補酵素（H原子を乗せている車）のNADHはステップIからHを落とし，FADHはステップIIからHを落とすので，NADHからは計3回，FADHからは計2回，自由エネルギーが発生する

電子伝達系

電子伝達系は，ATPの主要な産生経路である．

- 異化代謝によって獲得するエネルギーの大部分は，この経路でATPに捕捉される．
- 酸素（O_2）を利用することで，この経路によるATPの大量生産が可能となった．

電子伝達系は，水素と酸素が反応して水が生成する化学反応に伴って生ずるエネルギーを，利用可能な化学エネルギーに変換し，効率よくATPとして蓄積する機構である．

- 炭水化物，脂肪，タンパク質の酸化によって生成した還元当量（水素原子または電子）は，補酵素によって電子伝達系に運ばれる．
  - 水素原子を乗せているものを還元型補酵素，乗せていないものを酸化型補酵素という．
  - 水素原子の主要な供給路がクエン酸回路である．
- 還元当量（H）が，還元型補酵素（NADH，FADH）から，最終的に酸素（O_2）に受け取られ水分子（H_2O）となるまでの間，その還元当量の移動を連鎖的に仲介する一連の酵素群のことを電子伝達系（呼吸鎖）という．
- 電子伝達の際に放出される自由エネルギーを，生体が利用できる化学エネルギー（ATP）に変換することを酸化的リン酸化という．
- この機構によりNADHからは3個のATPが，FADHからは2個のATPが産生される．
- 電子伝達系および酸化的リン酸化にかかわる酵素は，すべてミトコンドリア内膜に膜タンパク質として組み込まれている．
  - 電子伝達系は，主として4つの複合体酵素（Ⅰ～Ⅳ）から構成される．

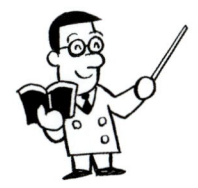

第1章 生体エネルギー

●還元当量を落とすと化学エネルギーが発生する装置と，これを宅配便（ATP）につめ込むしくみ −その2−
電子伝達系と酸化的リン酸化

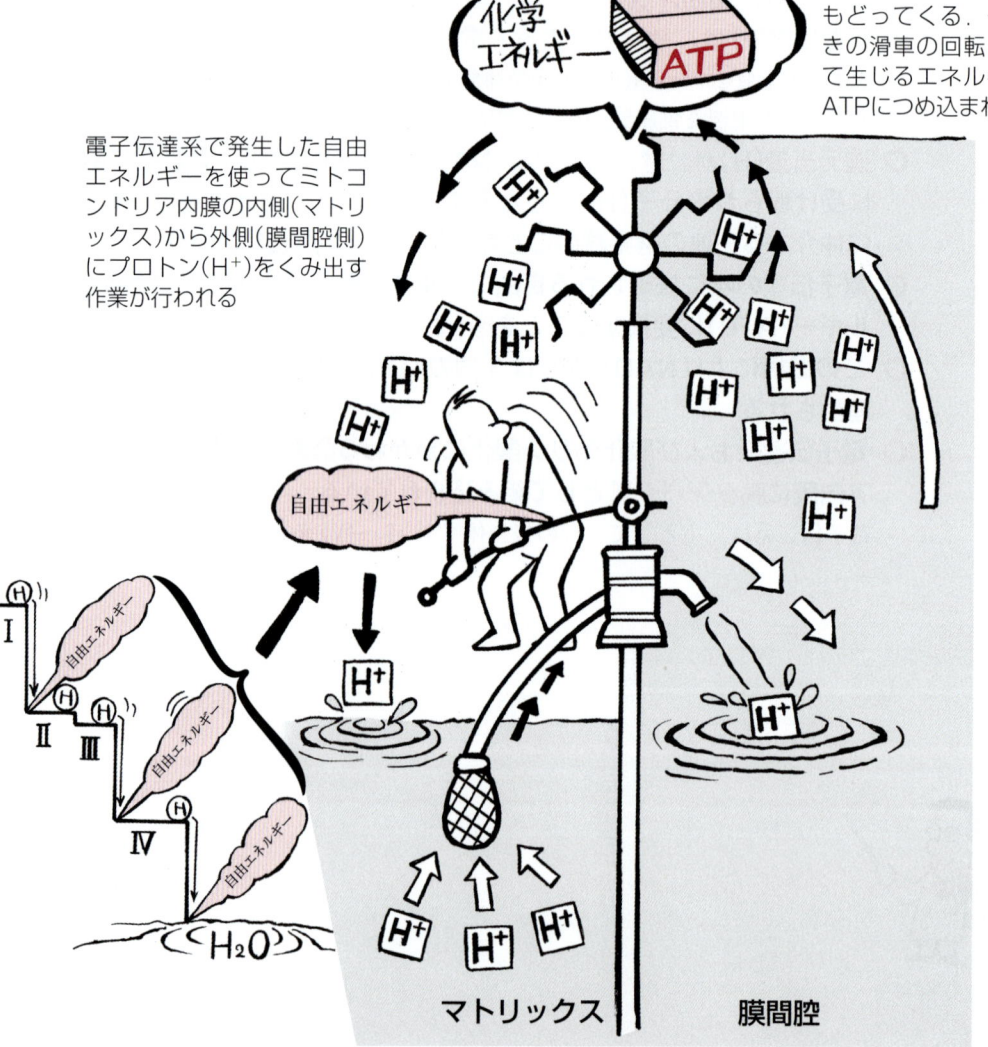

酸化的リン酸化の機構は化学浸透圧説によりうまく説明できる．

○ 電子が還元電位の高いところから低いところへと電子伝達体を移動する際に放出される自由エネルギーは，ミトコンドリア内膜の内側（マトリックス）から外側（膜間腔）にプロトン（H⁺）を排出する仕事に利用される．
- 電子伝達系の複合体酵素の中で，Ⅱだけは電子伝達に際しプロトン排出が連動しない．
- 還元型補酵素のNADHはⅠに，FADHはⅡに電子を渡すので，それ以降の電子伝達（Ⅰ→Ⅱ→Ⅲ→Ⅳ）に伴うプロトン排出量が異なってくる．これが，2つの還元型補酵素によるATP産生量の違いとなる．

○ その結果，ミトコンドリア内膜をはさんでプロトン（H⁺）勾配ができ，その濃度差と電位差に基づく電気化学的ポテンシャルが生じる．

○ これを駆動力として，プロトンは内膜に埋め込まれたATP合成酵素内の細い通路を通ってマトリックス側に戻ろうとする．

○ その際，このATP合成酵素を回転させ，その回転運動に共役して，ADPをリン酸化してATPを合成する吸エルゴン反応（→P114）が進行する．

ATPは必要以上にはつくられない．

○ 酸化的リン酸化反応は，生体がATPを必要とする速度に見合うように調節される．
- ミトコンドリアにおける酸素消費速度は，ADP（エネルギー消費後産物）の供給量によって決まる．
- 主要なエネルギー源の供給路である解糖系とクエン酸回路は，酸化的リン酸化の需要に応じて協調的に制御される．

一酸化炭素中毒と青酸カリ自殺
▶急性の致死的毒物の多くは，生体が利用可能な化学エネルギーを産み出すプロセスを障害する．▶たとえば，一酸化炭素（CO）や青酸イオン（CN⁻）は，電子伝達系を構成する複合体Ⅳ（シトクロムオキシダーゼ）の銅やヘモグロビンの鉄と結合することにより，エネルギー産生を阻害する．▶呼吸鎖自体の阻害剤のほかに，酸化的リン酸化のプロセスを阻害する毒物や，呼吸鎖と酸化的リン酸化の共役を阻害する（脱共役剤）毒物なども知られている．

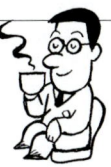

第1章 生体エネルギー

1-6 ● グルコース1個から最大38個
グルコースからATPの生成

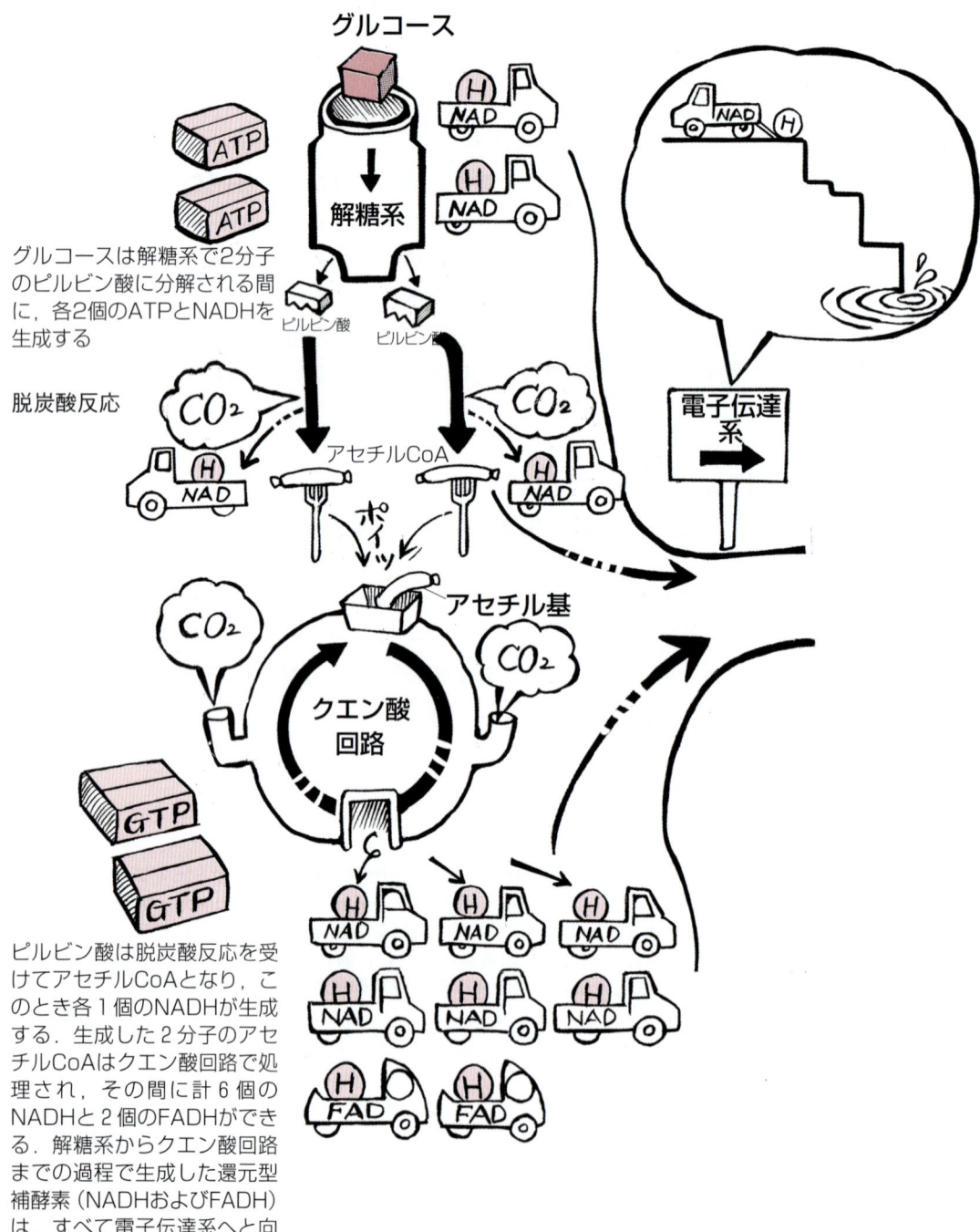

グルコースは解糖系で2分子のピルビン酸に分解される間に，各2個のATPとNADHを生成する

脱炭酸反応

ピルビン酸は脱炭酸反応を受けてアセチルCoAとなり，このとき各1個のNADHが生成する．生成した2分子のアセチルCoAはクエン酸回路で処理され，その間に計6個のNADHと2個のFADHができる．解糖系からクエン酸回路までの過程で生成した還元型補酵素（NADHおよびFADH）は，すべて電子伝達系へと向かいATP生成にかかわる

グルコースは解糖系およびクエン酸回路を経て，38（36）個のATPを生成する．

- グルコースは解糖系でピルビン酸に代謝分解される間に，正味2個のATPと還元型補酵素のNADHを2個生成する．
  - このNADHは細胞質（解糖が起こる場所）で生成するため，電子伝達系があるミトコンドリアに水素原子を運び込む必要がある．そのしくみに2通りの方法（グリセロールリン酸シャトルとリンゴ酸-アスパラギン酸シャトル）があり，どちらの方法を使うかで，結果として生成するATPの数は2個あるいは3個となる．
  - O_2がないとき（嫌気性代謝）に起こるピルビン酸からの乳酸の生成は，解糖系で生成したNADHをNADに再生するための反応でもある．
- ピルビン酸が酸化的脱炭酸反応によりアセチルCoAになるときにも1個のNADHが生成する．
- アセチルCoAがクエン酸回路で代謝分解される間に，NADHが3個とFADHが1個，さらに高エネルギー化合物のGTP（ATPと同等のエネルギーをもつのでATPに換算する）も1個生成する．
- グルコース1個からは2個のピルビン酸が生成し，アセチルCoAも2個できるので，クエン酸回路は2回転することになり，NADH（4個×2），FADH（1個×2）およびATP（＝GTP 1個×2）が生成する．
- 1個のNADHからは3個のATPが，1個のFADHからは2個のATPがそれぞれ電子伝達系・酸化的リン酸化の過程で理論上は生成することから，8×3＋2×2＋2＝30個のATPができることになる．
  - H^+濃度勾配による電気化学的ポテンシャルから計算すると，1分子のATP合成には4分子のH^+が必要なので，実際には1個のNADHからは2.5個のATPが，1個のFADHからは1.5個のATPが合成されることになる．
- これに，解糖系で生成する2個のATPと，2個のNADHから生成する2×2あるいは2×3のATPを加えて，合計36あるいは38個のATPが1個のグルコースから理論上生成する．

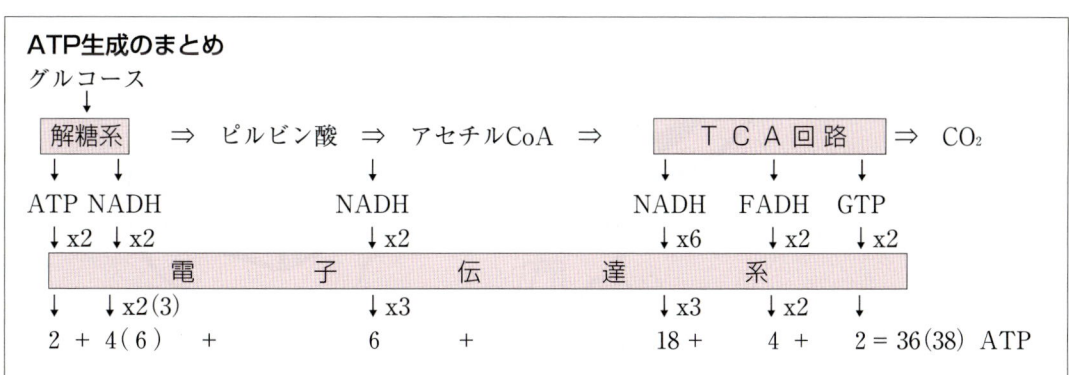

1-7 3つとも最後はエネルギー源の最終解体装置へ
三大栄養素

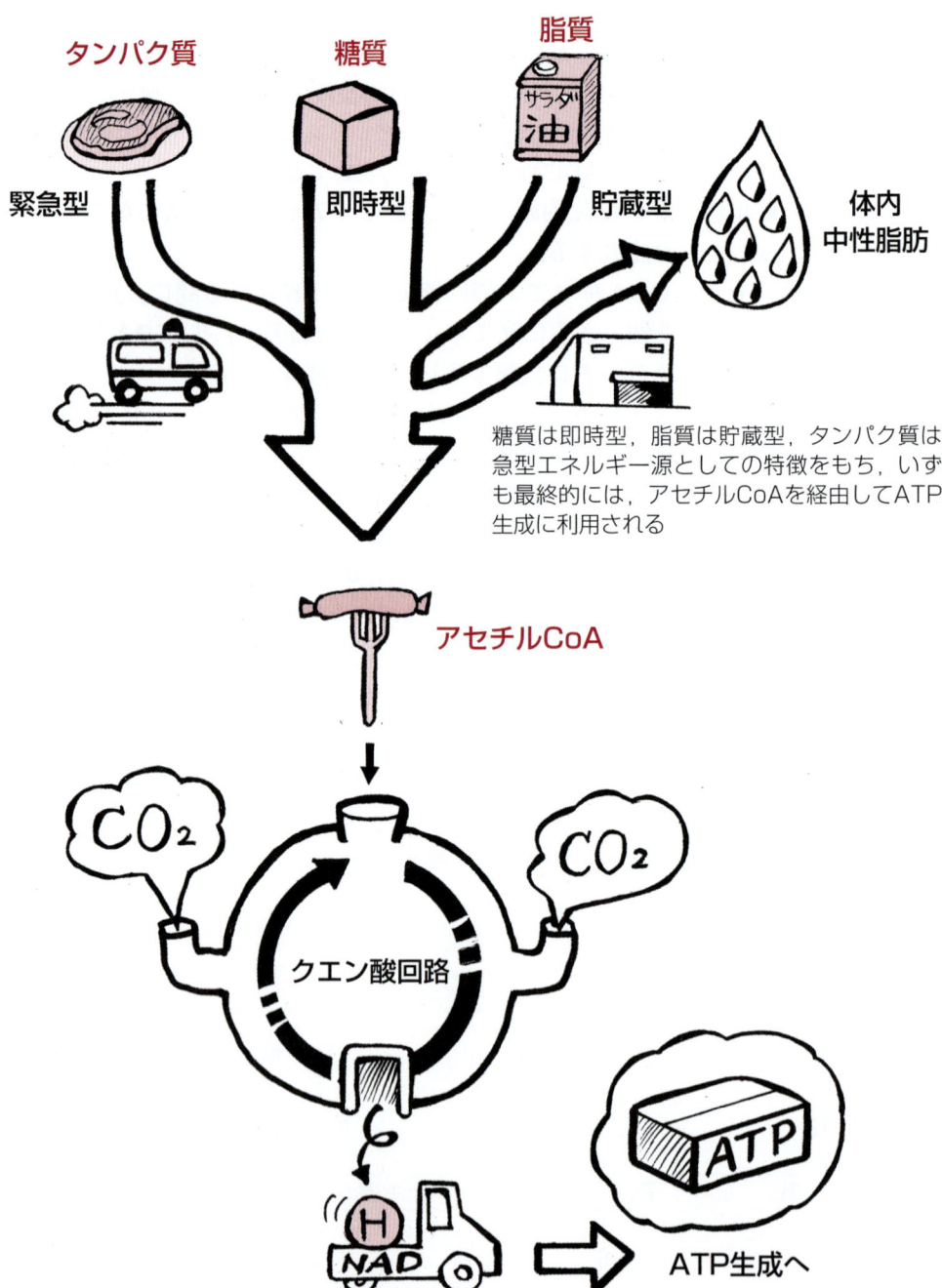

糖質は即時型，脂質は貯蔵型，タンパク質は緊急型エネルギー源としての特徴をもち，いずれも最終的には，アセチルCoAを経由してATPの生成に利用される

三大栄養素(糖質，脂質，タンパク質)は，いずれもアセチルCoAを経てATPの生成に利用される．

- グルコース(糖質)は解糖系を経て，脂肪酸(脂質)はβ-酸化により，アミノ酸(タンパク質)の一部はアミノ基転移反応を経て，アセチルCoAになる．
- 生体でつくられるエネルギーのうち，約60％が糖質，約25％が脂肪で，残りがタンパク質でまかなわれている．
- 糖質(主にでんぷん)は，体内で優先的にエネルギーとして利用される即時型エネルギー源である．
- 脂質(主に脂肪)はエネルギーが足りているときには貯蔵され，足りなくなると分解されて利用される貯蔵型エネルギー源である．
- タンパク質は本来，体構成成分(身体を構成する成分)として機能しており，糖質や脂質からのエネルギー供給が十分でなくなった，飢餓時などの非常事態に使われる緊急型エネルギー源である．しかし，通常では，いらなくなったアミノ酸の処理(廃物利用)を兼ねて，エネルギーがつくられている．

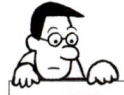

コラム　ウルトラマンだけでなく，われわれ地球人も光のエネルギーで生きている（光合成）
▶太陽の光のエネルギーを利用して二酸化炭素(CO_2)から炭水化物などの有機化合物を合成する過程を光合成とよぶ．▶植物では光合成は葉緑体というオルガネラで行われる．▶光合成は光が関与する明反応と光が関与しない暗反応からなり，明反応は光の吸収による励起分子の生成に始まり，電子移動を経てNADPHとATPを合成する光化学反応である．▶一方，暗反応は，明反応で合成されたNADPHとATPを利用して，二酸化炭素から炭水化物を合成する代謝経路である．▶植物では，光合成反応における電子供与体は水分子(H_2O)で，反応の結果，酸素分子(O_2)が発生する．▶食物連鎖の頂点に立つ人間は，植物が光エネルギーから合成した穀物や，それを摂取して成長した動物の肉を食べ，光合成で発生した酸素を利用して効率よく化学エネルギーをつくり出して生きている．▶したがって，われわれ人類の生存を支えるすべての源は，太陽の光のエネルギーといえる．

コラム　エネルギー変換効率
▶1molのグルコースは酸素(O_2)と反応して燃焼すると686 kcalのエネルギーを熱として放出する．

$$C_6H_{12}O_6 + 6O_2 \rightarrow 6CO_2 + 6H_2O + 686 \text{ kcal}$$

▶一方，体内では1molのグルコースから38(36)molのATPがつくられる．ATP 1molの高エネルギーリン酸結合に蓄えられるエネルギー量は7.3 kcalなので，グルコースの解糖系，クエン酸回路，電子伝達系・酸化的リン酸化のプロセスを通して，7.3×38(36)＝277(263)kcalのエネルギーがATPとして貯蔵されることになる．▶これは，277（263）／686＝40(38)％のエネルギー変換効率となる．▶この効率は，人間がつくり出したモーターなど(せいぜい5％程度)と比較してきわめて高い値といえる．生物はこのようなしくみにより，効率よくエネルギーを獲得している．

イラストでまなぶ生化学

第 2 章

糖質 および 糖質代謝

2-1 ● 糖質の基本単位
単糖

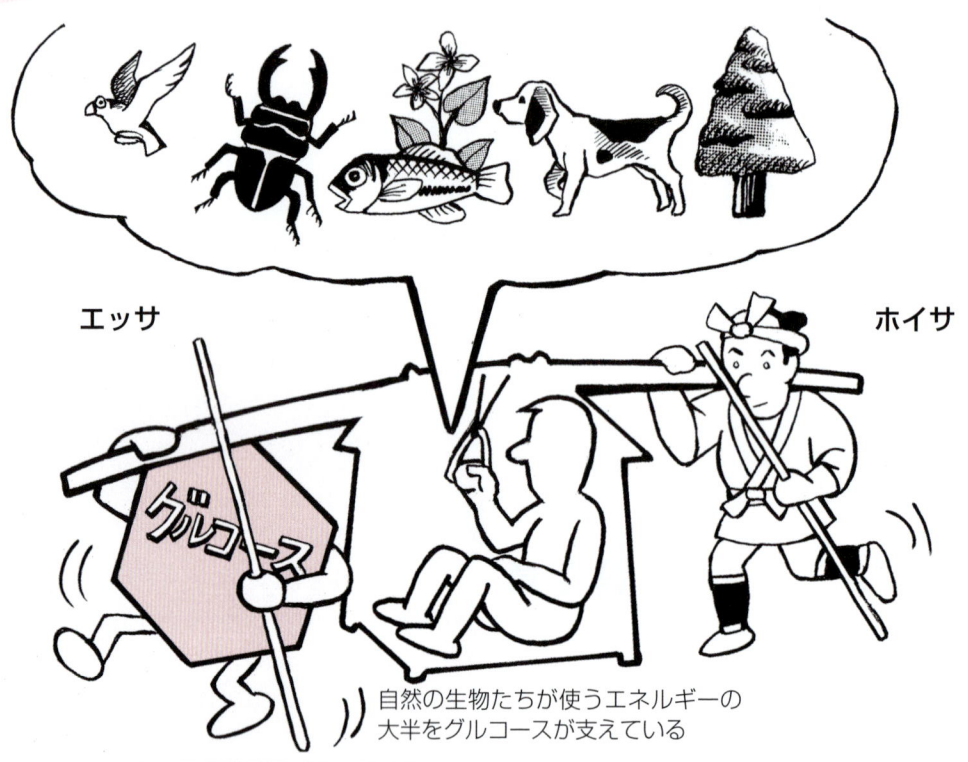

自然の生物たちが使うエネルギーの大半をグルコースが支えている

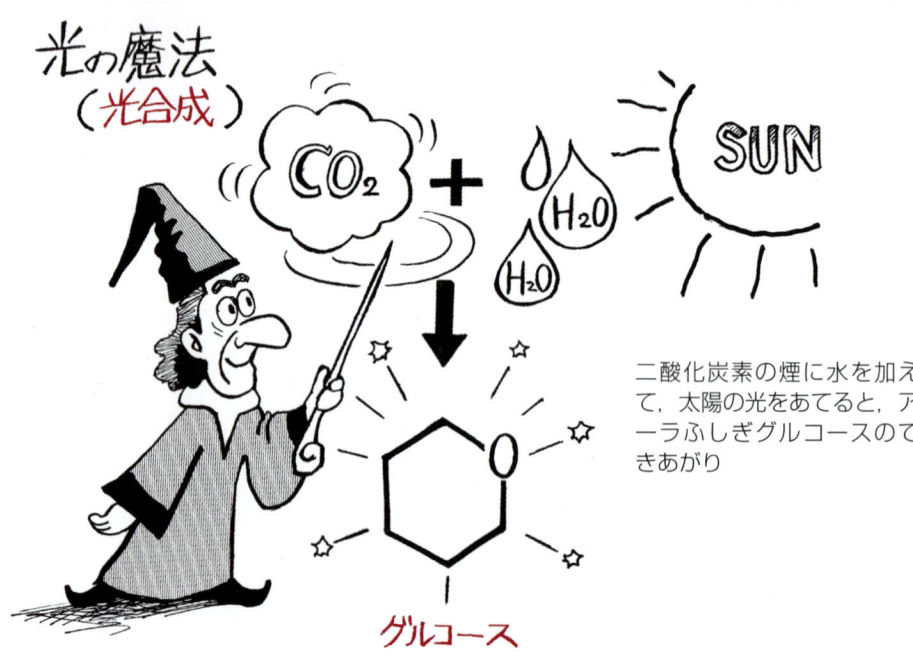

二酸化炭素の煙に水を加えて，太陽の光をあてると，アーラふしぎグルコースのできあがり

糖質とは，複数の水酸基(-OH)と，アルデヒド基(H-$\overset{\overset{O}{\|}}{C}$-)または
ケトン基(-$\overset{\overset{O}{\|}}{C}$-)をもつ有機化合物の総称である．

- 炭素，水素，酸素の3元素からなり，一般式$C_m(H_2O)_n$で表されるものが多いので，炭水化物ともよばれる．
- アルデヒド基をもつ糖類をアルドース，ケトン基をもつ糖類をケトースという．
- 糖質は単糖がいくつつながってできているかで，**単糖類**，**オリゴ糖類**，**多糖類**に分類される．

糖質の最小単位を単糖という．

- 単糖を構成する炭素原子の数により三〜七炭糖に分類される．（→P34）
  - 五炭糖(ペントース)と六炭糖(ヘキソース)が自然界で最も一般的に見られる．
  - ヒト生体内には約30種類の単糖が存在する．
- 炭素数5以上の単糖は，一般に環状構造になっている．
  - 単糖が環状構造を形成する際に生じる水酸基(1位の炭素のOH)をグリコシド性水酸基といい，還元力をもち反応性に富む．
- 単糖は分子内にたくさんの水酸基(-OH)をもつので，水に溶けやすい性質を示す．

代表的な単糖であるグルコースは，ヒトを含めたほとんどの生物にとって，最も主要なエネルギー源となる物質である．

- 炭素原子6個からなるグルコースは，六炭糖の仲間である．
- 成人では1日に約160gのグルコースをエネルギー源として消費する．
  - グルコースで生体が消費するエネルギーの半分以上をまかなう．
- **光合成**を行う生物(主に植物)は二酸化炭素と水から太陽光のエネルギーを利用してグルコースを合成する．
- 生体内で必要な単糖は，すべてグルコースからつくることができる．

単糖にアミノ基が結合した糖をアミノ糖という．

- アミノ糖は，複合糖質の構成糖として重要である．
  - 通常，このアミノ基はアセチル化され，N-アセチルグルコサミンとN-アセチルガラクトサミンとして複合糖質の構成成分となっている．
  - アミノ糖の誘導体であるシアル酸は，糖鎖の末端に存在し，糖鎖の生理活性発現に重要な役割を担っている．

2-2 ● 二糖のままでは食べられません ‥‥残念！
二糖類とオリゴ糖

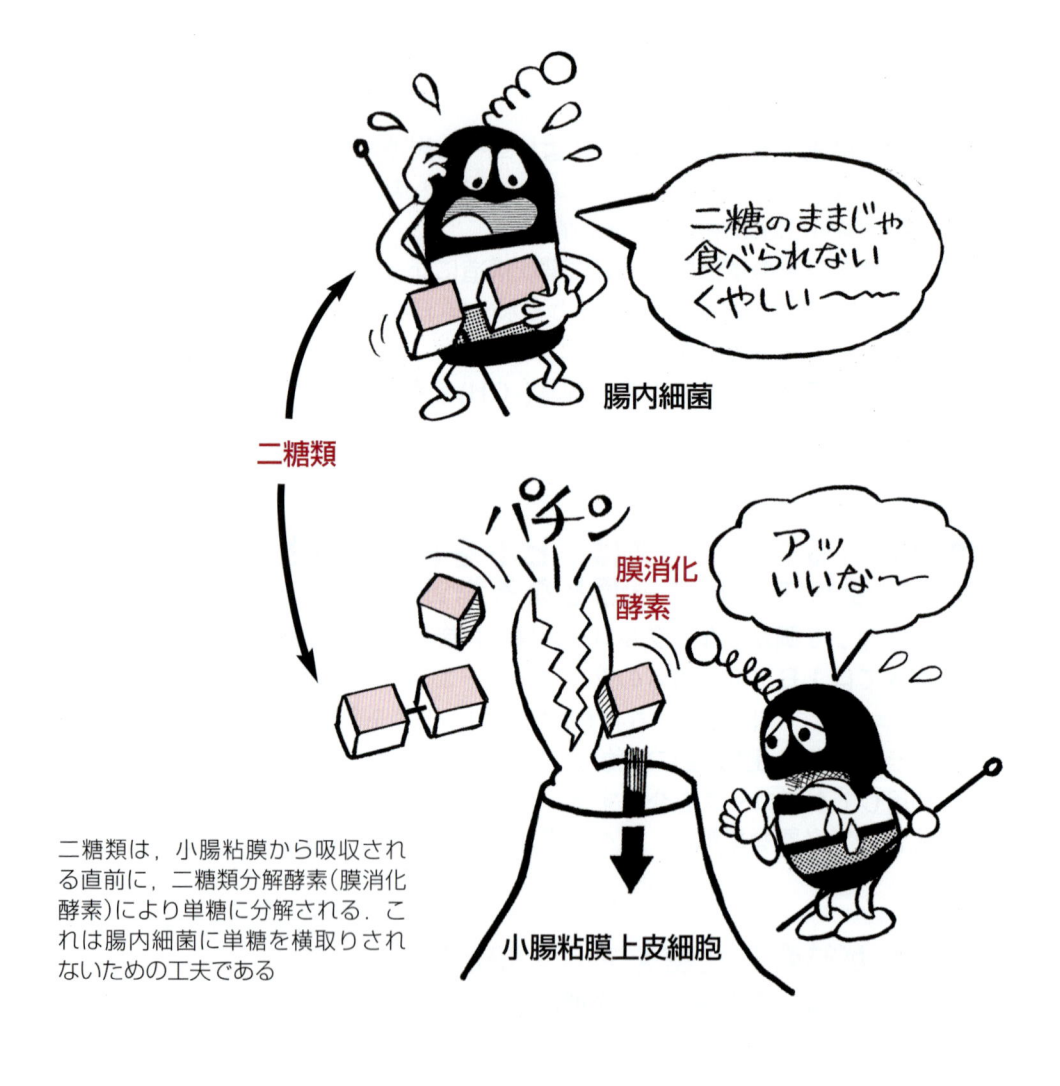

「二糖のままじゃ食べられない　くやしい〜」

腸内細菌

二糖類

パチン

膜消化酵素

「アッ　いいな〜」

小腸粘膜上皮細胞

二糖類は，小腸粘膜から吸収される直前に，二糖類分解酵素（膜消化酵素）により単糖に分解される．これは腸内細菌に単糖を横取りされないための工夫である

2つの単糖がグリコシド結合によりつながったものを二糖類という．

- **○** 単糖間の結合は，一方の糖のグリコシド性水酸基とほかの糖の水酸基との脱水縮合反応（グリコシド結合）による．
  - グリコシド性水酸基どうしで結合しているスクロースは，還元力を失った非還元糖である．
- **○** スクロースは，グルコース（ぶどう糖）とフルクトース（果糖）からなる二糖類である．
  - スクロース（ショ糖：砂糖のこと）は，食物中の主要な甘味成分で，ヒトがでんぷんに次いで最も多く摂取する糖質である．
  - 糖尿病患者では総カロリーの摂取量に加え，砂糖の摂取量も厳しく制限される．これは，砂糖が消化されて生成するフルクトースが，脂肪酸合成の材料として好まれる結果，高脂血症を誘発するからである．
- **○** ラクトース（乳糖）は，グルコースとガラクトースからなる二糖類である．
  - 乳汁中に含まれる主要な糖類で，乳児の主要なエネルギー源となる．
  - 乳糖を分解する酵素（ラクターゼ）は，成人になると活性が低下する場合が多い．
- **○** マルトース（麦芽糖）は，2つのグルコースが結合した二糖類である．
  - マルトースは，でんぷんの消化過程で生成する二糖類でもある．
- **○** 栄養素として摂取された二糖類は，小腸粘膜上皮に存在する二糖類分解酵素（スクラーゼ，ラクターゼ，マルターゼ）により最終消化が行われる（膜消化）．
  - 生成した構成単糖は，小腸から吸収されて血中に入り，門脈を経て肝臓に運ばれる．
  - グルコースとガラクトースは能動輸送，フルクトースは促進拡散により小腸で吸収される（→P248）．
  - 肝臓に運ばれたグルコース以外のほかの単糖も，多くは最終的に解糖系で代謝される．
  - 膜消化は腸内細菌に栄養素を奪われないための工夫である．

単糖が10個程度までグリコシド結合でつながったものをオリゴ糖という．

- **○** 複数の単糖から構成されるヘテロオリゴ糖は，生体防御や分子間での認識に重要な役割を果たす．
- **○** 栄養素として摂取されるオリゴ糖は，腸内細菌分布に影響を与え，免疫力の増強などに効果がある．

第2章 糖質および糖質代謝

2-3 われわれが衣食住を支えています
多糖類

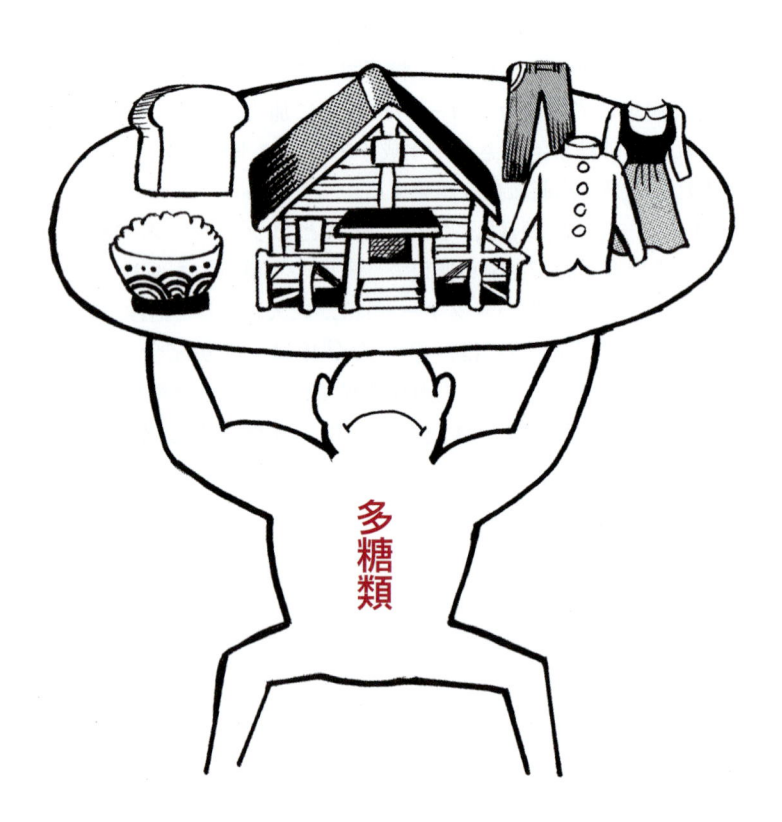

コラム	**食物繊維** ▶主に植物性の多糖類で，ヒトの消化酵素では分解されないものの総称である．▶食物繊維は消化されない成分であることから，その栄養学的意義が無視されていた時代もあったが，その後さまざまな生理機能が見いだされ，現在では必須の栄養素（1日25g以上の摂取が望ましい）として認識されるようになった．▶ガム，藻類，可溶性ペクチンなどの水溶性食物繊維と，セルロース，キチン，リグニンなどの不溶性食物繊維に分類され，前者には血清コレステロールや血糖の低下作用，腸内細菌分布の改善作用が，後者には糞便量を増加させ便秘の改善作用がある．また，両者に発癌抑制効果，とくに大腸癌の予防効果がみとめられている．▶食物繊維による血中コレステロール濃度の低下作用は，腸内細菌により分解された食物繊維成分がコレステロール合成酵素を阻害するためであるとの研究報告がある．

1種類の単糖がたくさんつながってできているものをホモ多糖という．

- でんぷんは数百から数千個のグルコースがつながったホモ多糖で，直鎖のもの(アミロース)や枝分かれ構造を含むもの(アミロペクチン)からなる．
- でんぷんは，ごはん(米)，パン(小麦)，イモ類などヒトが主食として摂取する食物中に含まれる主な糖質で，グルコースの最も主要な供給源となる．
- でんぷんの消化は，唾液および膵液中に含まれるα-アミラーゼなどによりマルトース(麦芽糖)にまで分解され，さらに小腸粘膜上皮に存在するマルターゼによりグルコースに分解される．

グリコーゲンやセルロースもでんぷんと同じく，グルコースのホモ多糖である．

- グリコーゲンは動物体内でのグルコースの貯蔵体である．
  - でんぷんは，植物におけるグルコースの貯蔵体である．
  - グリコーゲンはでんぷんと比べて，さらに枝分かれ構造が多く，分子量も数百万に及ぶ巨大な多糖である．
- セルロースは植物の構造多糖である．
  - 木材や麻・木綿などの成分として，我々の衣・住を支える大切な役割を担っている．
- セルロースは食物繊維となるもので，消化されずグルコースとしては利用されない．
  - でんぷんやグリコーゲンの場合($α1→4$結合あるいは$α1→6$結合)とは異なる様式($β1→4$結合)でグルコースどうしが結合しており，これを切断できる酵素をヒトを含めて動物はもっていない．
  - 草食動物は，胃に寄生する細菌が分泌する酵素でセルロースを消化し，生成したグルコースをエネルギー源として利用している．

複数の種類の単糖がたくさんつながった多糖類をヘテロ多糖という．

- 比較的単純な二糖単位の繰り返し構造をもつグリコサミノグリカン(酸性ムコ多糖)や，これがペプチドと結合したプロテオグリカンは，細胞外マトリックスとして臓器や組織間でクッションのような役割を担う．
- 糖鎖が短く枝分かれしたり構成糖の種類がより複雑なヘテロオリゴ糖は，タンパク質や脂質と結合した糖タンパク質および糖脂質として分布することが多い．

第2章　糖質および糖質代謝

2-4 ● 酸素（O₂）がなくても エネルギーがつくれます
解糖系

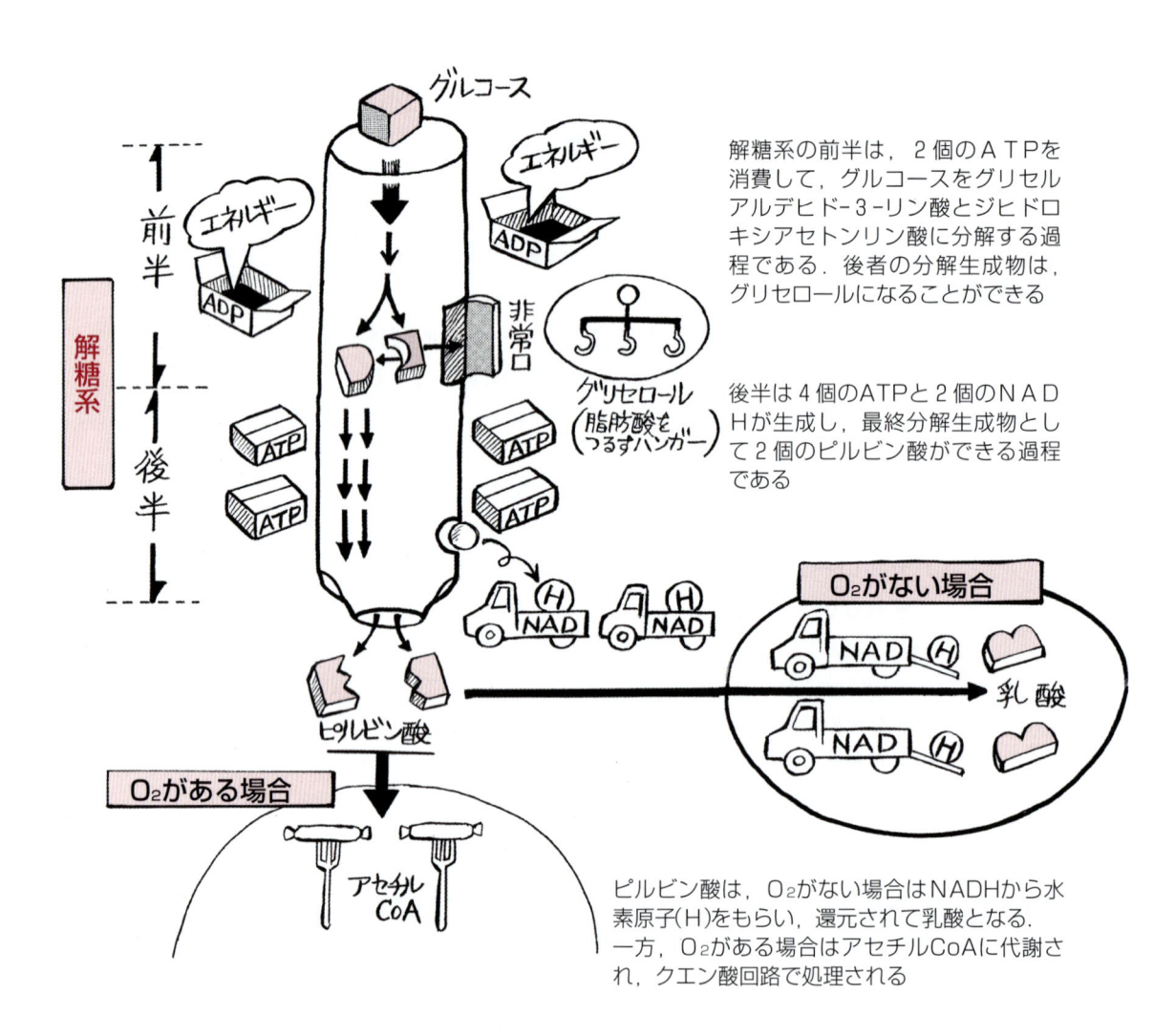

解糖系の前半は，2個のATPを消費して，グルコースをグリセルアルデヒド-3-リン酸とジヒドロキシアセトンリン酸に分解する過程である．後者の分解生成物は，グリセロールになることができる

後半は4個のATPと2個のNADHが生成し，最終分解生成物として2個のピルビン酸ができる過程である

ピルビン酸は，O₂がない場合はNADHから水素原子(H)をもらい，還元されて乳酸となる．一方，O₂がある場合はアセチルCoAに代謝され，クエン酸回路で処理される

解糖系は，グルコースを 2 分子のピルビン酸（または乳酸）にまで分解する代謝経路である．

- ○ 細胞質で行われる10段階（または11段階）の酵素反応で構成される．
  - 解糖系の前半は 2 分子のATPを消費してグルコースから 2 分子のグリセルアルデヒド-3-リン酸が生成される過程で，後半はグリセルアルデヒド-3-リン酸からピルビン酸（または乳酸）と 4 分子のATPが生成される過程である．

解糖系は，酸素（O_2）を必要としない嫌気的条件下でも，好気的条件下でも機能するエネルギー産生系である．

- ○ 嫌気的条件下では最終的に 2 分子の乳酸と 2 分子のATPが生成し，好気的条件下では 2 分子のピルビン酸と 2 分子のATP，2 分子のNADHが生成する．
  - 酸素供給が不十分な場合（ミトコンドリアをもたない赤血球や，激しい運動を長く続けO_2供給が一時的に不足した筋肉など）は，ピルビン酸は乳酸に還元され，このときの水素供与体としてNADHが使われる．
  - 激しい運動による筋収縮は，主に解糖系により生成するATPでまかなわれる
  - 嫌気的条件下で，解糖系で生じたピルビン酸が脱炭酸反応によりエタノールに還元されることをアルコール発酵という．
- ○ 最終酸化経路であるクエン酸回路に，ピルビン酸を供給する．
  - ピルビン酸は，ピルビン酸デヒドロゲナーゼ複合体酵素により酸化的脱炭酸を受けてアセチルCoAとなり，クエン酸回路に導入される．
  - ピルビン酸は，必要に応じてクエン酸回路のメンバーであるオキサロ酢酸に変換する．

解糖系は，糖質代謝の中心的経路であるばかりでなく，ほかの生体物質の代謝とも連絡する重要な代謝系である．

- ○ グルコース以外の糖（フルクトースやガラクトース）も，最終的に解糖系の中間体に変換され，解糖系に導入される．
- ○ 解糖系はグリコーゲンの合成と分解，糖新生，ペントースリン酸回路，グルクロン酸回路，糖ヌクレオチドの合成系などと連結する．
- ○ 解糖系で生成するピルビン酸はアラニンなどのアミノ酸の異化・同化に，中間体のジヒドロキシアセトンリン酸は中性脂肪の代謝と連絡している．

解糖系全体の代謝速度は，この系を構成するいくつかの律速酵素（→P118）により調節される．

- ○ 律速酵素とは，代謝経路全体の速度を調節している酵素のことである．
  - 律速酵素の 1 つであるヘキソキナーゼは，グルコースをATPでリン酸化してグルコース 6-リン酸を生成する酵素で，生成物による活性阻害を受ける（アロステリック酵素）（→P106）ため，肝以外の細胞ではグルコースの利用が制限される．
  - 一方，肝臓にあるヘキソキナーゼ（グルコキナーゼとよぶ）は，このような阻害を受けないので，大量のグルコースを取り込みグリコーゲンとして貯蔵できる．

2-5 ● たっぷりエネルギーをつぎ込んでグルコースをつくる
糖新生

ピルビン酸や乳酸, (糖原性)アミノ酸, グリセロールなどからグルコースが生合成される

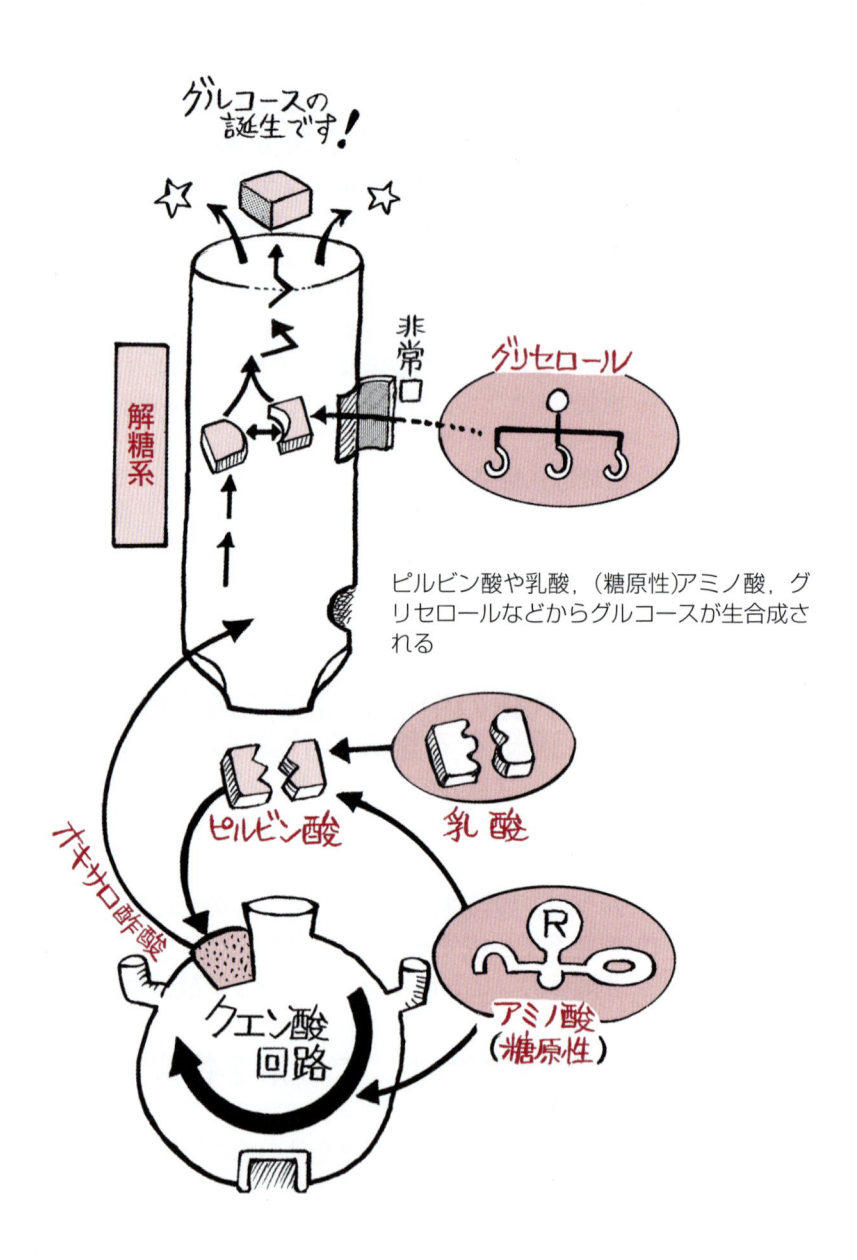

ほかの生体物質からグルコースをつくりだす過程を糖新生という．

- ◯ 糖新生は，エネルギーを消費する生合成経路である．
  - ・ 解糖系ではグルコースの分解に伴い正味2分子のATPが産生されるが，糖新生ではグルコースの合成に伴い4分子のATPと2分子のGTPを消費する．
- ◯ 糖新生は，主に肝と腎で行われ，肝での糖新生は血糖維持に重要な役割を担う．
  - ・ ヒトは必要とするグルコースの大部分を食事由来の糖質から得ているが，空腹時などでは糖新生によりグルコースを合成し，血糖を維持している．

糖新生の材料は，解糖系の最終産物であるピルビン酸や乳酸，クエン酸回路のメンバー，糖原性アミノ酸，グリセロールなどである．

- ◯ 筋肉で生成し血中に放出された乳酸は，肝で糖新生によりグルコースに再生され，再び筋肉へエネルギー源として送りこまれる．
  - ・ このような肝と筋肉間でのグルコースの再利用経路をコリ回路という．
- ◯ 糖新生の材料となりうるアミノ酸を糖原性アミノ酸という．
  - ・ 糖原性アミノ酸は，ピルビン酸やクエン酸回路のメンバー（α-ケトグルタル酸やオキサロ酢酸など）に変化して，糖新生の材料となる．
  - ・ 肝での糖新生に最も多く利用されるアミノ酸は，アラニンとグルタミン酸である．
- ◯ グリセロールは中性脂肪（トリグリセリド）から脂肪酸がはずされた後に残るもので，解糖系にその代謝中間体として入りうる．
  - ・ 糖新生時には，解糖系を逆行してグルコースとなる．

糖新生は，クエン酸回路の一部と解糖系の逆行により行われる．

- ◯ これらの経路には逆行できない過程が3か所あるため，別の酵素反応でこれを迂回している．
  - ・ ピルビン酸を生成する反応は直接逆行することができないので，クエン酸回路のメンバーであるオキサロ酢酸を経由して迂回する．
- ◯ 解糖系と糖新生は，同一の代謝中間体やATP関連物質が全く逆の効果（促進と抑制）を示すことで調節されることが多い．

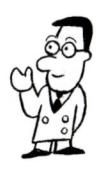

2-6 グルコース一夜の蓄え
グリコーゲンの合成と分解

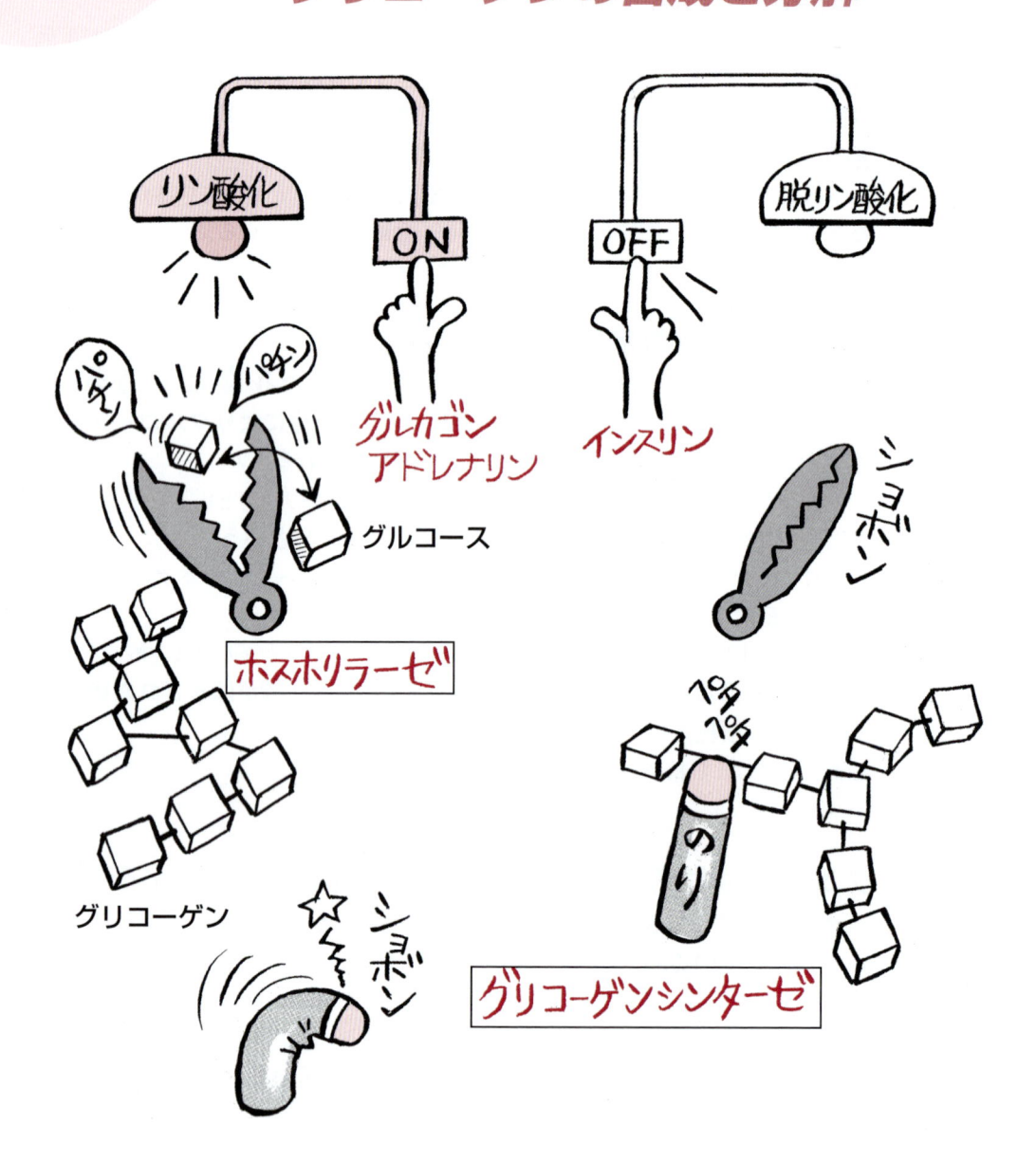

アドレナリン（ただし，肝では作用しない）やグルカゴンは，ホスホリラーゼやグリコーゲンシンターゼをリン酸化する信号となる．リン酸化されることでホスホリラーゼは活性化し，グリコーゲン分解を促進するが，一方，グリコーゲンシンターゼは不活性となり，グリコーゲン合成は抑制される

一方，インスリンはこれらの酵素を脱リン酸化する信号となり，さきほどとは逆の反応が起こる

生体内の余剰のグルコースは，肝や筋肉でグリコーゲンとして貯蔵される．

- 食事により血糖値が高くなるとグルコースはグリコーゲンとして貯蔵され，逆に血糖値が低くなるとグリコーゲンは分解されてグルコースとして利用される．
- 肝のグリコーゲンは，このような血糖調節にかかわっているのに対して，筋肉中のグリコーゲンはもっぱら筋肉内でのエネルギー源として利用され，血糖維持には関与しない．
  - 筋肉ではグリコーゲンの分解により生成するグルコース-6-リン酸は，直接，解糖系に入るのに対して，肝臓ではグルコースとなり血糖として放出される．
- 肝臓に蓄えられるグリコーゲンは，一晩寝ている間に使われる生命維持のためのエネルギーをまかなえる程度の量でしかない．

グリコーゲンの合成と分解が同時に起こらないように，両反応はホルモンにより相反的に調節される．

- グリコーゲン分解酵素のホスホリラーゼとグリコーゲン合成酵素のグリコーゲンシンターゼは，いずれもリン酸化と脱リン酸化による活性調節を受ける．
  - ホスホリラーゼはリン酸化されると活性化し，グリコーゲン分解を促進するようにはたらく．
  - 一方，グリコーゲンシンターゼはリン酸化されると活性が低下し，グリコーゲン合成を抑制するようにはたらく．
- グルカゴンやアドレナリンは，グリコーゲン分解を促進し，合成を抑制するように作用する．
  - これらのホルモンは，ホスホリラーゼやグリコーゲンシンターゼをリン酸化する信号となる．
- インスリンは，グリコーゲン合成を促進し，分解を抑制するように作用する．
  - インスリンは，プロテインホスファターゼという脱リン酸化酵素を活性化し，ホスホリラーゼやグリコーゲンシンターゼの脱リン酸化を行う．
- グルコース-6-リン酸の細胞内濃度により，グリコーゲンの合成と分解の方向が決まる．
  - 細胞内でグルコース-6-リン酸のレベルが上昇すると，UDP-グルコースを経てグリコーゲン合成が促進し，逆に細胞内でグルコース-6-リン酸レベルが低下すると，グリコーゲン分解が促進する．

第 2 章 糖質および糖質代謝

2-7 ●六角形の糖が五角形に変わる
ペントースリン酸回路

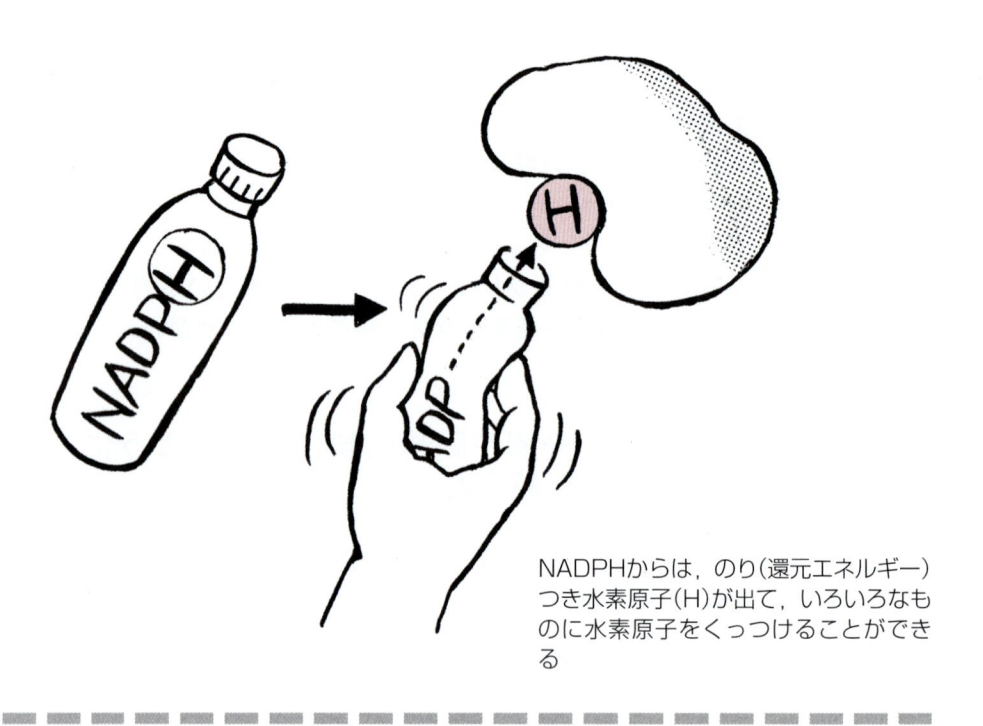

NADPHからは，のり（還元エネルギー）つき水素原子（H）が出て，いろいろなものに水素原子をくっつけることができる

グルコース
（六炭糖）

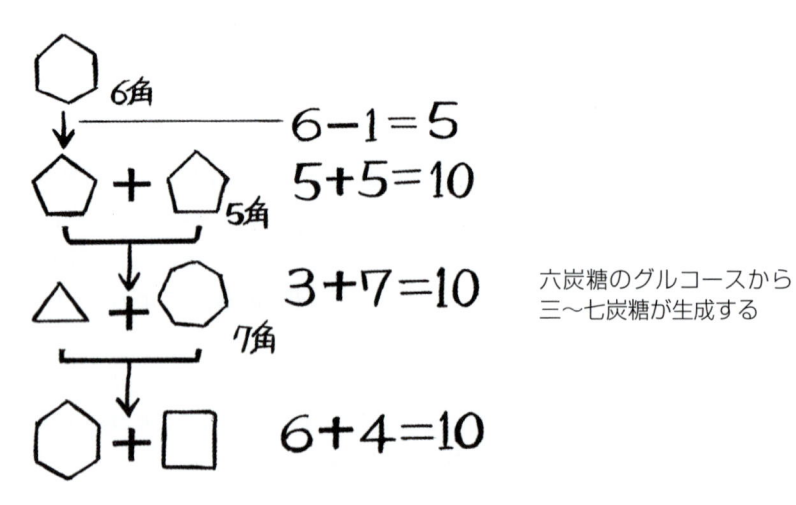

⬡ 6角
↓ ── 6−1=5
⬠ + ⬠ 5角　5+5=10
△ + ⬣ 　　3+7=10
　　　　7角
⬡ + ☐ 　　6+4=10

六炭糖のグルコースから三〜七炭糖が生成する

ペントースリン酸回路は，グルコース（六炭糖）から代謝中間体として三〜七炭糖が生成する経路である．

- ○ 代謝経路の最終生成物（フルクトース-6-リン酸とグリセルアルデヒド-3-リン酸）は，解糖系を逆行してグルコースに戻りうることから回路とよばれる．
  - ペントースリン酸回路は，解糖系のみならずグルクロン酸経路（→次ページ）とも連絡している．

ペントースリン酸回路の主要な生理的意義は，リボース（五炭糖）とNADPHの生成にある．

- ○ リボースは，RNA（RNAのRはリボースの意味）や各種補酵素の構成糖として機能する．
  - DNAの構成糖であるデオキシリボースも，リボースから合成される．
- ○ NADPH（還元型補酵素）は，脂肪酸，コレステロール，ステロイドホルモンなどの生合成時に還元剤（水素原子を提供するもの）として利用される．
  - ペントースリン酸回路の2か所でNADPHは生成する．
  - NADPHは水素原子を与えると同時に，それをほかの物質にくっつけるのに必要な還元エネルギーも供与する．
  - NADHが酸化的リン酸化によるATP産生に関与するのに対して，NADPHはさまざまな物質の生合成時に必要な還元エネルギーを供給する役割を担う．

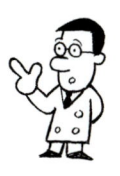

第 2 章　糖質および糖質代謝

2-8 いやなものは水に流すのが一番
グルクロン酸経路

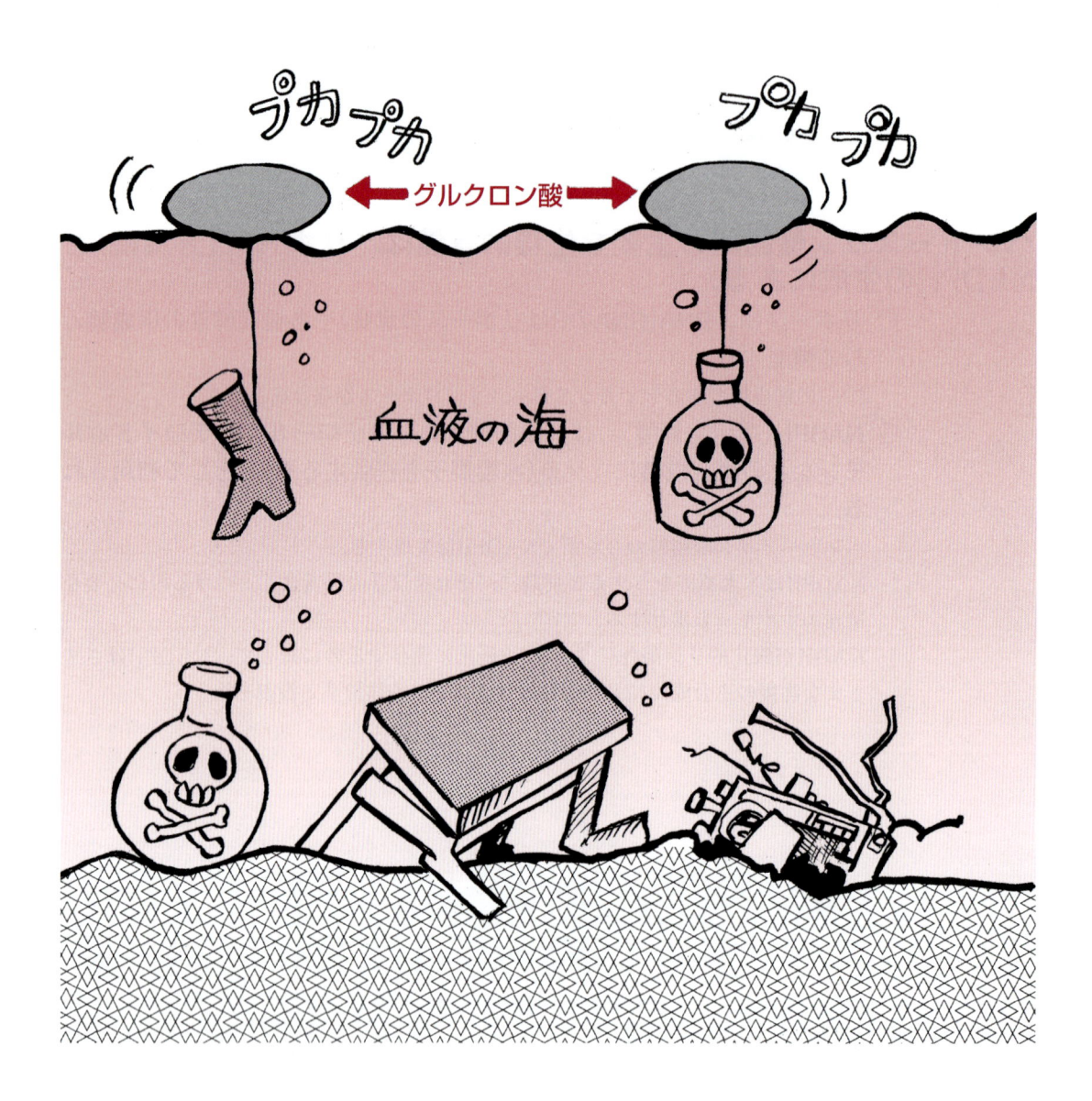

プカプカ　←グルクロン酸→　プカプカ

血液の海

毒物や不要物が血液の海の底に沈んでしまわないように，グルクロン酸の浮き袋をつけて（抱合），流れやすくし（水溶性），尿や胆汁として体外に排泄する

グルクロン酸経路は，グルコースの代謝経路の1つで酸化的経路であるが，ATPは産生しない．

- グルコースは活性化された形のUDP-グルコース（グリコーゲンが合成される際のグルコースの活性体でもある）となった後，酸化されてUDP-グルクロン酸となる．
- UDP-グルクロン酸とその脱炭酸生成物のUDP-キシロースは，複合糖質の生合成時の材料として利用される．
- グルクロン酸経路の最終生成物であるキシルロース-5-リン酸は，ペントースリン酸回路の中間体として回路に合流する．
- ヒトやサルを除くほとんどの動物体内では，この経路の中間体であるL-グロン酸からアスコルビン酸（ビタミンC）が生合成される．
  - ヒトではこの合成酵素を欠損するため，ビタミンCを栄養素として摂取する必要がある．

グルクロン酸は，体内の毒・薬・不要物と結合して，これらを無毒で水に溶けやすい形にかえる（抱合）．

- 体内の毒，薬，不要物は，肝臓に存在する解毒酵素（シトクロムP-450など）で代謝され，グルクロン酸抱合により尿や胆汁として体外に排泄される．
  - UDP-グルクロン酸が，これらの毒物がもつ官能基〔水酸基(-OH)，カルボキシル基(-COOH)，アミノ基($-NH_2$)，チオール基(-SH)〕と反応すると，UDPがはずれグルクロン酸はこれらの毒物と結合して，これらを水に溶けやすい性状にかえる．
- 抱合物質には，グルクロン酸以外にもグルタチオン，硫酸，アミノ酸（グリシン，グルタミン，タウリン）などがある．

2-9 ヌクレオチドの台車に乗せて行います
糖鎖の合成と分解

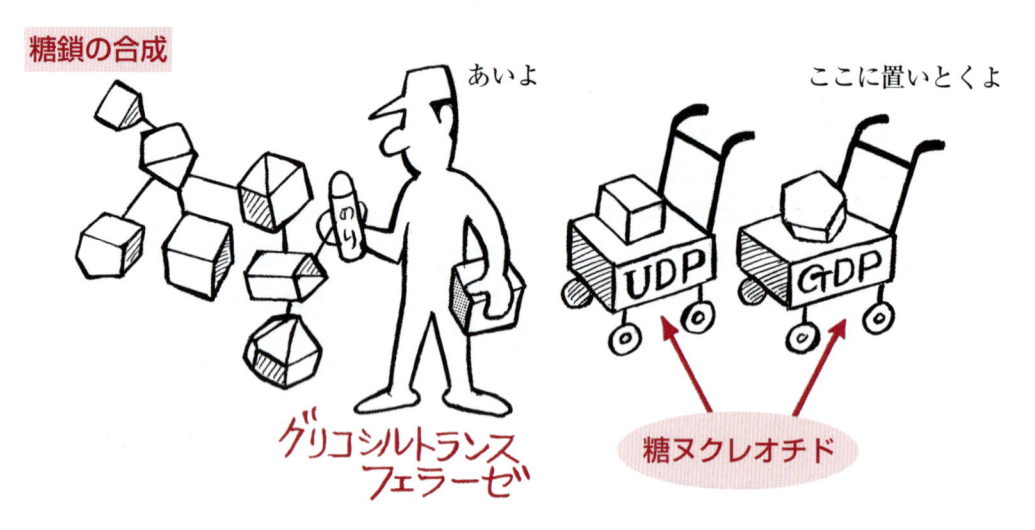

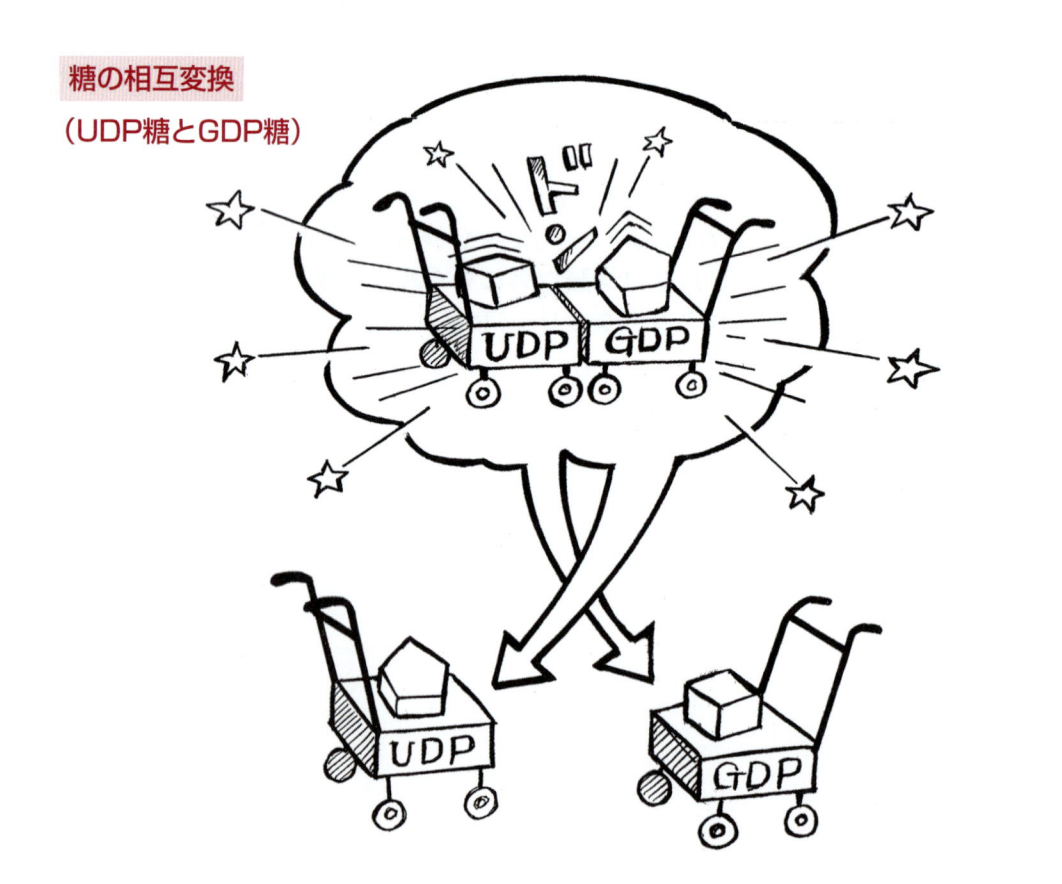

糖鎖の合成

あいよ　　　　　　　　ここに置いとくよ

グリコシルトランスフェラーゼ

糖ヌクレオチド

糖の相互変換
（UDP糖とGDP糖）

糖鎖の合成は，**糖ヌクレオチド**の合成と，これを材料として糖どうしを連結する過程からなる．
- ○ 糖ヌクレオチドは糖の活性化状態であり，オリゴ糖や多糖の生合成時における糖の供与体としてはたらく．
  - ・糖ヌクレオチドは，糖の1番目の炭素にヌクレオチドの末端リン酸基が結合したものである．
- ○ 糖ヌクレオチドから供与される糖を，**グリコシルトランスフェラーゼ**（糖転移酵素）が1糖ずつ非還元末端に結合して，糖鎖は伸長していく．
- ○ 糖鎖の大部分の合成はゴルジ体で行われる．（→P132）
- ○ 糖ヌクレオチドのもう1つの役割として，**糖の相互変換**がある．
  - ・これは，糖部分がヌクレオチドに結合したまま，ほかの糖へ転換する反応である．

糖鎖の分解は，多種類の**グリコシダーゼ**により行われる．
- ○ 糖の結合様式を正確に読み取るグリコシダーゼ群が存在する．
- ○ 糖鎖の分解により生じた単糖は，新しい糖鎖合成の材料として再利用されるか，さらに代謝され解糖系でエネルギー産生に利用される．

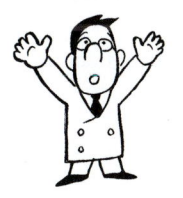

第2章　糖質および糖質代謝

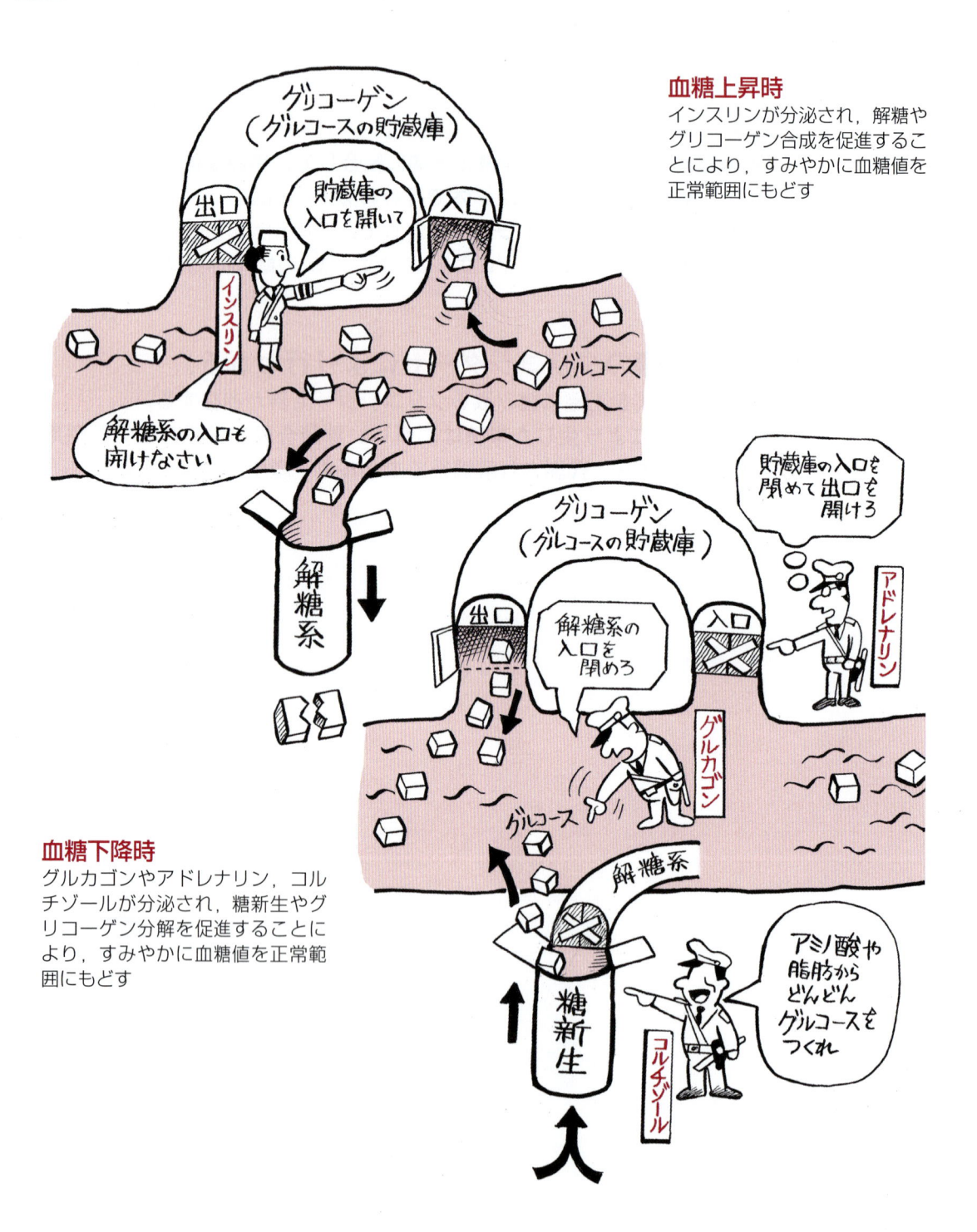

2-10 ●血中のグルコースの交通整理
血糖とその調節

血糖上昇時
インスリンが分泌され，解糖やグリコーゲン合成を促進することにより，すみやかに血糖値を正常範囲にもどす

血糖下降時
グルカゴンやアドレナリン，コルチゾールが分泌され，糖新生やグリコーゲン分解を促進することにより，すみやかに血糖値を正常範囲にもどす

血液中のグルコースのことを血糖という．

- 血清中に含まれる糖質は，ほとんどすべてグルコースである．
- 主要なエネルギー源であるグルコースは，血糖として体中の細胞に送り込まれる．
  - とくに，エネルギー源として主にグルコースしか利用できない細胞・臓器（脳や赤血球など）へのグルコース供給路として重要である．

血糖値は，ホルモンにより一定の濃度範囲（70〜110mg/dl）に維持されている．

- グルコースを唯一のエネルギー源とする脳や赤血球へのグルコースの安定供給のため，血糖は基準値以下にならないよう厳密に制御されている．
  - 脳は，飢餓などの緊急時にはケトン体もエネルギー源として利用できる．
  - 血糖値が40mg/dl以下になると脳機能は著しく障害を受け，20mg/dl以下では昏睡状態となり，やがて死に至る．
- 血糖上昇作用をもつホルモンは，グルカゴン，アドレナリン，コルチゾール，成長ホルモンである．
  - グルカゴンは，膵ランゲルハンス島A細胞で合成され血中に分泌される．
  - アドレナリンやコルチゾールは，副腎で合成され血中に分泌される．
- 一方，血糖低下作用をもつホルモンは，インスリンのみである．
  - インスリンは，膵ランゲルハンス島B細胞で合成され血中に分泌される．

血糖は，解糖と糖新生，およびグリコーゲンの合成と分解により調節される．

- 血糖上昇時（摂食時）にはインスリンが分泌され，グルコースの細胞内への取り込みや解糖が促進されグルコース消費が活発になるとともに，グリコーゲン合成が促進されグルコースが肝や筋肉に貯蔵されることにより，血糖値は正常範囲に戻る．
- 血糖下降時（空腹時）にはグルカゴンやアドレナリン，コルチゾールが分泌され，血糖上昇時に起こる反応が抑制されると同時に，糖新生やグリコーゲン分解が促進され血中にグルコースが放出されることにより，血糖値は正常範囲に戻る．
- ホルモンによるこれらの代謝制御は，律速酵素（→P118）の活性調節により行われる．

第2章 糖質および糖質代謝

2-11 ●血液と尿にあふれ出したグルコース
糖尿病

インスリンの信号を受けるアンテナ(受容体)

インスリンの信号

膵ランゲルハンス島B細胞

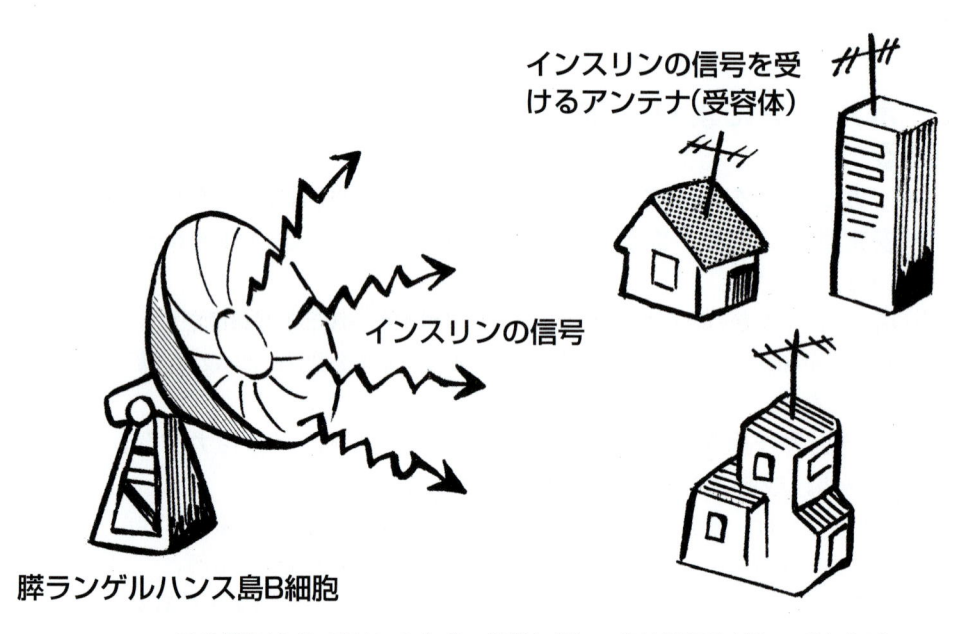

この細胞がインスリンの合成・分泌を担い，各抹消細胞がもつ受容体がインスリンからの信号を受信する

1型糖尿病

インスリン自体の分泌が低下する

2型糖尿病

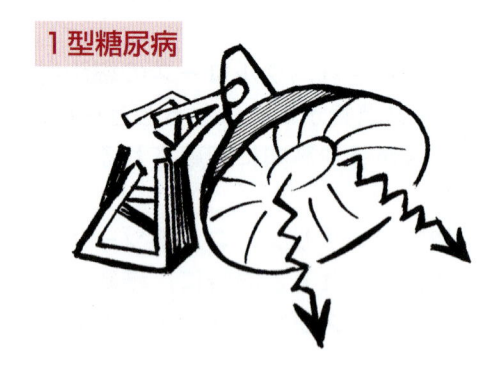

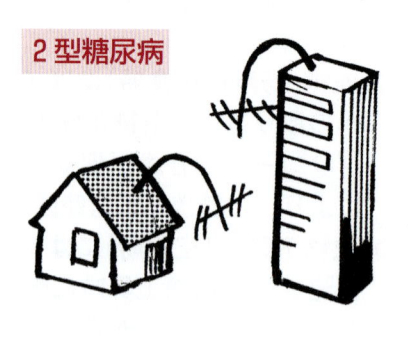

主にインスリンに対する感受性が低下する

糖尿病は，インスリン作用の不足により高血糖状態が改善されないために起こる病気である．

- ○ 血糖とHbA1cの両方の値が同時または再検査で糖尿病型である場合を糖尿病と診断する．
  - 血糖は，空腹時血糖（基準値110mg/dl未満）126mg/dl以上，あるいは随時血糖または糖負荷試験（75g経口摂取）で摂取後2時間値が200mg/dl以上の場合を糖尿病型とする．
  - HbA1cは6.5％以上〔6.1％以上（JDS値：現行の日本独自の測定法）〕の場合を糖尿病型とする．
- ○ 血糖値が180mg/dl以上になると，腎でのグルコースの再吸収閾値を上まわり，尿中にグルコースが漏れ出てしまう（真性糖尿）．
  - 腎機能の障害によりグルコースの再吸収能が低下すると，極端な高血糖でなくとも尿糖が出現する場合がある（腎性糖尿）．
- ○ 糖質代謝異常のみならず，脂質代謝やタンパク質代謝異常も誘発される全身性疾患である．

糖尿病は，病因により1型と2型に分類される．

- ○ 1型糖尿病は，インスリン自体の産生欠乏が病因である．
  - インスリンの産生・分泌を担う膵ランゲルハンス島B細胞が，免疫的に破壊されたことが原因である．
  - インスリン依存性（IDDM）あるいは若年型ともよばれ，小児糖尿病の大半を占める．
  - インスリン投与（静脈注射）が唯一の治療法である．
- ○ 2型糖尿病は，インスリン分泌の低下に加え，インスリンに対する感受性の低下（インスリン抵抗性）が主な病因である．
  - 食生活や運動不足による肥満などの生活習慣が原因で起こることが多い．
  - 過食や摂食パターン異常などでインスリンが持続的に分泌されていると，産生細胞が疲弊して分泌能力の低下を招いたり，インスリンに対する細胞の感受性の低下が起こる．
  - インスリン非依存性（NIDDM）あるいは成人型ともよばれ，成人以降に発症する糖尿病の大半を占める（糖尿病全体の8〜9割）
  - 治療は食事療法や生活指導が中心となる．

●血液と尿にあふれ出したグルコース —その2—
糖尿病

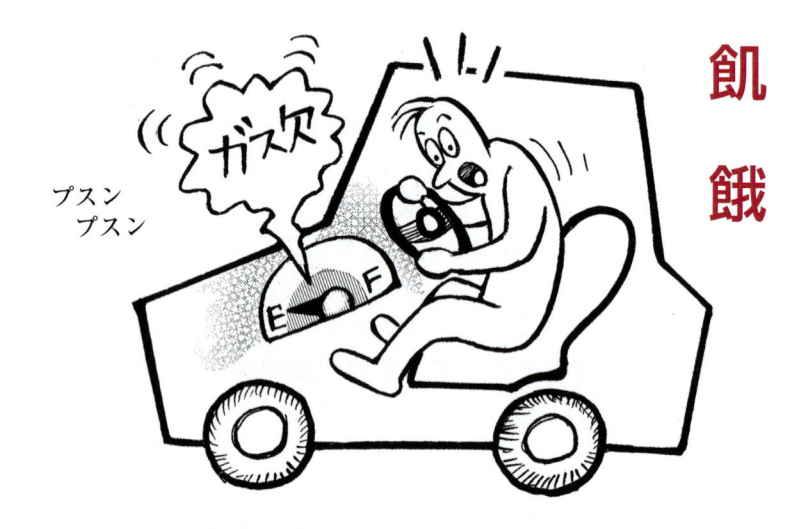

飢餓は，いわばガス欠状態（エネルギー源であるグルコースの不足）であり，糖尿病はガソリン（グルコース）のたれ流し状態といえる

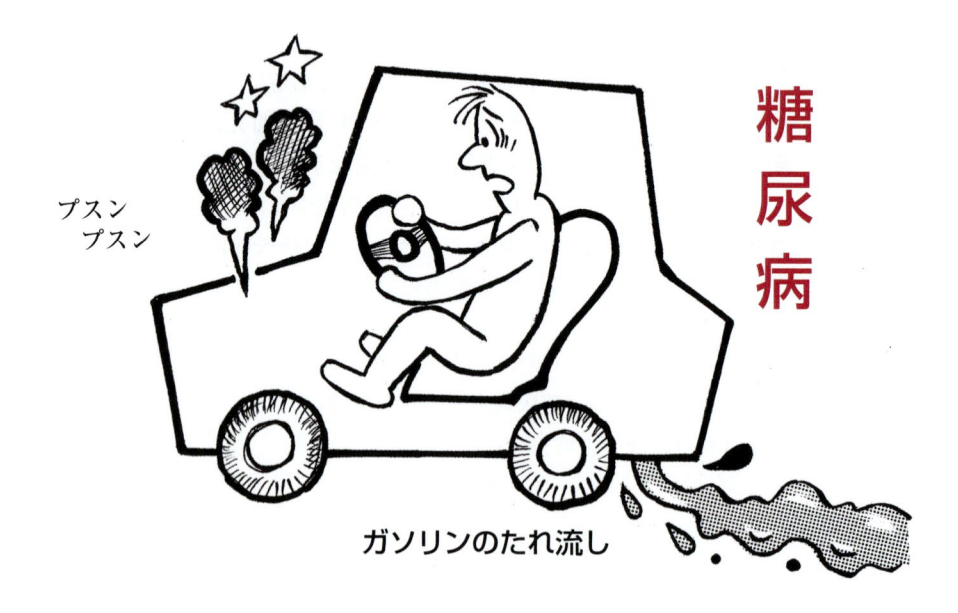

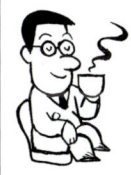

糖尿病はエネルギー不足の飢餓状態と似た症状を示す．

- 飢餓は主要なエネルギー源であるグルコースの外部からの供給そのものが不足している状態であるのに対して，糖尿病はグルコースの供給があってもそれをエネルギー源として利用できない状態である．
- エネルギー不足に対する補償作用として，脂肪やタンパク質によるエネルギー産生が亢進する．
  - 脂肪酸分解の亢進によりケトン体の過剰生成が起こる（糖尿病性ケトアシドーシス）．
  - アミノ酸異化の亢進により，尿素合成量の増加（多尿）と体タンパク質の消耗（体重減少）が起こる．
- 糖尿病の合併症には，細小血管合併症（網膜症，腎症，神経症）と動脈硬化性の大血管合併症がある．
  - 血中のタンパク質が長時間，高濃度のグルコースにさらされることにより，非酵素的に糖が付加した糖化タンパク質が生成し，これがさまざまな障害を引き起こす．
  - ヘモグロビンタンパク質に糖が付加したヘモグロビンA_{1c}の検出は，持続的な高血糖状態を反映する指標として臨床的に測定されている．
  - 糖尿病型で糖付加ヘモグロビン（HbA_{1c}）が6.5%以上なら糖尿病と診断する．

コラム　メタボリックシンドローム

▶肥満者の多くは，耐糖能異常，高脂血症，高血圧をよく合併しており，同様に糖尿病患者においても高脂血症や高血圧をしばしば合併している．▶また，動脈硬化の危険因子に，高脂血症，糖尿病，高血圧，喫煙があるが，これらの危険因子の1つ1つは重症でない場合でも，危険因子の積み重ねにより加速度的に動脈硬化や心筋梗塞の発症頻度が高まることが知られている．▶とくに，耐糖能異常，高TG（中性脂肪）血症，高血圧，中心性肥満の4つの病態が重なると心血管イベントによる死のリスクが著明に高まることから"死の四重奏"などと言われる．▶これらの生活習慣病が重複する根底には共通する代謝異常が存在し，これをメタボリックシンドロームという概念で理解しようとする試みがある．▶メタボリックシンドロームを形成する共通基盤に中心性肥満とインスリン抵抗性がある．中心性肥満（腹部肥満）者では，蓄積した内臓脂肪組織からさまざまなホルモンや生理活性物質が分泌され，これらがインスリン抵抗性を惹起することが最近の研究で明らかにされている．▶根本的には，肥満，運動不足，遺伝因子の3つの要因が絡み合ってインスリン抵抗性を引き起こすと考えられている．

イラストでまなぶ生化学

第3章

脂質
および
脂質代謝

第3章 脂質および脂質代謝

3-1 水と不仲の…
脂肪酸

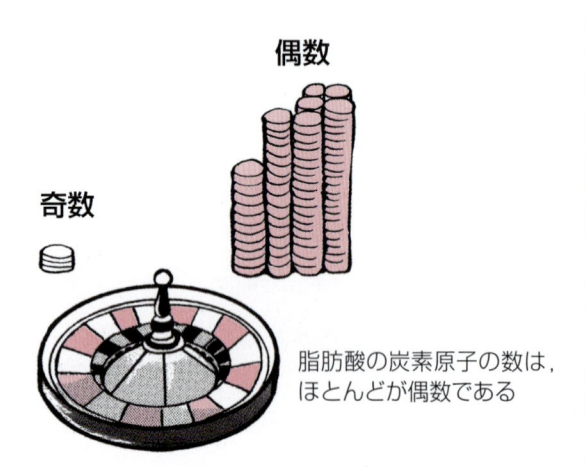

偶数

奇数

脂肪酸の炭素原子の数は，ほとんどが偶数である

不飽和脂肪酸
隣接する炭素間に二重結合をもつので，体が柔らかい

飽和脂肪酸
隣接する炭素間に二重結合をもたないため，体が固い

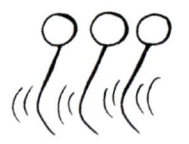

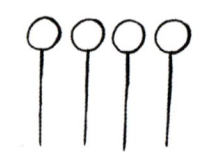

脂肪酸の不飽和度（二重結合の数）が大きくなるほど，融点（固体と液体との境界温度）が低くなる

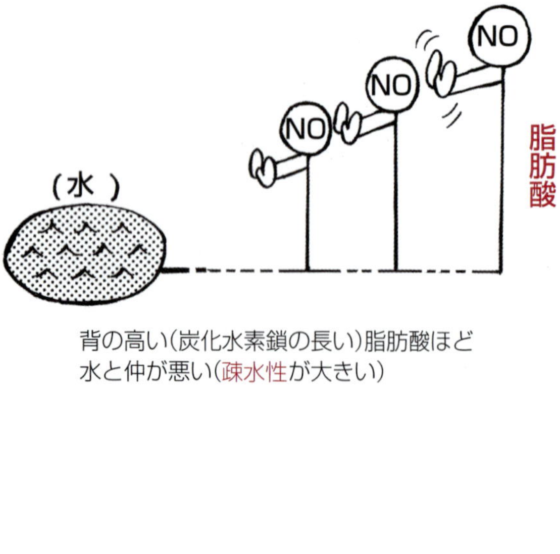

（水）　脂肪酸

背の高い（炭化水素鎖の長い）脂肪酸ほど水と仲が悪い（疎水性が大きい）

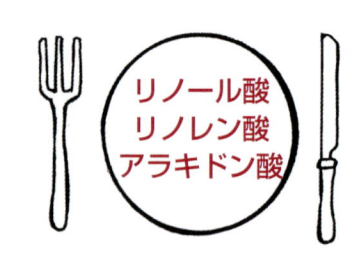

リノール酸
リノレン酸
アラキドン酸

必須脂肪酸
食事で補給する必要のある脂肪酸

脂肪酸は，炭化水素鎖の末端にカルボキシル基（COOH）が結合した構造をもつ．

- ○ 炭化水素鎖は疎水性（水を嫌う性質）を示し，カルボキシル基は酸性を示す．
  - 炭化水素鎖が長くなるほど，疎水性が強くなる．
  - 鎖長により短鎖（炭素数6以下），中鎖（8〜12），長鎖（14以上）脂肪酸に分類される．
  - 中鎖脂肪酸は消化吸収されやすく，エネルギーとしても利用されやすい．
- ○ 生体中の脂肪酸の炭素原子の数は，ほとんどが偶数である．
  - これは，体内での脂肪酸の合成や分解が炭素原子2個ずつの単位で起こることと関係がある．
- ○ 脂肪酸には，隣接する炭素間に二重結合をもつ不飽和脂肪酸と二重結合をもたない飽和脂肪酸がある．
  - 生体中に多く含まれる飽和脂肪酸はパルミチン酸(C16:0)とステアリン酸(C18:0)で，不飽和脂肪酸はオレイン酸(C18:1)とリノール酸(C18:2)である（Cの後の16や18は炭素原子の数，：の後の数字（飽和脂肪酸の場合は0）は二重結合の数を示す）
- ○ 不飽和脂肪酸の中で，二重結合を2個以上もつものを多価不飽和脂肪酸という．
  - 脂肪酸の不飽和度（二重結合の数）が大きくなる程，融点（固体と液体との境界温度）が低くなる．
  - したがって，飽和脂肪酸の多い動物性脂肪は固体で，不飽和脂肪酸の多い植物油や魚油は液状である場合が多い．
- ○ 生体中では脂肪酸の多くはトリグリセリド（中性脂肪）やリン脂質の構成成分となっており，遊離脂肪酸のままで存在するものは少ない．

必要量を体内で合成できないものを必須脂肪酸といい，食事により補給する必要がある．

- ○ 必須脂肪酸はリノール酸（C18:2），リノレン酸（C18:3），アラキドン酸（C20:4）である．
- ○ 実際に体内で合成できない脂肪酸は，リノール酸（C18:2）とα-リノレン酸（C18:3, n-3）である．
  - 不飽和脂肪酸は，その生合成経路からn-3系やn-6系などに分類される．
  - γ-リノレン酸（C18:3, n-6）やアラキドン酸（C20:4）は，n-6系列のリノール酸（植物油に多く含まれる）から体内で合成されるが，その合成量が十分でないため，食事で補う必要がある．
  - EPA（C20:5）やDHA（C22:6）（魚油に多く含まれる）は，n-3系列のα-リノレン酸から合成される．
- ○ 必須脂肪酸の欠乏症状は，皮膚や腎の障害として現れる．

第3章　脂質および脂質代謝

3-2 ● 連鎖がこわい
脂質のラジカル酸化

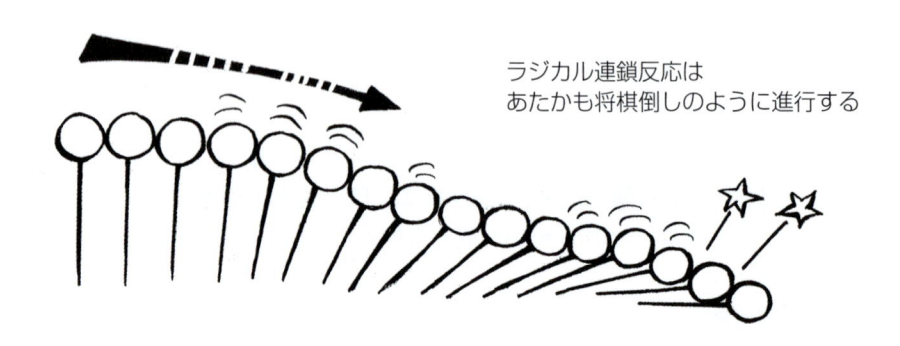

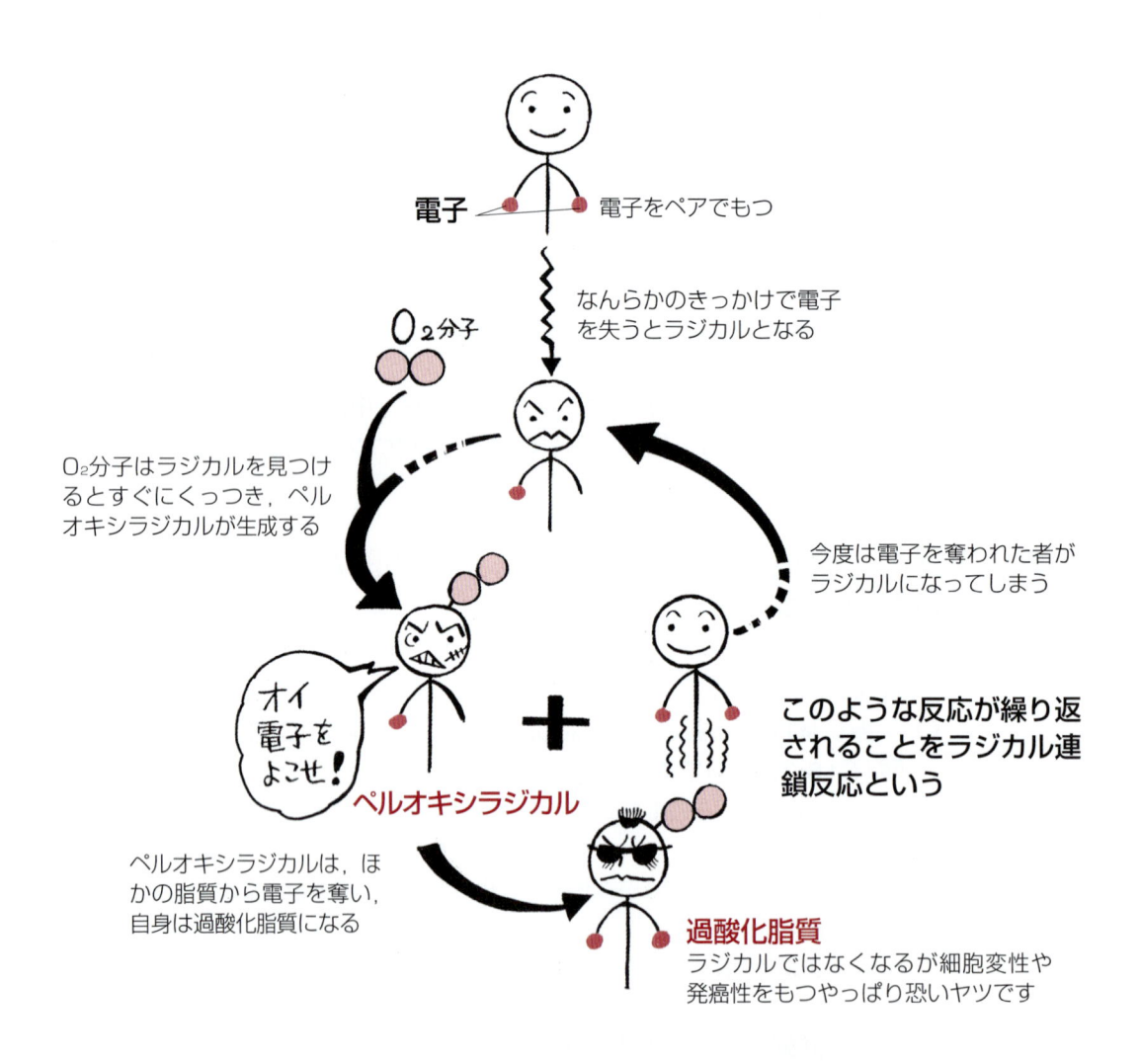

ラジカル連鎖反応はあたかも将棋倒しのように進行する

電子 ── 電子をペアでもつ

なんらかのきっかけで電子を失うとラジカルとなる

O_2分子

O_2分子はラジカルを見つけるとすぐにくっつき，ペルオキシラジカルが生成する

今度は電子を奪われた者がラジカルになってしまう

オイ電子をよこせ！

ペルオキシラジカル

＋

このような反応が繰り返されることをラジカル連鎖反応という

ペルオキシラジカルは，ほかの脂質から電子を奪い，自身は過酸化脂質になる

過酸化脂質
ラジカルではなくなるが細胞変性や発癌性をもつやっぱり恐いヤツです

ラジカル酸化反応は連鎖的に進行する．

- **不対電子**をもつきわめて反応性の強い分子を**ラジカル**という．
  - ラジカルは「過激な」とか「急進的な」という意味で，分子内に不安定な不対電子（対をなしていない電子）をもつため，ほかの分子との反応性がきわめて高い．
- ラジカル酸化反応は次々と繰り返され，連鎖的に進行する．
  - ラジカルは安定な対電子になろうとしてほかの分子から電子を奪い，電子を奪われた分子には速やかにO_2が結合してペルオキシラジカルになり，別の分子から電子を奪おうとする．
- **活性酸素**は不対電子をもつ反応性の高い特殊な**酸素ラジカル**である．
  - 体内に取り込んだ酸素分子（O_2）からは，その代謝過程を通じて活性酸素が数％の割合で生成する．
  - 通常の酸素分子（O_2）も不対電子をもつが，分子内に2つ不対電子があるため，ラジカルとしての性質は打ち消される．
  - しかし，ほかにラジカルが存在するとO_2はこれと素早く反応して酸素ラジカルとなる．

多価不飽和脂肪酸はラジカル酸化を受けやすい．

- 多価不飽和脂肪酸の二重結合と二重結合の間にはさまれた水素原子（電子）は，ほかの場所にある電子に比べて不安定でラジカルに奪われやすい．
- 脂質のラジカル酸化による最終生成物を**過酸化脂質**という．
  - 過酸化脂質は細胞毒性や発癌性を有し，細胞膜や組織の傷害を引き起こす．

生物は体内で発生する活性酸素を消去したり，脂質の酸化の拡大を防ぐ抗酸化システムをもっている．

- 抗酸化機構の限界が生物の寿命を決めているという考え方（**老化のフリーラジカル仮説**）がある．
- 抗酸化機構の破綻が癌や動脈硬化などの疾病に深く関係しているという研究成果がある．
  〔→P6 1-3，酸素分子（O_2）は両刃の剣（好気性代謝と酸化傷害）参照〕

第3章　脂質および脂質代謝

3-3 ● 食べた脂肪はどうなる？
中性脂肪の消化と吸収

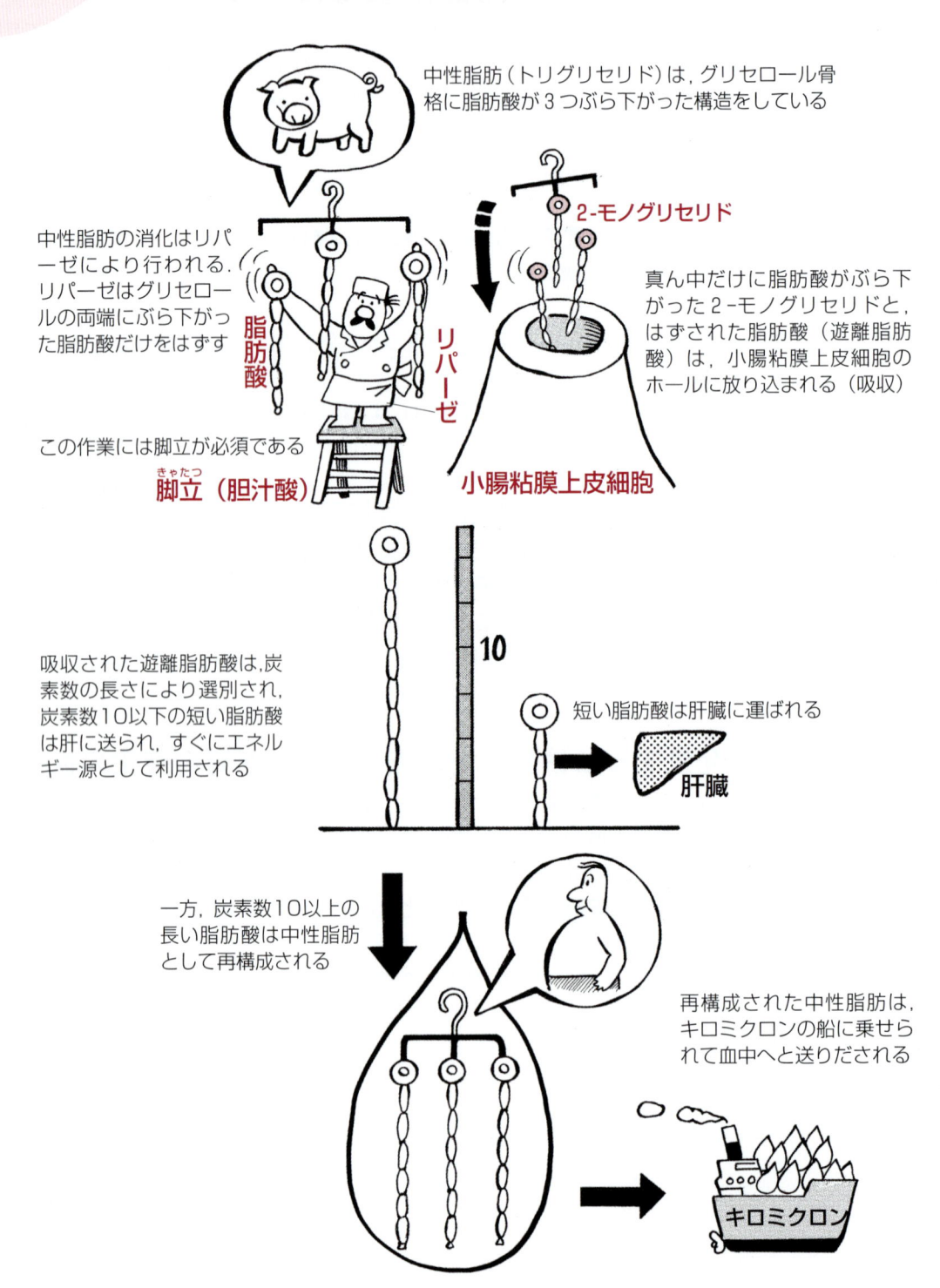

中性脂肪（トリグリセリド）は，グリセロール骨格に脂肪酸が3つぶら下がった構造をしている

中性脂肪の消化はリパーゼにより行われる．リパーゼはグリセロールの両端にぶら下がった脂肪酸だけをはずす

この作業には脚立が必須である

脚立（胆汁酸）

脂肪酸

リパーゼ

2-モノグリセリド

真ん中だけに脂肪酸がぶら下がった2-モノグリセリドと，はずされた脂肪酸（遊離脂肪酸）は，小腸粘膜上皮細胞のホールに放り込まれる（吸収）

小腸粘膜上皮細胞

吸収された遊離脂肪酸は，炭素数の長さにより選別され，炭素数10以下の短い脂肪酸は肝に送られ，すぐにエネルギー源として利用される

短い脂肪酸は肝臓に運ばれる

肝臓

一方，炭素数10以上の長い脂肪酸は中性脂肪として再構成される

再構成された中性脂肪は，キロミクロンの船に乗せられて血中へと送りだされる

キロミクロン

中性脂肪は脂肪酸の貯蔵体である．

○ 中性脂肪は，グリセロールがもつ３つの水酸基（-OH）に，それぞれ脂肪酸がカルボキシル基（COOH）でエステル結合（-O-C(=O)-）した構造をしている．
- グリセロール骨格に脂肪酸が１つだけエステル結合しているものをモノグリセリド，２つ結合しているものをジグリセリド，３つ結合しているものをトリグリセリド（中性脂肪）という．
- 生体内では，ほとんどがトリグリセリドの形で存在する．
- 中性脂肪は，その構成脂肪酸の種類によって融点が異なり，常温で固体のものを脂（fat），液状のものを油（oil）と称する．

中性脂肪は体内の主要な貯蔵エネルギー源である．

○ 中性脂肪は貯蔵型エネルギー源としてすぐれた特徴をもつ．
- 体内にあるエネルギー源の約８割（個人差も大きいが）を占める．
- 脂質のエネルギー産生効率（9 kcal/g）は，糖やタンパク質（どちらも 4 kcal/g）と比べて2倍以上も高い．
- 脂質が疎水性であるため，体の中で占める体積が小さくてすむ（生体のように水を多く含む環境の中では，グルコースの貯蔵体であるグリコーゲンのような親水性で水分子と結合しやすい物質は，体の中で占める体積が大きくなってしまう）．

○ 肥満とは中性脂肪が適正量を超えて体内に蓄積された状態をいう．
- 内蔵周辺に脂肪が蓄積した腹部（内蔵型）肥満は，糖尿病や動脈硬化などの生活習慣病を引き起こす危険因子となる．

○ 皮下脂肪として脂肪組織に蓄えられ，断熱効果により体温保持にはたらく．

食事由来の中性脂肪は，脂肪酸構成をかえて体内に貯蔵される．

○ 食事として摂取する脂質の大部分は中性脂肪である．
○ 中性脂肪は腸管内で，乳化作用をもつ胆汁酸の助けをかりて，膵液中のリパーゼにより2-モノグリセリドと遊離脂肪酸に加水分解される．
○ これらはミセルを形成し，小腸粘膜上皮細胞から吸収された後，細胞内で中性脂肪に再合成される．
- このとき，炭素数の少ない（10〜12以下）脂肪酸は，そのまま門脈血中に移行し肝臓でエネルギー源として使用される．

○ 再合成された中性脂肪は，食物由来のコレステロールなどとともに，キロミクロンとよばれるリポタンパク質を形成し，リンパ管に移行して胸管を経て鎖骨下静脈から血中に入る．
○ キロミクロンは筋肉や脂肪組織に中性脂肪を運ぶ．

第3章 脂質および脂質代謝

3-4 使われなかったエネルギーの保存法
脂肪酸の生合成

アセチルCoA　CoA　アセチル基

2つのアセチルCoAが結合すると，一方のアセチルCoAからフォーク(CoA)がはずれる

これにさらに，もうひとつのアセチルCoAが結合すると，前のフォークがはずれる

このようにして，つぎつぎと新しいアセチルCoAが結合を繰り返しながら，つながっていく

最後にフォークがはずれて脂肪酸ができあがる

脂肪酸

脂肪酸は，余ったアセチルCoAから合成される．

- エネルギー（ATP）産生に使われなかった余剰のアセチルCoAは，脂肪酸合成に利用され，最終的に中性脂肪として貯蔵される．
  - つまり，糖質（グルコース）を過剰に摂取した場合には，体内で中性脂肪に変換される．
  - 脂肪酸合成は，生体内のエネルギーの過不足によって調節される．

脂肪酸の生合成反応は，実質的にはアセチル基（$CH_3-\overset{O}{\underset{\|}{C}}-$）が次々と結合して，2つずつ炭化水素鎖が伸びていく反応である．

- アセチルCoAはミトコンドリアの中で生成するので，脂肪酸合成の場である細胞質に向かうため，いったんクエン酸に変わり，細胞質に出た後，再びアセチルCoAに変わる．
  - 細胞質に出たクエン酸はアセチルCoAとオキサロ酢酸に分解され，アセチルCoAは脂肪酸合成に使われる．一方，オキサロ酢酸はリンゴ酸に変わりミトコンドリアに入った後，再びオキサロ酢酸にもどり，クエン酸回路のメンバーとして再利用される．
- 脂肪酸合成の第一段階は，アセチルCoAに炭酸イオン（HCO_3^-）が結合してマロニルCoAが生成する反応である．
  - この反応を触媒するアセチルCoAカルボキシラーゼは，脂肪酸合成の律速酵素となる．
  - この酵素はビオチンを補酵素とする．
- 脂肪酸合成酵素には2つのSH基の手があり，一方の手で合成しつつあるアシル基（炭化水素鎖）をもち，もう一方の手で合成の材料となるマロニルCoA由来のマロニル基（$COOH-CH_2-\overset{O}{\underset{\|}{C}}-$）をもって反応を進める．
  - 脂肪酸合成酵素はインスリンにより活性化され，アドレナリンにより抑制される．
- マロニル基は，脱炭酸（COO）反応により1つ炭素原子を失うと同時に，もう一方の手からアシル基を受け取りこれに結合させる．この反応により，アシル基の炭素鎖が2つ伸びたことになる．
- アシル基を渡してフリーになった手で，新たにマロニル基を受け取り，同様の反応を繰り返す．
- 脂肪酸合成時には，還元剤としてNADPHが使われる．
  - このNADPHはペントースリン酸回路から供給される．

3-5 ● 保存したエネルギーの使用法
脂肪酸のβ-酸化

脂肪酸の端にフォークがつきささる

フォークがささったウィンナー（炭素原子2個でできている）が切断されると同時に，別のフォークが炭素鎖の短くなったアシル基につきささる（β-酸化）．切断されたウィンナーソーセージはアセチルCoAとなる

このようなβ-酸化反応が繰り返され，最終的にすべてアセチルCoAとなる

これらの生成したアセチルCoAはクエン酸回路で処理されエネルギー（ATP）産生に利用される

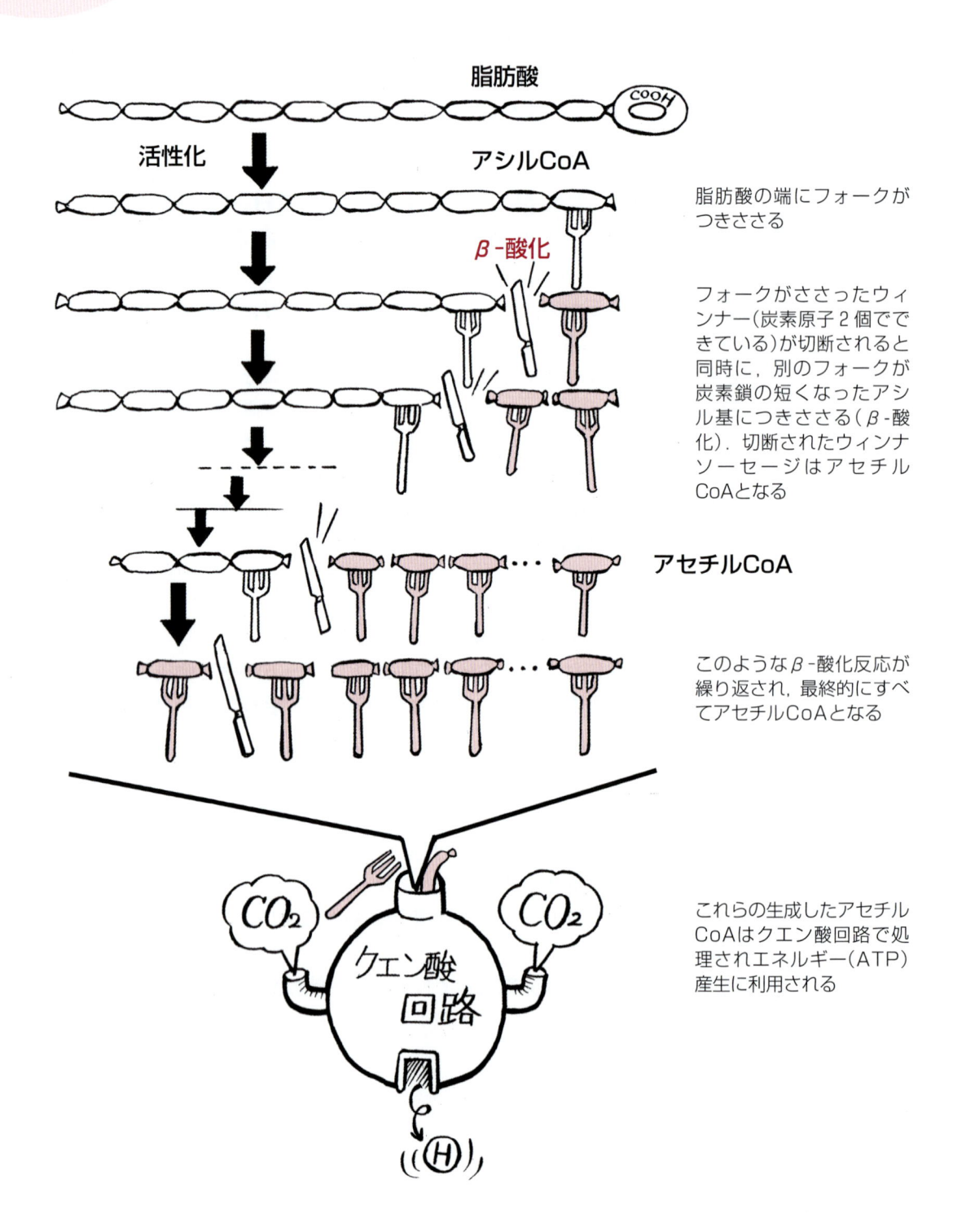

脂肪酸のβ-酸化経路は，中性脂肪をエネルギー源として利用するための経路である．

- 中性脂肪からホルモン感受性リパーゼにより脂肪酸がはずされる．
  - このリパーゼは，アドレナリン，グルカゴン，副腎皮質ホルモンにより活性化され，インスリンにより抑制される．
- 遊離した脂肪酸は，血中でアルブミンと結合して肝に運ばれ，脂肪酸のβ-酸化経路に入る．
  - 一方，グリセロールは中性脂肪やグリセロリン脂質の合成に再利用されるか，あるいは解糖系でエネルギー源として利用される．

脂肪酸のβ-酸化は，脂肪酸を分解してアセチルCoAを生み出す反応系である．

- β-酸化はミトコンドリアのマトリックスの中で行われる．(→P14)
  - 脂肪酸はミトコンドリアの外（細胞質）にあるので，活性化された脂肪酸（アシルCoAという）となり，カルニチンとよばれる輸送体によりミトコンドリア内膜を通過してマトリックスに運ばれる．
- 活性化脂肪酸（アシルCoA）β-酸化は，$-\overset{O}{\overset{\|}{C}}-S-CoA$ の隣にある炭素（β位）が酸化されると同時に，その部位で切断が起こり，アセチルCoAと炭素原子が2つ少なくなったアシルCoAが生成する反応である．
- アシルCoAは繰り返しβ-酸化を受け，最終的にすべてアセチルCoAとなるまで反応が繰り返される．
- 生成したアセチルCoAは，クエン酸回路に入りATP産生に利用される．
- 1回のβ-酸化ごとに，還元型補酵素のFADHとNADHがそれぞれ1個ずつできてくる．
  - これらの還元型補酵素は，直接，電子伝達系に送られ，ATP産生に利用される．

脂肪酸は非常に高いATP産生能力をもっている．

- β-酸化により1個のパルミチン酸(C16:0)から129個のATPがつくられる．
  - パルミチン酸は計7回β-酸化を受け，これによりアセチルCoAが8個とNADHとFADHが7個ずつ生成する．アセチルCoAからは1個につき12個のATPが，NADHとFADHからはそれぞれ3個と2個のATPが産生されるので，合計131個のATPが産生されることになる．しかし，はじめに脂肪酸が活性化される段階で，2個のATPが使われるので，実際には129個のATPが産生されたことになる．それでも，1個のグルコースから産生されるATPの数(36〜38個)と比べると3倍以上も多い．

3-6 ●脂肪酸の使い過ぎには要注意
ケトン体の生成と利用

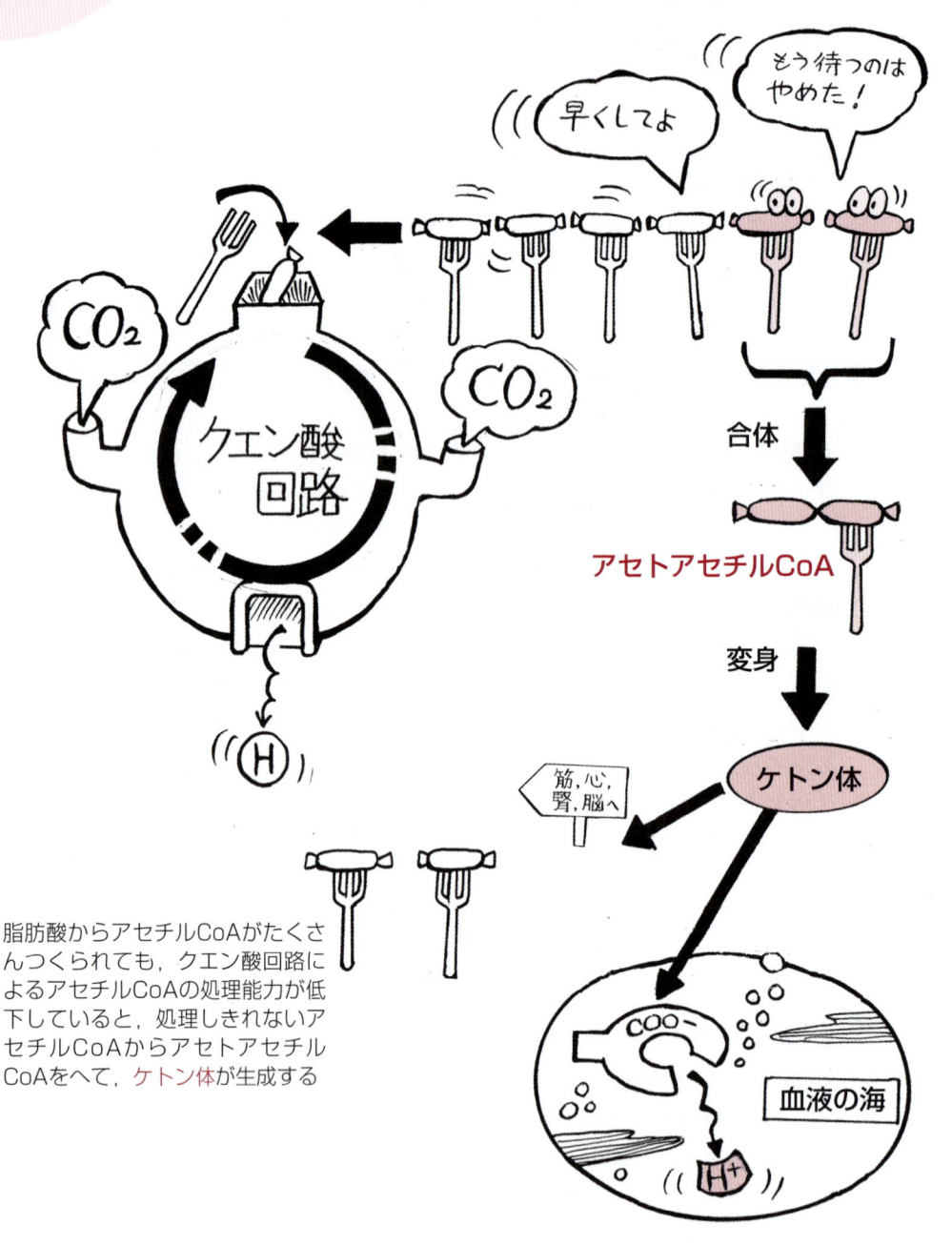

脂肪酸からアセチルCoAがたくさんつくられても，クエン酸回路によるアセチルCoAの処理能力が低下していると，処理しきれないアセチルCoAからアセトアセチルCoAをへて，**ケトン体**が生成する

ケトン体は筋，心，腎，脳に運ばれ，再びアセチルCoAとなってエネルギー産生に利用される．しかし，これらの臓器による処理能力を上まわって，ケトン体が生成すると血中でH⁺を放出し，血液のpHを酸性にする（**ケトアシドーシス**）

脂肪酸のβ-酸化が亢進するとケトン体が生成する．

- 飢餓状態や糖尿病時のように，糖（グルコース）からのエネルギー供給が十分でない場合には，脂肪（脂肪酸）からのエネルギー産生を増やす必要があり，脂肪酸のβ-酸化が亢進する．
- しかし，グルコース供給が不十分なため，ピルビン酸から合成されるオキサロ酢酸（クエン酸回路で最初にアセチルCoAと反応する分子）は足りない状態で，クエン酸回路によるアセチルCoAの処理能力は低下する．
- その結果，処理しきれないアセチルCoAが増加し，これらからケトン体は生成する．
- ケトン体とは，アセト酢酸，3-ヒドロキシ酪酸，アセトンを合わせた総称である．
- ケトン体は，3分子のアセチルCoAが縮合して生成する3-ヒドロキシ-3-メチルグルタリルCoA（HMG-CoA：コレステロール合成の中間体でもある）から1分子のアセチルCoAがはずれる反応により生成する．
  - 結果的には，2分子のアセチルCoAが合体して生成するアセトアセチルCoAからケトン体は生成する．
- ケトン体は，脂肪酸以外にもケト原性アミノ酸からも生成する．
  - イソロイシン，ロイシン，トリプトファン，リシン，フェニルアラニン，チロシンの6つのアミノ酸からは，アセチルCoAやアセトアセチルCoAがつくられ，これらは脂肪酸やケトン体などの合成原料となりうる．

ケトン体が増え過ぎると血液のpH（通常7.4）が酸性となり，生体に大きなダメージを与える（ケトアシドーシス）．

- ケトン体は主に肝や腎でつくられるが，肝ではエネルギー源として利用できないため，血中に放出される．
- ケトン体の中で，アセトンは尿や呼気中に排泄されるが，アセト酢酸と3-ヒドロキシ酪酸は，筋，心，腎，脳などへ運ばれ，最終的にアセチルCoAとなってATP産生に利用される．
- 重症糖尿病患者の場合などでは，血中のケトン体（酸性物質）濃度が著しく増加し，血液のpHが酸性に傾く代謝性アシドーシス（糖尿病性ケトアシドーシス）が起こる．
  - 血中および尿中でのケトン体濃度の増加とアセトン臭（呼気に特有のアセトン様臭気が含まれる）がある場合をケトーシスという．
  - ケトン体の尿への排泄に伴い，大量のNa^+や水が失われるため，アシドーシスや脱水症状が起こる．

第3章 脂質および脂質代謝

3-7 ●膜となるあぶら
グリセロリン脂質と生体膜

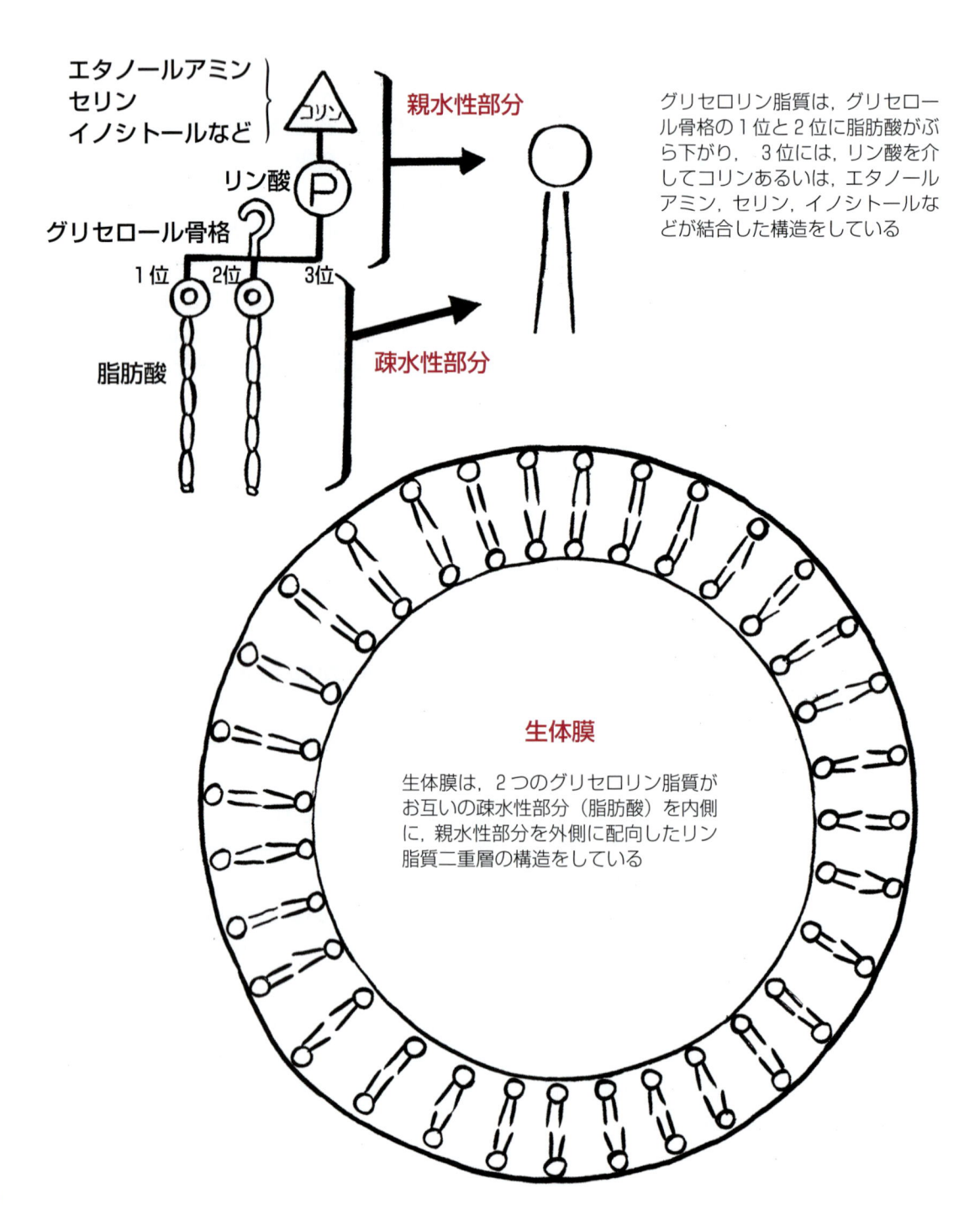

エタノールアミン
セリン
イノシトールなど
コリン
親水性部分

リン酸
P

グリセロール骨格
1位 2位 3位

脂肪酸

疎水性部分

グリセロリン脂質は，グリセロール骨格の1位と2位に脂肪酸がぶら下がり，3位には，リン酸を介してコリンあるいは，エタノールアミン，セリン，イノシトールなどが結合した構造をしている

生体膜

生体膜は，2つのグリセロリン脂質がお互いの疎水性部分（脂肪酸）を内側に，親水性部分を外側に配向したリン脂質二重層の構造をしている

グリセロリン脂質は分子内に親水性部分と疎水性部分を併せもつ（両親媒性）．

- グリセロールの1つめと2つめの水酸基にそれぞれ脂肪酸がエステル結合し（疎水性部分），3つめの水酸基に脂肪酸以外のものがリン酸を介して結合（親水性部分）した構造をもつ．
- リン酸を介して結合しているものは，コリン，エタノールアミン，セリン，イノシトールなどで，それぞれのリン脂質に特徴を与えている．
- グリセロリン脂質はジグリセリドを材料として合成される．
  - 生体内のグリセロリン脂質は，ほとんどすべて体内で合成されたものである．

生体膜はリン脂質二重層を基本構造とする．

- グリセロリン脂質は生体膜の主要な構成成分である．
  - グリセロリン脂質の両親媒性の特徴が，生体膜の構成材料として適している．
  - 生体膜を構成するグリセロリン脂質の中で，コリンを含むホスファチジルコリンが最も多く分布する．
- 生体膜は，2つのグリセロリン脂質がお互いの疎水性部分を内側に，親水性部分を外側に配向したリン脂質二重層をもち，これにコレステロール，タンパク質，糖脂質などが埋め込まれた構造をしている．
- 生体膜の表（外側）と裏（内側）は均一ではない．
  - リン脂質二重層の外側にはホスファチジルコリンや糖脂質が，内側にはホスファチジルエタノールアミンやホスファチジルセリンが多く分布する．
- 生体膜を構成する脂質は常に流動しており，膜タンパク質も膜中を移動している．
  - リン脂質を構成する脂肪酸の不飽和度が上昇すると，膜の流動性も上昇する．
  - コレステロールは脂質の相転移（ある温度を境にして脂質の流動性が急激に変化する）を緩和する．
  - 脂質二重層は不均一で，流動性の高い液状の脂質層の中に，流動性の低い脂質領域（ラフト：スフィンゴ脂質とコレステロールに富むヘテロな領域）が"いかだ"のように浮いている．
  - 脂質分子は同一層内では活発に動き回るが，内層と外層間での移動（フリップ-フロップ）は遅く，生体膜ではフリッパーゼとよばれる酵素により促進される．
- 生体膜は閉じた反応場を提供するとともに，物質や情報の選択的な出入口としても重要である．
  - 膜内外への物質輸送は選択的に行われており，膜に埋め込まれた糖タンパク質が輸送担体として特異的な物質の能動輸送にかかわる．
  - 情報の伝達も膜に埋め込まれた受容体（レセプター）とよばれる糖タンパク質を介して選択的に行われる．

第3章 脂質および脂質代謝

3-8 ● 特殊な脂肪酸
生理活性脂質；エイコサノイド

ホスホリパーゼA_2は，細胞膜を構成するリン脂質のなかから，グリセロール骨格の2位にぶらさがっているアラキドン酸をはずし，アラキドン酸カスケードとよばれる滝に流す

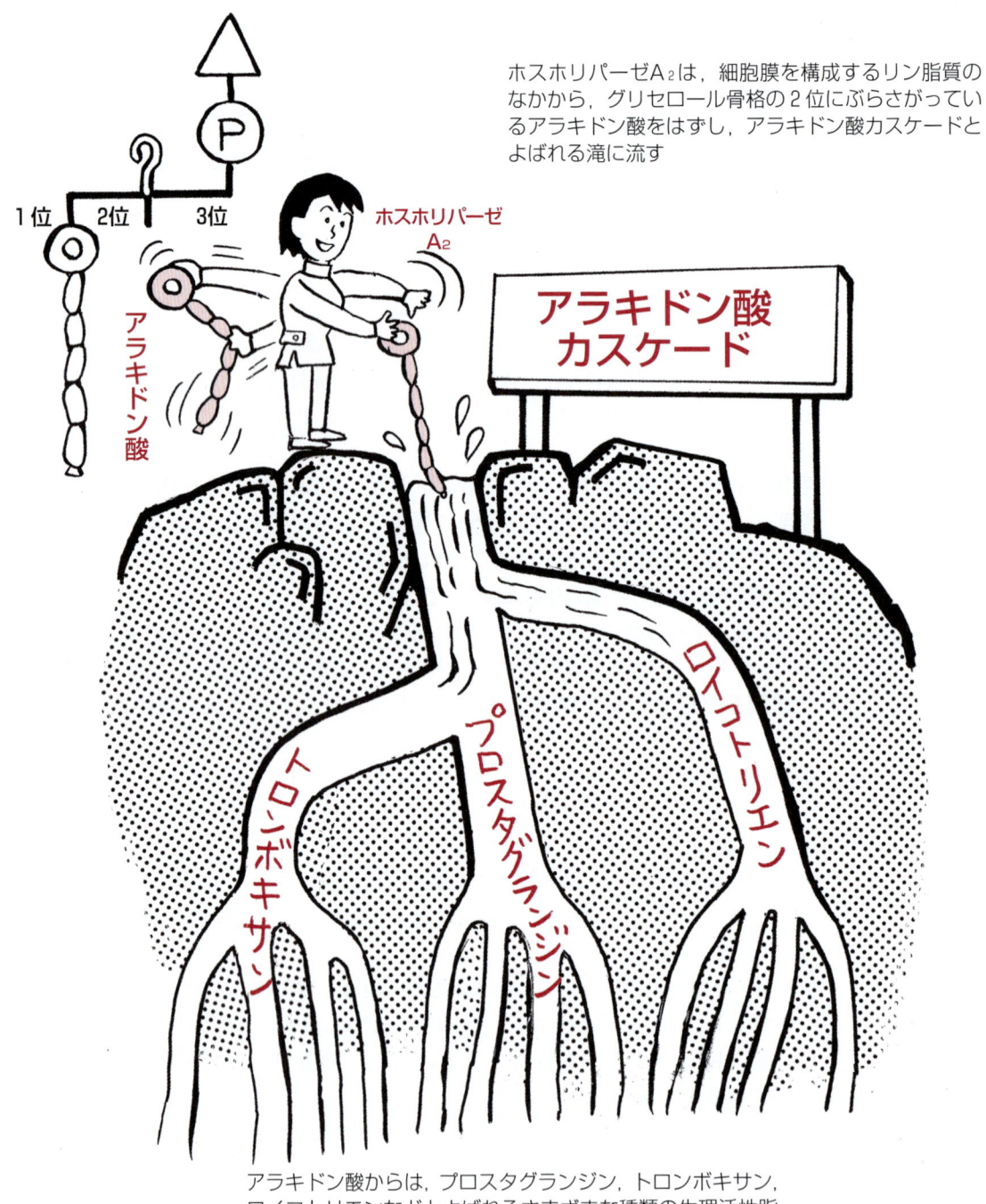

アラキドン酸からは，プロスタグランジン，トロンボキサン，ロイコトリエンなどとよばれるさまざまな種類の生理活性脂質（エイコサノイド）ができてくる

アラキドン酸などからは，エイコサノイドとよばれる生理活性脂質が生成する．

- アラキドン酸（C20:4）などから生成する生理活性脂質（エイコサノイド）は，構造上の特徴からプロスタグランジン，トロンボキサン，ロイコトリエンに分類される．
  - 炭素数が20の多価不飽和脂肪酸であるエイコサトリエン酸(C20:3)やエイコサペンタエン酸(C20:5)からもエイコサノイドは生成するが，これらから生成する量はアラキドン酸からの生成量と比べるとわずかである．
- これらの脂肪酸は，細胞膜を構成するグリセロリン脂質のsn-2位に存在し，細胞がある種の刺激を受けると，ホスホリパーゼA_2という酵素のはたらきでグリセロール骨格からはずされ，エイコサノイドの生合成経路へと向かう．
  - ホスホリパーゼA_2活性は，細胞内情報伝達物質（セカンドメッセンジャー）であるcAMPおよびCa^{2+}により調節される．
- この生合成経路をアラキドン酸カスケード（滝）という．
  - アラキドン酸は，最初にシクロオキシゲナーゼまたはリポキシゲナーゼとよばれる酵素の作用を受け，前者の場合はプロスタグランジンおよびトロンボキサンの合成に，後者の場合はロイコトリエンの合成に向かう．
  - アスピリンなどの解熱鎮痛消炎薬は，シクロオキシゲナーゼ活性を抑制し，プロスタグランジン生成を抑えることにより，その薬効を発現している．
- エイコサノイドの生合成反応は，アラキドン酸などの多価不飽和脂肪酸に酸素分子（O_2）が付加する一種の脂質過酸化反応である．

エイコサノイドは局所ホルモンとして作用する．

- エイコサノイドは生合成されたその場で生理活性を発現し，その組織・細胞の本来の機能を亢進したり，逆に抑制したりする．
  - 子宮で合成されるプロスタグランジンF_2やE_2は，子宮筋を収縮させる．
  - 血小板で合成されるトロンボキサンA_2は，血小板の凝集を促進する．
  - 血管内皮細胞で合成されるプロスタグランジンI_2（プロスタサイクリン）は，逆に血小板の凝集を抑制するとともに，血管拡張作用をもつ．
  - 白血球や肥満細胞で合成されるロイコトリエンC_4やD_4は，気管支収縮作用をもち，気管支喘息発作を引き起こす．
- その作用機構は，細胞膜上の特異的な受容体に結合し，細胞内のセカンドメッセンジャーを介して，標的酵素をリン酸化することにより発現される．

第3章 脂質および脂質代謝

3-9 ●風変わりなあぶら
スフィンゴ脂質

セリン（骨格）

スフィンゴシン
セリンとパルミチン酸のお互いのCOOH基間で，脱炭酸反応により結合

セラミド
スフィンゴシンのNH$_2$基に，別の脂肪酸がCOOH基でペプチド結合

スフィンゴミエリン
セラミドにリン酸とコリンが結合

セレブロシド
セラミドにグルコースなどが結合

ガングリオシド
セラミドにシアル酸を含む糖鎖が結合

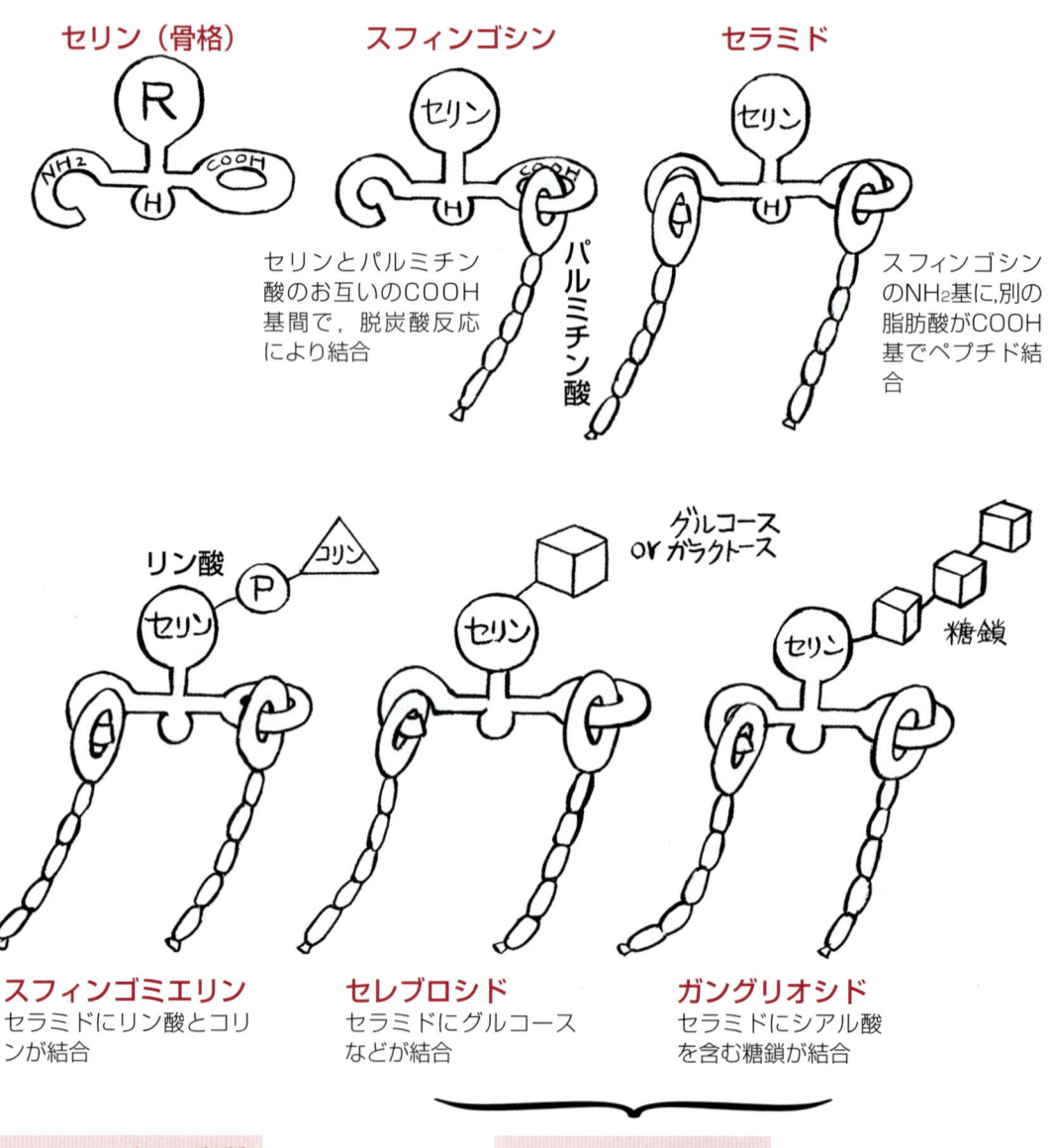

スフィンゴリン脂質　｜　スフィンゴ糖脂質

スフィンゴ脂質はセラミドを基本構造としてもつ脂質である．

- セリン骨格にパルミチン酸(C16:0)が結合したものを**スフィンゴシン**といい，スフィンゴシンにさらに脂肪酸が結合したものをセラミドという．
  - セラミドは細胞のアポトーシスや分裂周期，分化，老化などにかかわる細胞内情報伝達分子(セカンドメッセンジャー)としても機能する．
- スフィンゴ脂質には，糖が結合した**スフィンゴ糖脂質**とリン酸を含む**スフィンゴリン脂質**がある．
- スフィンゴ糖脂質には，セラミドにグルコースまたはガラクトースが結合した**セレブロシド**や，シアル酸を含む糖鎖が結合した**ガングリオシド**がある．
- スフィンゴリン脂質には，セラミドにリン酸とコリンが結合した**スフィンゴミエリン**がある．

スフィンゴ脂質は主に生体膜成分として分布している．

- スフィンゴ糖脂質は，臓器・組織の特異性や脳での神経伝達などに関与する．
  - スフィンゴ糖脂質は赤血球の血液型物質としても機能する．
- スフィンゴミエリンは生体膜成分として，とくに脳，神経に多く分布する．

先天性脂質代謝異常症には，スフィンゴ脂質の蓄積症が多く知られている．

- 脂質代謝に関連した疾病は，その代謝反応を触媒する酵素の遺伝的欠損により発症するものが多い．
- **スフィンゴ脂質蓄積症**は，脳や神経系に異常をきたすものが多い．
  - スフィンゴミエリンの代謝異常症には，これが分解されず神経細胞に過剰蓄積するニーマン-ピック病や，その中間分解物であるセラミドが過剰蓄積するファーバー病がある．
  - スフィンゴ糖脂質はリソソームに存在するグリコシダーゼ群により，糖鎖が末端から1つずつはずされ，分解される．このグリコシダーゼ群の酵素欠損により，さまざまな分解過程の産物(どのグリコシダーゼ酵素が欠損するかにより異なる)の過剰蓄積が起こる．
  - スフィンゴ糖脂質蓄積症には，テイ-サックス病，サンドホフ病，ファブリー病，ゴーシェ病などがある．

第3章　脂質および脂質代謝

3-10 ●体の中で分解できないあぶら
コレステロール

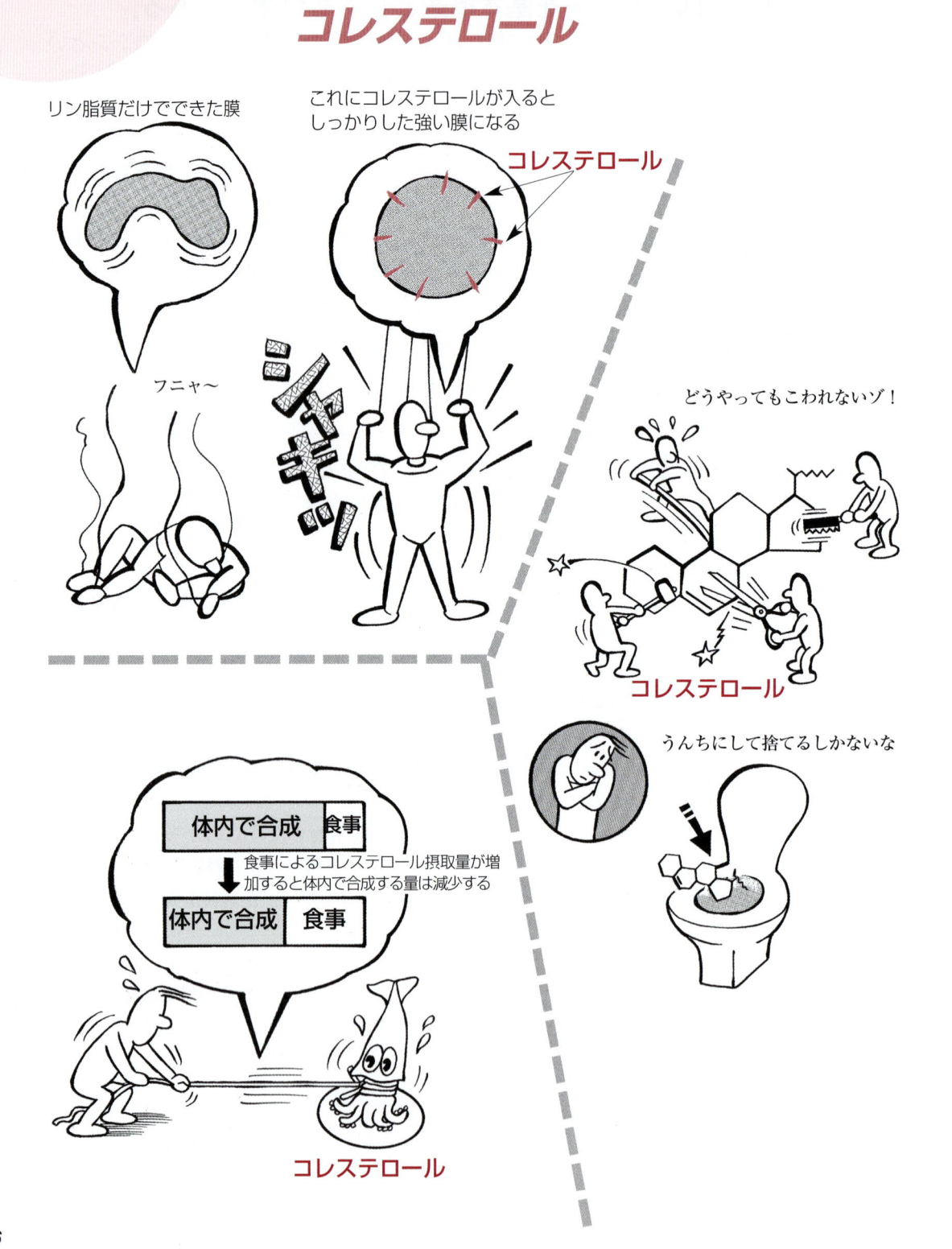

リン脂質だけでできた膜

これにコレステロールが入るとしっかりした強い膜になる

コレステロール

フニャ～

シャキッ

どうやってもこわれないゾ！

コレステロール

うんちにして捨てるしかないな

| 体内で合成 | 食事 |

食事によるコレステロール摂取量が増加すると体内で合成する量は減少する

| 体内で合成 | 食事 |

コレステロール

コレステロールは生体膜を強固にする．

- コレステロールは，ステロイド骨格をもつ炭素原子27個からできた脂質である．
- コレステロールは，生体膜の構成成分となり，膜流動性の調節因子として機能する．
- コレステロールは，胆汁酸やステロイドホルモン，ビタミンDの合成原料としても重要である．
  - コレステロールから合成される7-デヒドロコレステロール（プロビタミンD_3）は，皮膚での紫外線照射によりビタミンD_3となり，さらに肝と腎で水酸化されて活性型ビタミンD_3となる．

生体内のコレステロールの多くは，体内で合成されたものである．

- 生体内コレステロールの6～7割が体内で合成されたもので，残りは食事由来である．
- 主要な合成の場は肝臓である．
  - コレステロールの生合成は，食事により摂取されるコレステロール量により調節される．
- アセチルCoAを出発物質として合成される．
  - 3分子のアセチルCoAが縮合してHMG-CoAが生成し，さらに20段階以上の複雑な化学反応を経て合成される．
  - これらの反応の数段階で，NADPHが還元剤として使われる．
- HMG-CoA還元酵素（HMG-CoAを次のメバロン酸に変える反応を触媒する酵素）はコレステロール合成全体の律速酵素で，通常，最終生成物であるコレステロールによりフィードバック阻害を受ける．
  - 高コレステロール血症の治療に，HMG-CoA還元酵素の阻害剤が用いられ，高い薬効を発揮する．

コレステロールは体内で分解できない．

- コレステロールの血中輸送や細胞内貯蔵は，コレステロールに脂肪酸が結合したエステル型コレステロールの形で行われる．
- 胆汁成分となり糞便として排泄されるのが唯一の体外への除去経路である．

第3章 脂質および脂質代謝

3-11 ●コレステロール出身の ホルモン
ステロイドホルモン

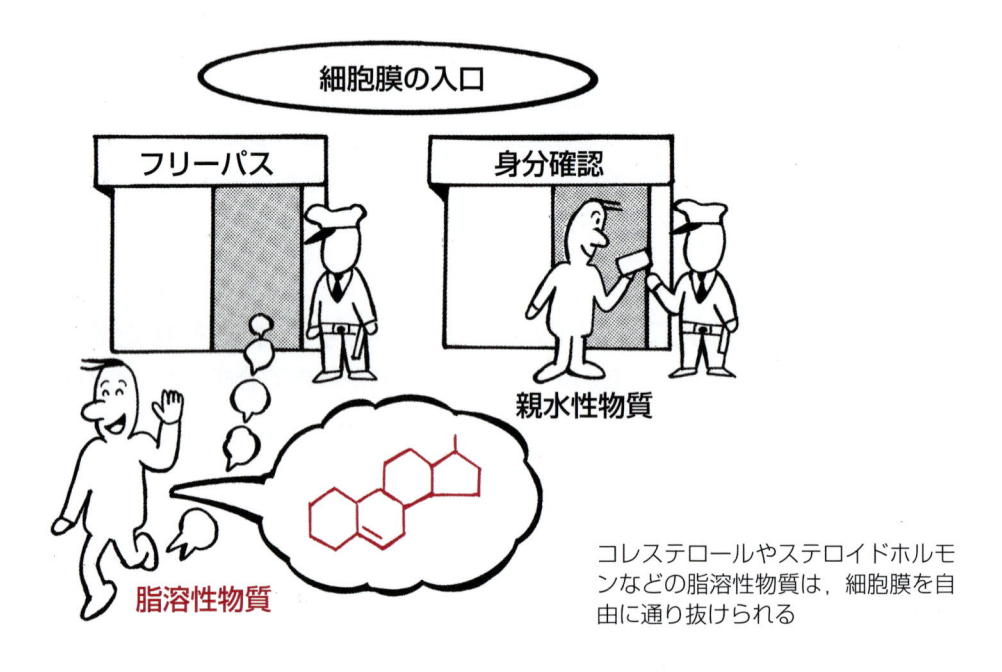

細胞膜の入口

フリーパス　　身分確認

親水性物質

脂溶性物質

コレステロールやステロイドホルモンなどの脂溶性物質は，細胞膜を自由に通り抜けられる

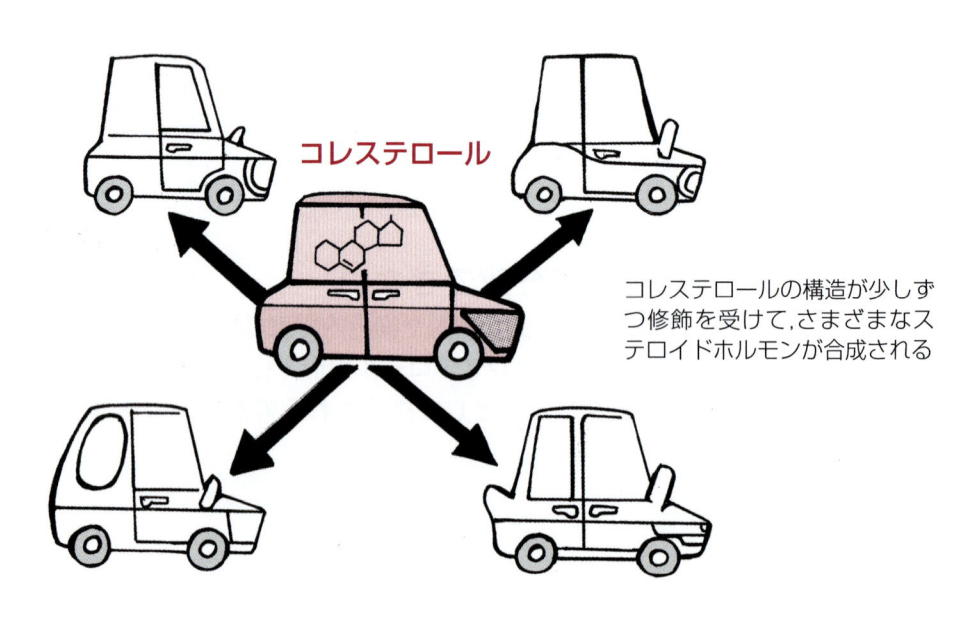

コレステロール

コレステロールの構造が少しずつ修飾を受けて，さまざまなステロイドホルモンが合成される

ステロイドホルモンはコレステロールから合成される．

- ステロイドホルモンには，副腎皮質ホルモンや性ホルモンがある．
  - これらのホルモンの合成場は，副腎皮質，卵巣，胎盤，精巣などで，それぞれ臓器特異性がある．
- 副腎皮質ホルモンには，グルコース代謝に関与する（血糖値を高める）コルチゾール（糖質コルチコイド）や，電解質代謝に関与するアルドステロン（鉱質コルチコイド）がある．
- 性ホルモンには，プロゲステロン（黄体ホルモン）やエストロゲン（卵胞ホルモン），アンドロゲン（男性ホルモン）がある．

ステロイドホルモンは酵素タンパク質の合成を促進する．

- ステロイドホルモンは，細胞膜を通り抜け，細胞質にある特定の受容体と結合して複合体を形成し，核内へと移行する．
- この複合体は，ある特定の酵素タンパク質の転写因子として機能し，酵素タンパク質の合成を高めることにより，その酵素が触媒する化学反応を促進する．

（詳細はP210 11-4，現場ではたらくホルモン（下位ホルモン），P222 11-7，遺伝子に直接届く情報（疎水性情報伝達物質の伝達機構）を参照）

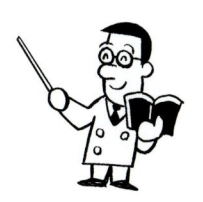

第3章 脂質および脂質代謝

3-12 ● コレステロールの廃物利用
胆汁酸

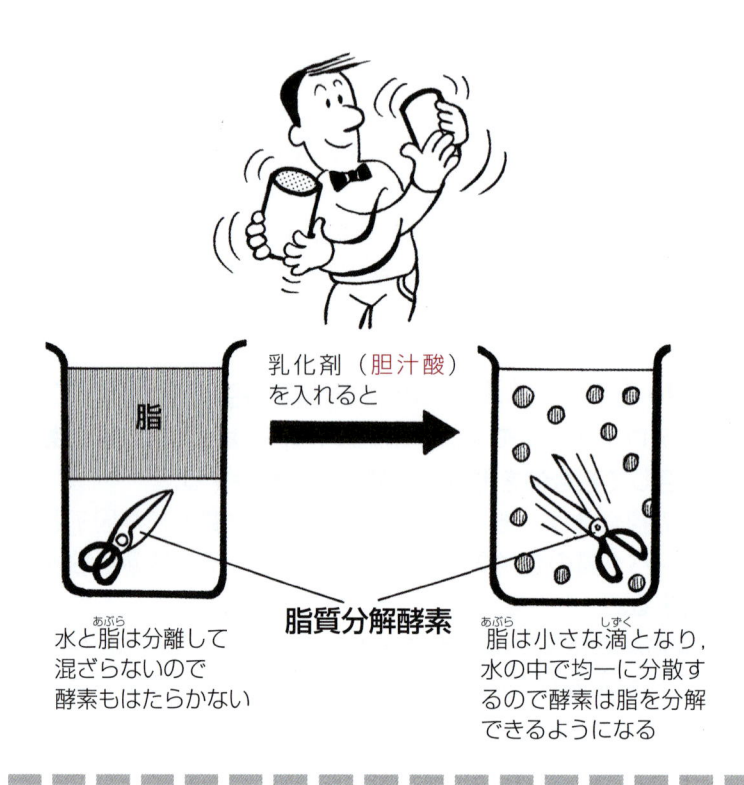

乳化剤（胆汁酸）を入れると

脂

脂質分解酵素

水と脂は分離して混ざらないので酵素もはたらかない

脂は小さな滴となり，水の中で均一に分散するので酵素は脂を分解できるようになる

胆汁酸のリサイクルシステム

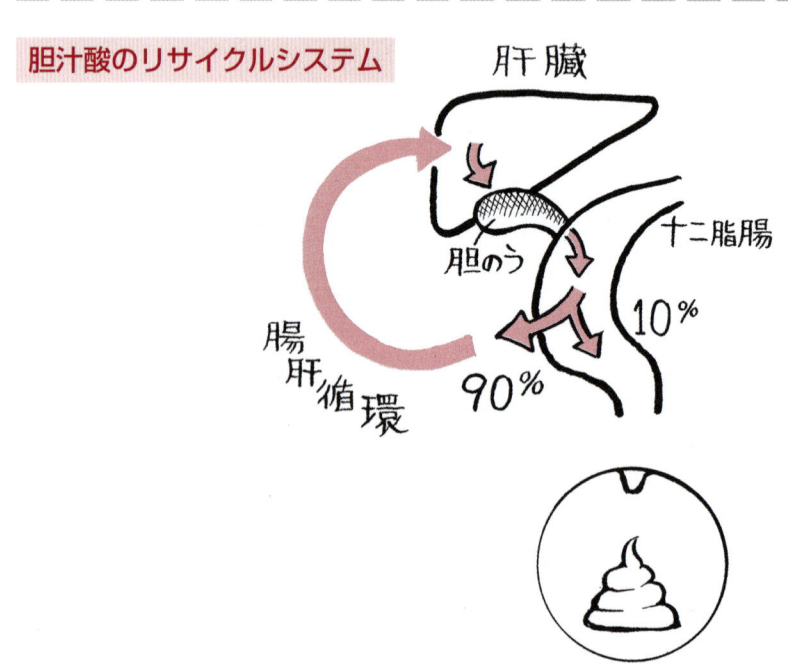

肝臓

胆のう

十二指腸

腸肝循環

90%　10%

胆汁酸は肝臓でコレステロールから合成される．

- **胆汁酸は胆汁の主成分である．**
  - 胆汁酸は，いったん胆囊に貯蔵され，濃縮されてから胆汁中に分泌される．
- **コレステロールから合成されたものを一次胆汁酸といい，大部分は肝でグリシンやタウリン（いずれもアミノ酸）に抱合される．**
  - 生体コレステロールの約8割が肝で胆汁酸に代謝される．
  - 一次胆汁酸には，コール酸，ケノデオキシコール酸がある．
  - コール酸の抱合型は，グリココール酸（グリシン抱合），タウロコール酸（タウリン抱合）である．
- **胆汁が十二指腸に分泌された後，腸内細菌のはたらきで変化したものを二次胆汁酸という．**
  - 二次胆汁酸には，デオキシコール酸，リトコール酸がある．
  - これらも肝でグリシンやタウリンに抱合される．
- **胆汁酸の大部分は小腸で吸収され，肝臓で胆汁成分として再利用される（腸肝循環）．**
- **体内の過剰なコレステロールは，胆汁成分となり体外に排泄される．**
  - 胆汁酸の1割程度は糞便中に排泄される．

胆汁酸は食物由来の脂質の消化・吸収を助ける．

- **食物由来の脂質を界面活性作用により乳化する．**
- **これにより，膵液中の脂質分解酵素リパーゼによる脂質の分解（消化），および腸管での吸収を助ける．**

コラム

肥満

▶肥満は体内に脂質（ほとんどが中性脂肪）が過剰に蓄積された状態をいい，体格指数（BMI＝体重kg／（身長m)^2）が25以上で肥満と判定される．▶脂肪の存在部位により皮下脂肪型（洋ナシ体型）と内臓脂肪型（リンゴ体型）に分類され，後者は中年男性に多く，さまざまな疾病を引き起こす．肥満による疾病の発症頻度は，糖尿病で約5倍，高血圧や胆石，不妊などで3倍以上にもなる．▶肥満を引き起こす原因には，過食や摂食パターン異常，運動不足，遺伝，熱産生障害などがある．▶早食いや夜食の習慣のある人，食事回数が少ない人ほど太りやすく，日頃から運動をし，筋肉が発達している人は，基礎代謝量が大きいため太りにくい．▶肥満は遺伝による影響が3割程度あり，肥満に関係する遺伝子（肥満遺伝子：誤解されやすい命名で，本来は肥満にならないようにはたらいている遺伝子で，これに変異が起こると肥満を誘発する）がいくつか知られている．▶その遺伝子産物の1つであるレプチンの血中濃度が低下すると肥満が誘発され，上昇すると食欲抑制が起こる．これは，レプチンが視床下部の飽食（満腹）中枢に存在するレプチン受容体（これも肥満遺伝子産物の1つ）と結合して，近傍の神経細胞を活性化し，食欲制御にかかわる種々の神経ペプチドホルモンを分泌させるためである．▶インスリンに対する受容体もレプチン受容体と似た部位に存在し，両ホルモンが不足すると過食を促進して肥満をまねき，逆に両ホルモンが増加すると摂食が抑制される．このような両者の関係は，肥満がインスリン抵抗性を示す2型糖尿病の危険因子であることと深く関係する．▶脂肪組織には白色脂肪組織と褐色脂肪組織があり，前者は皮下や内蔵周辺に分布し，後者は新生児や冬眠動物（冬眠中の体温維持のための熱産生にかかわる）などに多く含まれるが，成人では全脂肪組織の1％程度（ただし，個人差は大きい）と少ない．褐色脂肪組織には，白色脂肪組織には含まれない脱共役タンパク質が存在し，これがクエン酸回路で生成する還元当量（H）の酸化的リン酸化への共役を阻害して，ATP産生の代わりに熱産生をもたらす．▶この脱共役タンパク質は褐色脂肪組織以外に，骨格筋にも多く含まれており，この含有量の違いが食べても太らないタイプの人の体質と関係すると推測されている．

イラストでまなぶ生化学　第4章　タンパク質およびアミノ酸代謝

第4章　タンパク質およびアミノ酸代謝

4-1 ● わたし，両性です
アミノ酸

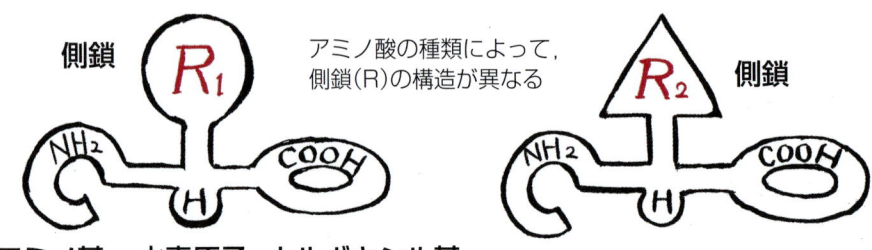

側鎖　R_1　アミノ酸の種類によって，側鎖（R）の構造が異なる　R_2　側鎖

アミノ基　水素原子　カルボキシル基

光学異性体

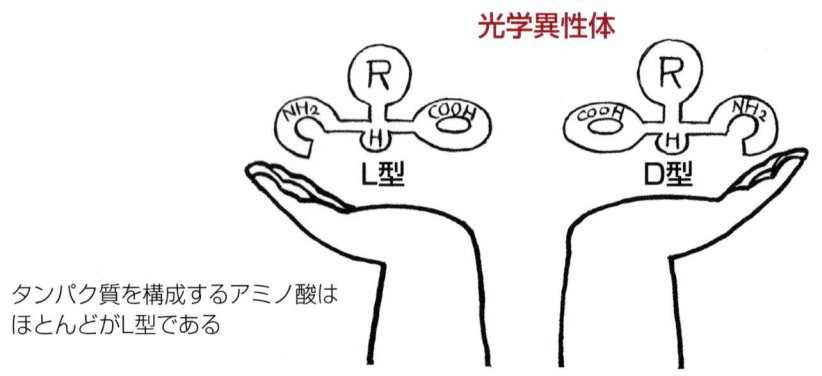

L型　D型

タンパク質を構成するアミノ酸はほとんどがL型である

お互いの立体構造が鏡像（鏡にうつる姿）の関係となっているものを光学異性体という

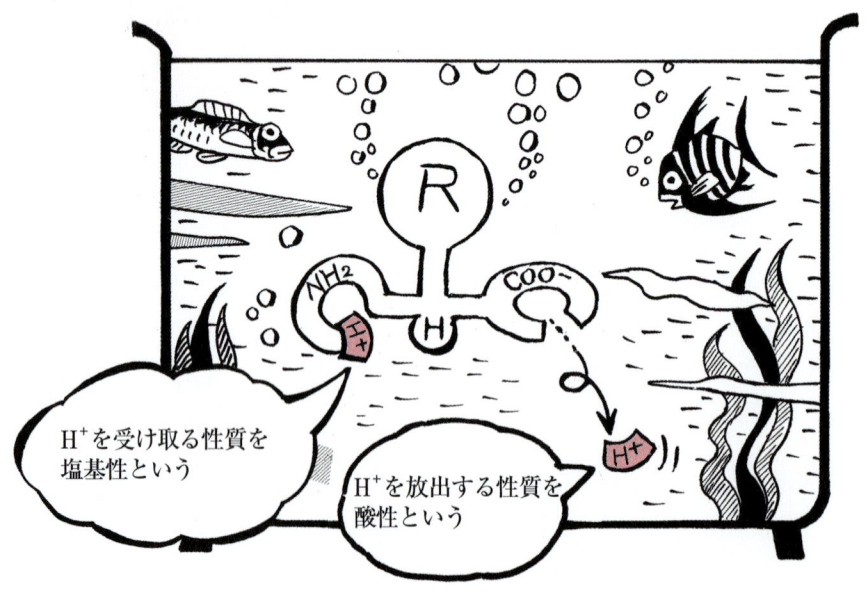

H^+を受け取る性質を塩基性という

H^+を放出する性質を酸性という

アミノ酸は水に溶けると，アミノ基（$-NH_2$）は$-NH_3^+$に，カルボキシル基（$-COOH$）は$-COO^-$に解離する

アミノ酸は，中心となる炭素原子（Cα位）の4つの結合手に**アミノ基**（-NH$_2$），**カルボキシル基**（-COOH），**水素原子**（-H）および**側鎖**が結合した基本構造をもつ．

- アミノ酸の種類によって側鎖の構造が異なる．
- アミノ酸は，側鎖の構造から中性，酸性，塩基性アミノ酸，側鎖の性質から疎水性，親水性アミノ酸などに分類される．
- アミノ酸には**D型**と**L型**の光学異性体が存在し，タンパク質を構成するアミノ酸はほとんどすべてL型である．
  - グリシンは側鎖も水素原子であるため，例外的に光学異性体は存在しない．

アミノ酸は，酸性を示すカルボキシル基と塩基性を示すアミノ基を同一分子内にもつ両性電解質である．

- 水溶液中（中性）では，アミノ酸のアミノ基は正に荷電（NH$_3^+$）し，カルボキシル基は負に荷電（COO$^-$）している．
- **酸性**とは水に溶けたときに水素イオン（H$^+$）を与える性質をいい，**塩基性**とは水に溶けたときにH$^+$を受け取る性質をいう．

アミノ酸はタンパク質**の構成単位である．**（→P82）

- タンパク質は約20種類のアミノ酸がさまざまな順序で多数連結した高分子化合物である．
  - 天然には500種類以上のアミノ酸が存在するが，タンパク質の構成素材として利用されるアミノ酸の種類は約20に限定される．
- アミノ酸は，タンパク質の構成素材としてだけでなく，**ホルモン**，**ビタミン**，**生理活性物質**などの合成材料としても重要である．

コラム　地球上の生命の起源

▶地球上の生物を構成するタンパク質が，もっぱらL型アミノ酸からできていることは，長い間のなぞだった．もし，生命の起源が地球上であった場合，原始地球の環境下でL型アミノ酸だけが存在したことは考えにくいからである．▶最新の宇宙天文学の成果から，太陽系を含む宇宙空間にはアミノ酸をL型に偏向させる特殊な光（円偏光）が存在することがわかった．このことから，地球上の生命の起源は，隕石と共に地球に飛来したアミノ酸からもたらされたとする説が有力視されるようになってきた．

第4章 タンパク質およびアミノ酸代謝

4-2 どっちも必要なアミノ酸
必須アミノ酸と非必須アミノ酸

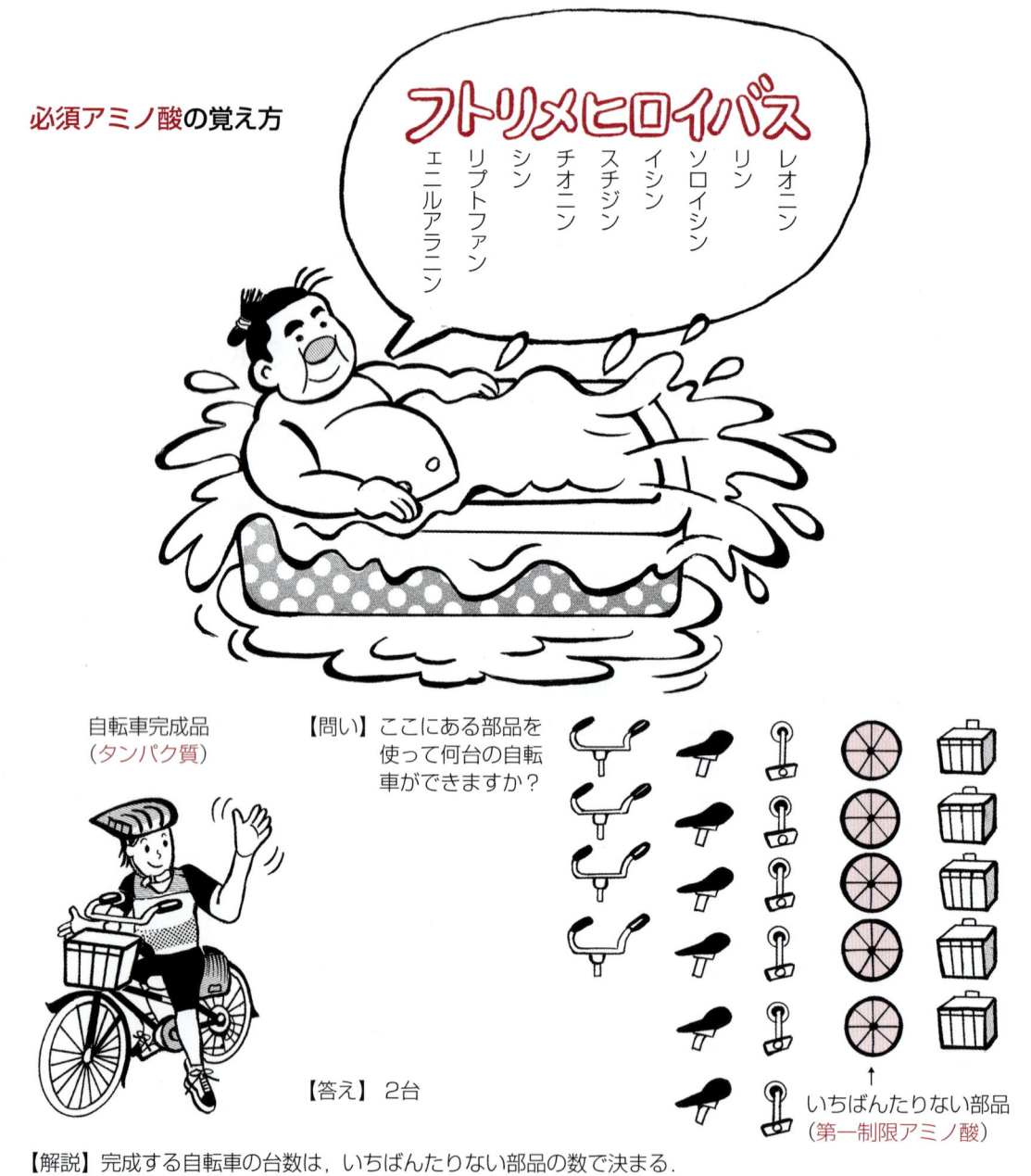

必須アミノ酸の覚え方

フトリメヒロイバス
- フ：フェニルアラニン
- ト：トリプトファン
- リ：リシン
- メ：メチオニン
- ヒ：ヒスチジン
- ロイ：ロイシン
- イ：イソロイシン
- バ：バリン
- ス：スレオニン

自転車完成品
（タンパク質）

【問い】ここにある部品を使って何台の自転車ができますか？

【答え】2台

↑
いちばんたりない部品
（第一制限アミノ酸）

【解説】完成する自転車の台数は，いちばんたりない部品の数で決まる．したがって，自転車を完成させる（タンパク質合成）うえでもっとも重要なことは，ほかと代替できない部品（必須アミノ酸）をバランスよくそろえる（摂取する）ことである．
つまり，必須アミノ酸をバランスよく含むタンパク質ほど栄養価が高いことになる．

アミノ酸には，食事として欠くことのできない必須アミノ酸と，体内で十分量合成できる非必須（可欠）アミノ酸がある．

- 必須アミノ酸が食事で欠乏すると，さまざまな欠乏症状が起こる．
- ヒトではバリン，ロイシン，イソロイシン，リシン，メチオニン，スレオニン，トリプトファン，フェニルアラニン，ヒスチジンの9種類が必須アミノ酸である．
- 必須アミノ酸の必要量は，その種類やライフステージによって異なる．
- タンパク質の栄養価は，必須アミノ酸の含有バランスで決まる．

非必須アミノ酸は，ほかの余剰アミノ酸や糖質代謝の中間体，クエン酸回路のメンバーから合成される．

- ほかのアミノ酸からの合成例としては，アスパラギン酸とアスパラギン，グルタミン酸とグルタミンの相互変換，グルタミン酸からのプロリンおよびアルギニンの合成，セリンからのシステインおよびグリシンの合成，フェニルアラニンからのチロシンの合成などがある．
- 糖質代謝（解糖系，ペントースリン酸回路）の中間体およびクエン酸回路のメンバーからの合成例としては，ピルビン酸，オキサロ酢酸，α-ケトグルタル酸から，それぞれアミノ基転移反応によりアラニン，アスパラギン酸，グルタミン酸が合成される．

コラム

栄養性アミノ酸と機能性アミノ酸

▶必須アミノ酸という名前を聞くと，より重要度の高いアミノ酸と感じる人が多いようだが，実は，必須でない（非必須）アミノ酸のほうがむしろ生体機能にとってより重要かもしれないと考えられている．▶というのは，生体内でのタンパク質合成には20種類のすべてのアミノ酸が必要であるが，ヒトを含む哺乳類は長い進化の歴史の中で，9種類のアミノ酸（必須アミノ酸に相当）の自前での調達を放棄して食物から獲得する方法を選択してきた．このほうがわざわざ合成する手間やエネルギーが省けるからである．▶しかし，一般に食物からはこの9種類のアミノ酸に限らず，タンパク質合成に必要なすべてのアミノ酸を獲得することができる．▶ではなぜ，この9種類以外のアミノ酸（非必須アミノ酸）の自前での調達は放棄しなかったのだろうか．一説には，これらの非必須アミノ酸が比較的少ないエネルギーで合成でき，かつ食物摂取に影響されない生理機能にかかわるアミノ酸だからであろうと推測されている．▶以上のような観点から，必須アミノ酸を栄養性アミノ酸，非必須アミノ酸を機能性アミノ酸とよぶ学者もいる．

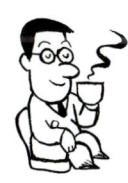

第4章 タンパク質およびアミノ酸代謝

4-3 ● 宵越しの金はもたぬ江戸っ子，アミノ酸
アミノ酸代謝

家賃はもらっとくよ

余ったアミノ酸

余ったアミノ酸は体内に貯蔵されない

アミノ基転移反応

アミノ基 必要？ YES / NO

α-ケト酸

ほかのアミノ酸の合成に利用

尿素として排泄

糖原性アミノ酸

ケト原性アミノ酸

グルコース

エネルギー産生

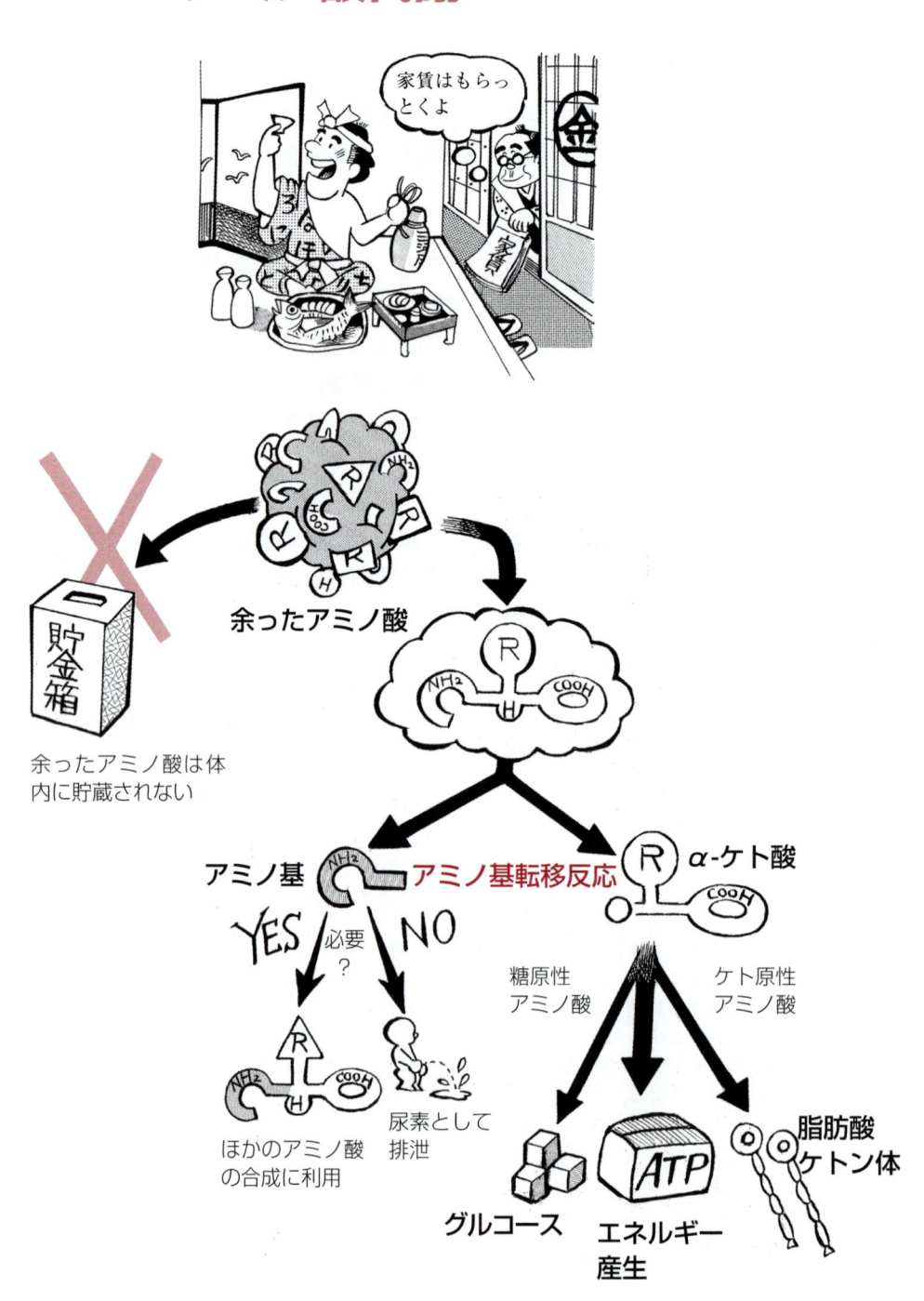

脂肪酸
ケトン体

体内のアミノ酸の大部分は，生体に必要なタンパク質の合成に用いられる．

- 体タンパク質の合成材料となるアミノ酸の2/3は，古くなって分解された体タンパク質から生じるアミノ酸が再利用され，残りの1/3は毎日の食事により摂取されたタンパク質の消化により生じるアミノ酸が使われる．
- 体内アミノ酸の一部は，ホルモンや生理活性物質，神経伝達物質などの合成に利用される．

余剰のアミノ酸は体内で蓄積されることなく，速やかに分解処理される．

- 一部のアミノ酸は，肝でアルブミンに合成されプールされる．
- 余剰アミノ酸は，まずアミノ基転移反応により炭素骨格部分（α-ケト酸）とアミノ基に分割され，それぞれ別の方法で処理される．
- 各アミノ酸から生じたα-ケト酸は，最終的にエネルギー産生（クエン酸回路のメンバーやアセチルCoAとなる）に使用されるか，糖質あるいは脂質の合成に利用される．
  - 飢餓状態や糖尿病など糖質によるエネルギー供給が不足する場合には，体タンパク質の分解が亢進し，生じたアミノ酸からエネルギー（ATP）がつくられる．
- アミノ基は，ほかのα-ケト酸に渡され新しいアミノ酸（非必須アミノ酸）の合成に利用されるか，あるいは尿素に変換され体外に排泄される．

アミノ酸は，その炭素骨格部分（α-ケト酸）の代謝様式から糖原性アミノ酸とケト原性アミノ酸に分類される．

- ロイシンとリシン以外のアミノ酸から生じる代謝生成物（ピルビン酸やα-ケトグルタル酸，オキサロ酢酸）は，糖新生の原料としてグルコースに変換されうるので，これらを糖原性アミノ酸という．
- イソロイシン，ロイシン，トリプトファン，リシン，フェニルアラニン，チロシンの6つのアミノ酸から生じるアセチルCoAやアセトアセチルCoAは，脂肪酸やケトン体などの合成原料になり得るので，これらをケト原性アミノ酸という．

コラム

アミノ基転移反応

▶この反応によりアミノ酸のアミノ基はα-ケトグルタル酸に移され，自身はα-ケト酸となる．一方，アミノ基を受け取ったα-ケトグルタル酸はグルタミン酸となる．▶アミノ基転移反応を受けるアミノ酸の種類は様々であるが，アミノ基の受け取り手は常にα-ケトグルタル酸である．▶この反応を触媒する酵素群をトランスアミナーゼといい，ビタミンB_6（ピリドキサールリン酸）を補酵素とする．▶アスパラギン酸のアミノ基が転移されてオキサロ酢酸になる反応を触媒する酵素GOT（AST）や，アラニンのアミノ基が転移されピルビン酸となる反応を触媒する酵素GPT（ALT）は，肝臓や心臓に多く含まれ，これらの臓器が傷害（肝炎や心筋梗塞など）を受けると逸脱酵素となり血中で増加する．（→P110）

第4章 タンパク質およびアミノ酸代謝

4-4 ● アミノ基の処理がたいへんだ！
尿素回路

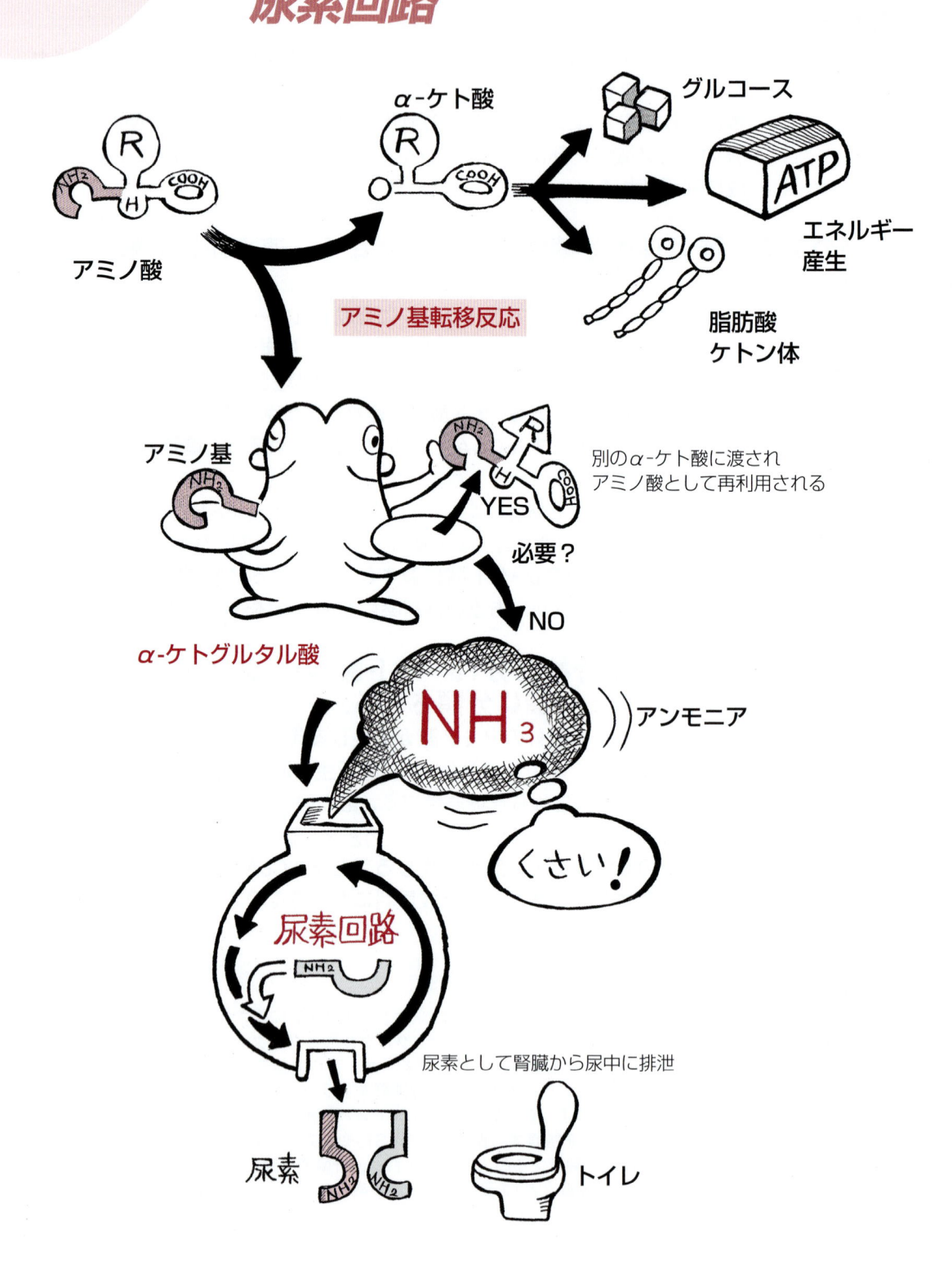

アミノ酸

α-ケト酸 → グルコース / ATP エネルギー産生 / 脂肪酸 ケトン体

アミノ基転移反応

アミノ基

α-ケトグルタル酸

必要？
YES → 別のα-ケト酸に渡されアミノ酸として再利用される
NO →

NH_3 アンモニア
くさい！

尿素回路

尿素として腎臓から尿中に排泄

尿素　トイレ

不要になったアミノ酸の**アミノ基**は，**尿素**に変えられる．

- アミノ基が再利用されず廃棄される場合は，アミノ基転移反応によりアミノ基を受け取ったグルタミン酸は肝臓で酸化的脱アミノ反応を受け，アンモニア（NH_3）を遊離するとともに自身はα-ケトグルタル酸に戻る．
- 遊離したアンモニアには強い毒性があるので，肝臓にある**尿素回路**により無毒で水に溶けやすい尿素に変えられて，腎臓から尿中に排泄される．
- 尿素は2つのアミノ基をもつ化合物である．
  - アミノ基の1つはアンモニアに由来し，もう1つはアスパラギン酸のアミノ基に由来する．
  - 尿素は血中および尿中の主要な非タンパク質性窒素化合物（NPN）である．

尿素回路は，**アンモニア**と**二酸化炭素**から**カルバモイルリン酸**が生成する反応を起点とし，4つの中間体を経て，尿素が生成する代謝経路である．

- 尿素回路はミトコンドリアと細胞質にまたがって存在する．
- 尿素回路のメンバーである**シトルリン**，**アルギニノコハク酸**，**アルギニン**，**オルニチン**はすべてアミノ酸の仲間である．
  - アルギニン以外はすべてタンパク質を構成しないアミノ酸である．
- **肝障害**があり，尿素回路によるアンモニアの解毒処理が円滑に行われなくなると，アンモニアの血中濃度が高まり昏睡などを引き起こす（**高アンモニア血症**）．

アミノ基の一部はアンモニアのまま尿中に排泄される．

- 側鎖にもアミノ基をもつアスパラギンやグルタミンなどは，主に腎臓で側鎖のアミノ基が切断され，これはそのままアンモニアとして尿中に排泄される．

コラム　アミノ基の排泄法

▶アミノ基の排泄方法は生物の生活環境に大きく影響される．▶哺乳類では，有毒なアンモニアを無毒で水に溶けやすい尿素に変えて尿中に排泄する．▶魚類などの水生生物では，周りに水が豊富に存在するため，有毒なアンモニアをそのまま排泄してもすぐに希釈され被害をこうむることはない．▶一方，水分摂取の機会が少ない爬虫類や鳥類では，アンモニアを水に不溶な（溶けない）尿酸に変えて糞便として排泄する．

第4章 タンパク質およびアミノ酸代謝

4-5 ●アミノ酸は変幻自在
アミノ酸からの各種化合物の合成

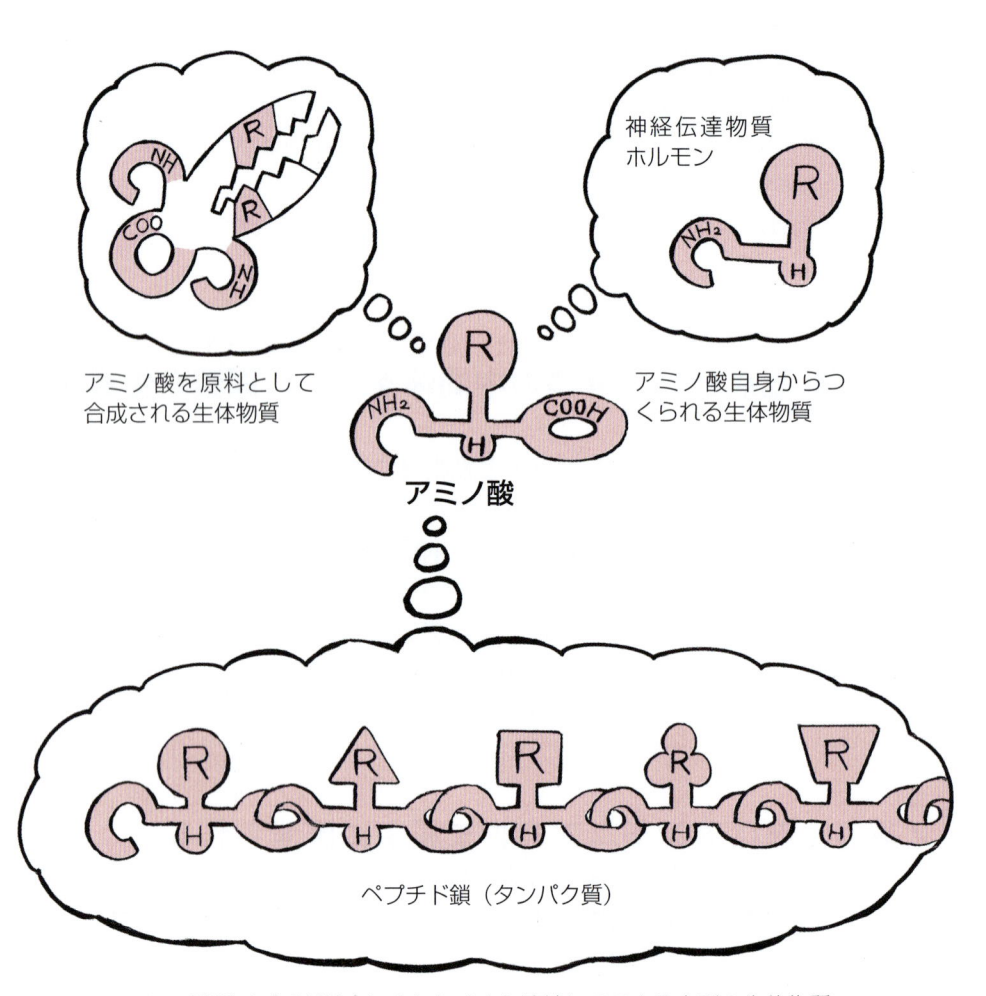

アミノ酸を原料として合成される生体物質

神経伝達物質
ホルモン

アミノ酸自身からつくられる生体物質

アミノ酸

ペプチド鎖（タンパク質）

アミノ酸がペプチド結合によりたくさん連結してできる大型の生体物質

コラム

アミノ酸代謝異常症

▶アミノ酸代謝経路のある特定の酵素の欠損により起こる遺伝性疾患がアミノ酸代謝異常症である．▶特定のアミノ酸あるいはその代謝中間体が体内に蓄積し，血中や尿中で増加する．▶早期に死亡するかあるいは知能障害を起こすことが多い．▶アミノ酸代謝異常症の1つにフェニルケトン尿症がある．この疾患は，フェニルアラニンからチロシンを合成するのに必要な酵素の遺伝的な欠損が原因で，フェニルアラニンが正常に代謝されずフェニルピルビン酸という異常代謝産物が蓄積し，重篤な精神遅滞を引き起こす．▶幼児期に低フェニルアラニン食を与えれば知能障害を防止することができるので，現在，日本では全新生児に対してこの疾患の有無を検査することを義務づけている．

アミノ酸は，多様な生理機能をもつ生体分子の合成材料となる．

- 核酸の構成塩基であるプリンおよびピリミジン塩基は，主にアミノ酸を材料として合成される．
  - これらの塩基の骨格部分はアスパラギン酸とグルタミンからつくられる．
- ヘモグロビンやシトクロムなどのヘムタンパク質で，鉄を含有するポルフィリン部分はアミノ酸などを材料として合成される．
  - ポルフィリンはグリシンとクエン酸回路のメンバーであるスクシニルCoAから合成される．
- セリンはスフィンゴ脂質の骨格を構成する．
- トリプトファンからはビタミンのナイアシンが合成される．
- 血管内皮細胞弛緩因子である一酸化窒素(NO)は，アルギニンに由来する．

アミノ酸やその誘導体から，脱炭酸反応によりカルボキシル基(COOH)が離脱して生成するアミンの中には，重要な生理活性をもつものがある．

- ヒスチジンから生成するヒスタミンは，アレルギー反応，平滑筋収縮，胃酸分泌などに関与し，神経伝達物質としても機能する．
- トリプトファンから生成するセロトニン，グルタミン酸から生成するγ-アミノ酪酸(GABA)，チロシンから生成するドーパミンはいずれも神経伝達物質として機能する．
- 同じくチロシンから生成するアドレナリン(エピネフリン)およびノルアドレナリン(ノルエピネフリン)はホルモンとしてはたらく．

グリシンやタウリンは胆汁酸と結合して，それぞれグリココール酸，タウロコール酸となり，食事由来の脂質を乳化して，その消化・吸収を助ける．

- 胆汁酸にグリシンやタウリンが結合することを抱合といい，胆汁酸の極性(親水性)を高める効果がある．

コラム　クレアチンとクレアチニン

▶筋肉などでエネルギー貯蔵物質として機能するクレアチンは，アルギニンとグリシンから合成される．▶肝臓で合成され血中に放出されたクレアチンは筋肉や脳に取り込まれ，そこでATP濃度を一定に保つはたらきをする．▶不要となったクレアチンは，クレアチニンに変化して尿中に排泄される．その排泄量は筋肉量を反映しており，通常，女性より男性のほうが多い．▶筋ジストロフィーのような筋疾患では，クレアチンのままで排泄される量が増えてくる(クレアチン尿症)．▶血中クレアチニン濃度は腎障害により上昇するので，腎機能検査の指標として用いられる．

第4章 タンパク質およびアミノ酸代謝

4-6 ● アミノ酸でできた鎖
ペプチドとタンパク質

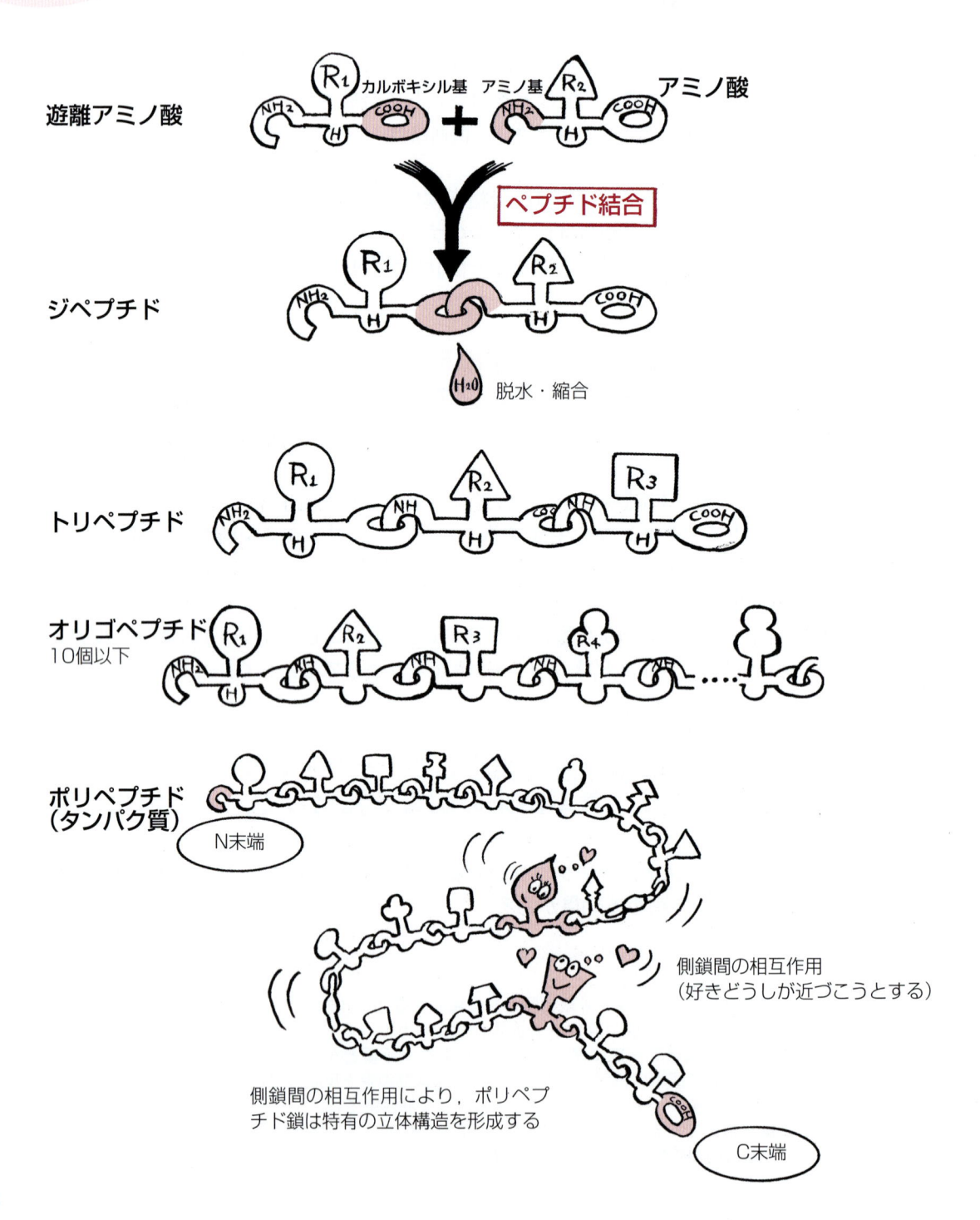

遊離アミノ酸　R_1 カルボキシル基　アミノ基 R_2 アミノ酸

ペプチド結合

ジペプチド

H_2O　脱水・縮合

トリペプチド

オリゴペプチド
10個以下

ポリペプチド
（タンパク質）

N末端

側鎖間の相互作用
（好きどうしが近づこうとする）

側鎖間の相互作用により，ポリペプチド鎖は特有の立体構造を形成する

C末端

一方のアミノ酸のカルボキシル基（COOH）と他方のアミノ酸のアミノ基（NH₂）の間で起こる脱水反応による縮合（-CONH-）を，ペプチド結合という．

- ペプチド結合で連結するアミノ酸の数が2，3，10以下および10以上のものを，それぞれジペプチド，トリペプチド，オリゴペプチド，ポリペプチドという．
- 分子量が約1万を超えるポリペプチドをタンパク質という．
- 低分子ペプチドの中には，ホルモンや生理活性物質などとして機能するものがある．

タンパク質はペプチド結合により，たくさんのアミノ酸が連結したポリペプチド鎖構造をしている．

- アミノ酸がつながっている順番（配列順序）のことを**タンパク質の一次構造**という．
  - ポリペプチド鎖の両端には結合に関与しないカルボキシル基（COOH）とアミノ基（NH₂）があり，それぞれを**C末端**および**N末端**とよぶ．
  - 20種類あるアミノ酸の配列順序のパターンは無限といえるほど多いが，同一のタンパク質では1つのまちがいもなく決まった順番でアミノ酸はつながっている．
- ポリペプチド鎖の規則的な構造の部分（αヘリックス構造あるいはβシート構造）を**二次構造**という．
- アミノ酸側鎖間での特有の相互作用（水素結合，疎水結合，静電結合，S-S結合，ファンデルワールス力）により形成されるポリペプチド鎖の複雑な立体構造を**三次構造**という．
- 複数のポリペプチド鎖（サブユニット）が一定の規則にしたがって集まり1つのタンパク質を構成している場合には，これを**四次構造**という．

タンパク質は，その構造，機能，性質などに基づいて分類される．

- 水に溶けやすい**球状タンパク質**は，酵素やホルモンなど生体制御にかかわる**機能性タンパク質**としてはたらいていることが多い．
- 分子量が大きく水に溶けにくい**線維性タンパク質**は，毛髪や爪の成分であるケラチンや結合組織を構成するコラーゲンなど**構造タンパク質**としてはたらいている．

第4章 タンパク質およびアミノ酸代謝

4-7 ●形が機能を決める
タンパク質の機能

さまざまな生命現象が，タンパク質の多彩な機能により発現される

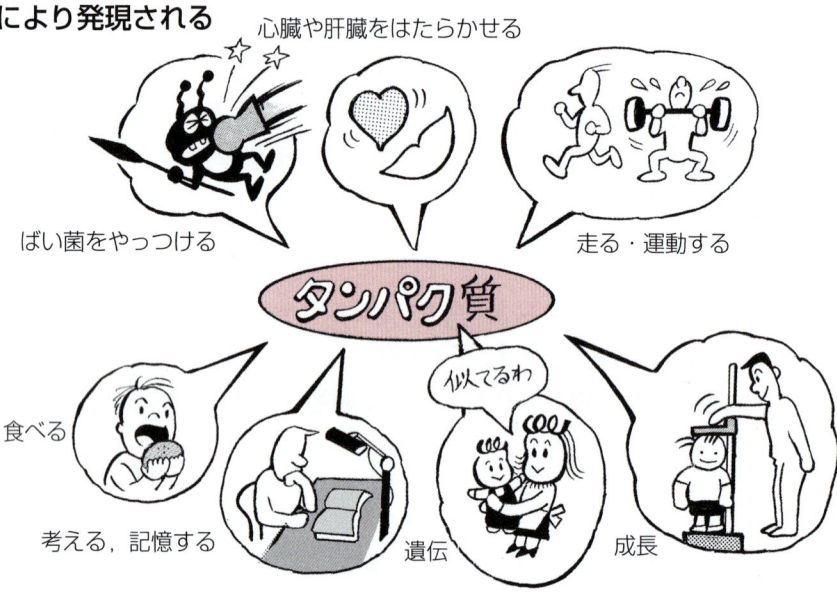

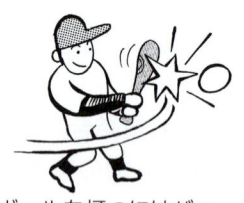

- ばい菌をやっつける
- 心臓や肝臓をはたらかせる
- 走る・運動する
- 食べる
- 考える，記憶する
- 遺伝（似てるわ）
- 成長

タンパク質

ボールを打つにはバットの形が適している

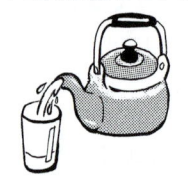

お湯を注ぐには，やかんの形が適している

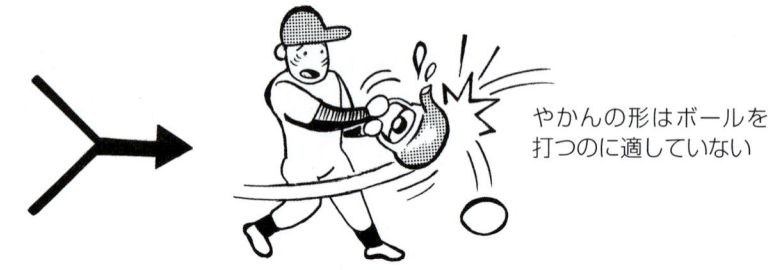

やかんの形はボールを打つのに適していない

タンパク質がその機能を発現するためには，特有の立体構造をしている必要がある

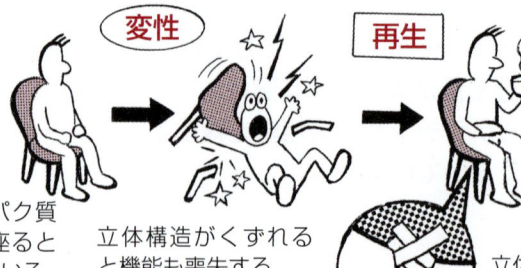

椅子の形（タンパク質の立体構造）が座るという機能に適している

変性：立体構造がくずれると機能も喪失する

再生：立体構造が復元すると機能も回復する

ほとんどの生命現象がタンパク質のもつ多彩な機能により発現される．

- タンパク質は生命現象の多様さに応じて実に多くの種類が存在する．
- 生体内での化学反応の触媒として作用する酵素，血中あるいは細胞内での物質輸送にかかわる輸送タンパク質，筋肉の収縮や細胞骨格を形成する収縮タンパク質，生理作用を調整するホルモンや情報伝達にかかわる受容体などの調節タンパク質，異物の排除にかかわる防御タンパク質，金属などの貯蔵タンパク質，生体構造の維持にかかわる構造タンパク質などがある．

タンパク質は，その機能を発現するうえで特有の立体構造を保持していることが必要である．

- タンパク質のある特定の空間構造中に，ある特定の物質（基質，リガンドあるいは抗原）とだけ特異的に結合できる部位があり，これと結合することによりタンパク質特有の機能が発現される．
- その機能は，特定の基質の化学反応を特異的に触媒する酵素，特定の物質を選択的に輸送・運搬する輸送体タンパク質，特定の情報を選択的に受信する受容体タンパク質，特定の異物（抗原）を特異的に認識して結合する免疫抗体などとして発現される．

タンパク質の立体構造が崩壊すると同時に機能も喪失する（変性）．

- 変性はアミノ酸配列が変化したり，ペプチド鎖が切断したりといったタンパク質の一次構造が変化することではなく，立体的な高次構造が崩壊することである．
- 変性は，ある種の化学物質や，高温，強酸，強塩基，物理的振動などで起こる．
- 変性が可逆的な場合は，立体構造の回復とともに機能も回復する（再生）．

第4章 タンパク質およびアミノ酸代謝

4-8 ●タンパク質は食べたらどうなる？
食事由来のタンパク質の消化・吸収

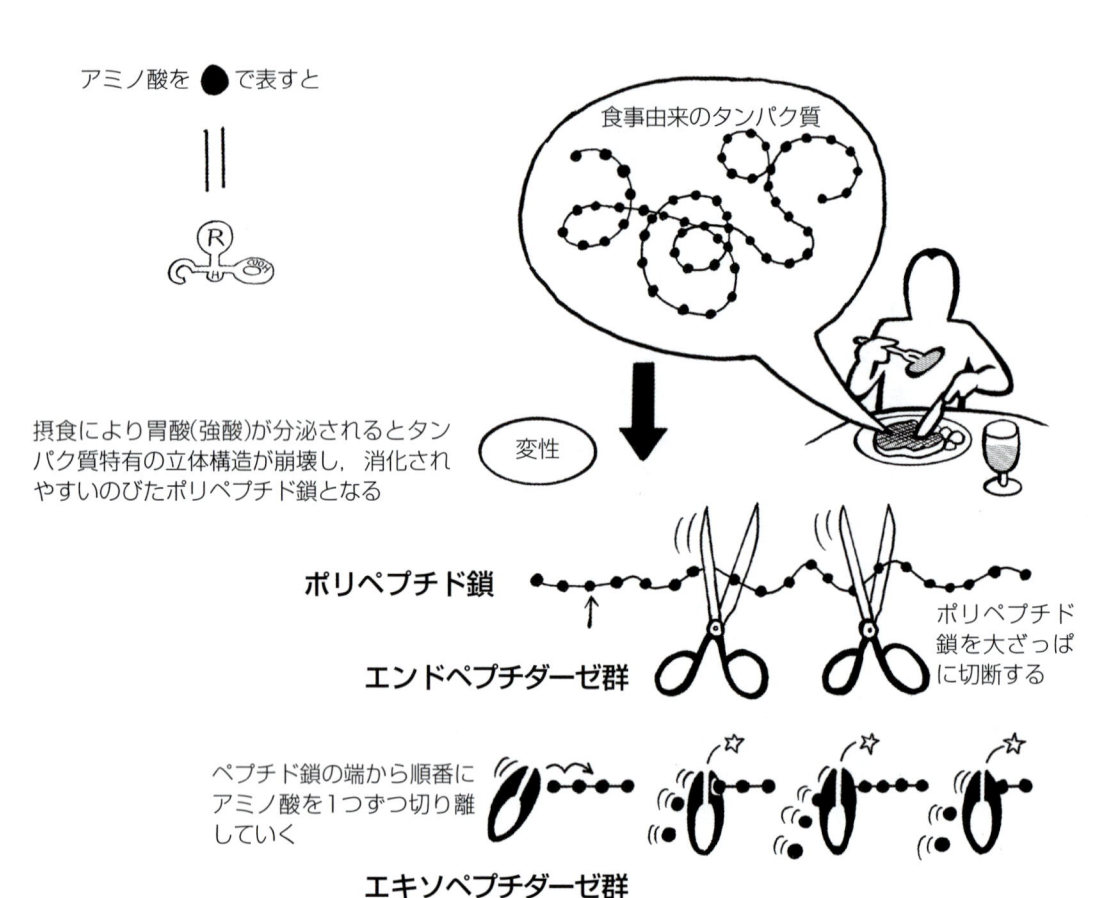

アミノ酸を ● で表すと

食事由来のタンパク質

↓ 変性

摂食により胃酸（強酸）が分泌されるとタンパク質特有の立体構造が崩壊し，消化されやすいのびたポリペプチド鎖となる

ポリペプチド鎖
エンドペプチダーゼ群
ポリペプチド鎖を大ざっぱに切断する

ペプチド鎖の端から順番にアミノ酸を1つずつ切り離していく
エキソペプチダーゼ群

↓ 吸収

遊離アミノ酸，ジペプチド，トリペプチドの状態で小腸粘膜上皮細胞から吸収され，細胞内ですべて遊離アミノ酸に分解されて血中に入っていく

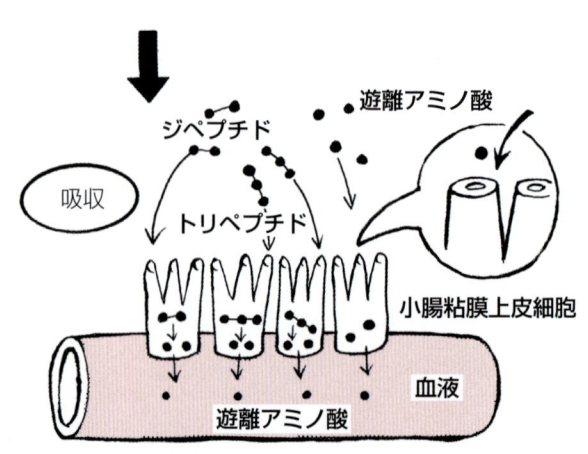

ジペプチド
遊離アミノ酸
トリペプチド
小腸粘膜上皮細胞
血液
遊離アミノ酸

タンパク質の消化は，アミノ酸を連結するペプチド結合が切断されることにより行われる．

- 食事由来のタンパク質はその特有の立体構造が**胃酸**（強酸）によりほぐされ（**変性**），消化されやすいのびた状態の**ポリペプチド鎖**となる．
- ペプチド結合の切断は，タンパク質消化酵素群によって触媒される加水分解反応によって起こる．
  - タンパク質消化酵素は，ポリペプチド鎖内のペプチド結合の切断にかかわる**エンドペプチダーゼ群**と，ペプチド鎖の末端から順番にアミノ酸を切り離していく**エキソペプチダーゼ群**に大別される．
  - エンドペプチダーゼ群には，ペプシン（胃液），トリプシン，キモトリプシン（膵液）などがあり，エキソペプチダーゼ群には，カルボキシペプチダーゼ（膵液），アミノペプチダーゼ（膜消化酵素）などがある．
  - 通常，タンパク質消化酵素は未活性な前駆体として分泌され，反応場で活性化されてはたらくようになる．

消化酵素により分解されたタンパク質は，アミノ酸となって血中に移行する．

- 1つずつの**遊離アミノ酸**あるいはアミノ酸がまだ2つ（**ジペプチド**）あるいは3つ（**トリペプチド**）つながったままの状態で，**小腸粘膜上皮細胞**に吸収され，細胞内で最終的に分解されて，すべて遊離したアミノ酸となる．
- アミノ酸の各グループに特異的な輸送系があり，Na^+イオンを伴う共輸送体により輸送されるもの（**二次的能動輸送**）や，Na^+イオンに依存しない拡散促進により輸送されるものなどがある．

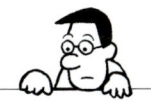

コラム

細胞内タンパク質分解

▶食事由来のタンパク質の消化（分解）が消化器系という専門臓器で行われるのに対して，不要となった体タンパク質の分解は主に細胞内で行われる．しかし，いずれにしてもタンパク質の分解は，ばらばらのアミノ酸になる過程であることにかわりはない．▶各体タンパク質には生体内寿命（短いもので数十分から長いもので半年程度，酵素などの生体制御にかかわるタンパク質は短寿命であり，構造タンパク質は長寿命）があり，主に長寿命タンパク質はリソソームという細胞内器官でカテプシンとよばれる酸性プロテアーゼ群によって分解される．▶一方，短寿命タンパク質は細胞質中でユビキチン・プロテアソームによる分解系で処理される．ユビキチンは分解の標的となるタンパク質に選択的に結合し，さらにこれにユビキチンが次々と重合すると，これがプロテアソームとよばれる巨大な円筒状のプロテアーゼ複合体に取り込まれ，そこで分解処理される．

第4章　タンパク質およびアミノ酸代謝

4-9 ● 体の中のタンパク質バランス
窒素平衡

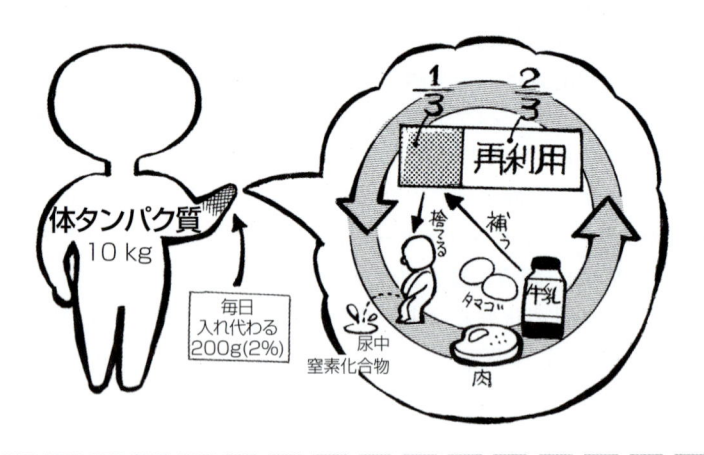

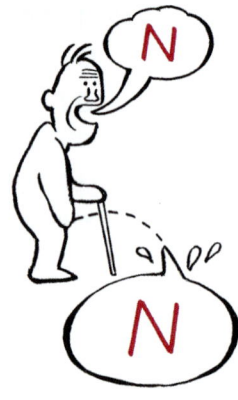

体タンパク質 10 kg
毎日入れ代わる 200g(2%)
1/3　2/3　再利用
捨てる　補う
タマゴ　牛乳　肉
尿中窒素化合物

体内のタンパク質（体タンパク質）は合成と分解を繰り返している（代謝回転）

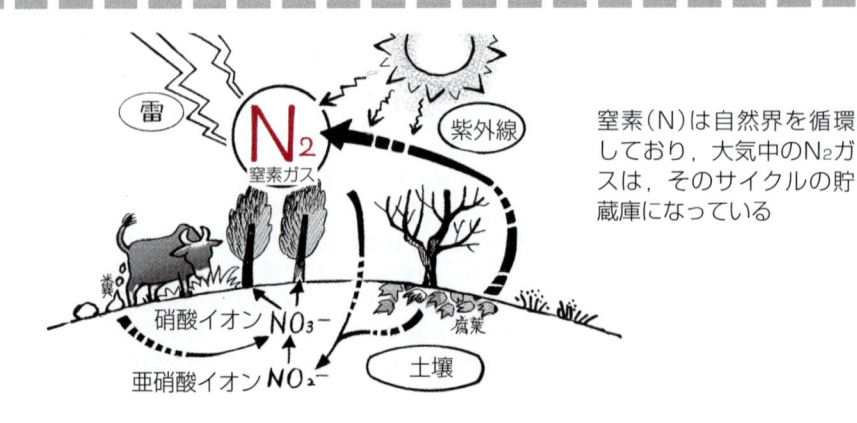

窒素平衡プラス　**窒素平衡ゼロ**　**窒素平衡マイナス**

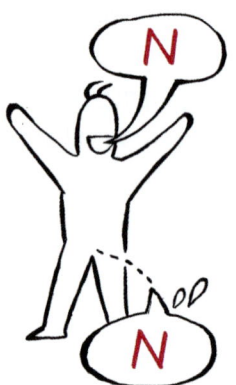

体内に蓄積される窒素(N)量

窒素平衡とは，体内のタンパク質バランスのこと

体外に排泄される窒素(N)量

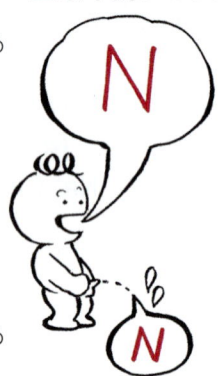

雷　N_2 窒素ガス　紫外線
糞　硝酸イオン NO_3^-　腐葉
亜硝酸イオン NO_2^-　土壌

窒素(N)は自然界を循環しており，大気中のN_2ガスは，そのサイクルの貯蔵庫になっている

体タンパク質は，常時，合成と分解を繰り返している(代謝回転).

- 合成と分解を繰り返しながらも，健常成人では体タンパク質量を一定に維持している(動的平衡状態).
- 成人の体タンパク質(約10kg)の約2％が，毎日，代謝回転している.
  - 成人では，体重kgあたり約3gの体タンパク質が，毎日，合成される.
- 体タンパク質の代謝回転の速度は臓器によって異なり，小腸や肝臓では速く筋肉では遅い.
  - 全組織タンパク質の平均半減期(半分が新しく入れ替わるのに必要な時間)は80日，肝臓や血清タンパク質は10日，筋肉は180日.

体タンパク質の合成と分解のバランスを窒素平衡という.

- 大部分のタンパク質は，元素組成として約16％の窒素原子(N)を含んでいるので，体内に摂取するN量と体外に排泄されるN量を測定することで，体タンパク質バランス(窒素平衡)を調べることができる.
- 成長期では窒素平衡がプラス(体内に蓄積されるN量＞体外に排泄されるN量)，老年期や疾病時では窒素平衡がマイナス(体内に蓄積されるN量＜体外に排泄されるN量)，健康成人ではゼロの状態である.

成人のタンパク質栄養所要量は，1日1g/kg-体重である.

- 代謝回転する体タンパク質の2/3は体内で循環し，残りの1/3は体外に排泄される.
  - 体タンパク質の分解で生じたアミノ酸の2/3は，新たな体タンパク質合成の材料として再利用される.
  - 残り1/3のアミノ酸は処理され，尿中窒素化合物(尿素，尿酸，クレアチニン，クレアチン，アンモニア)として体外に排泄される.
- 体外に排泄される量を補うため，毎日，一定量のアミノ酸を食事由来のタンパク質として補給する必要がある(タンパク質の栄養所要量).
- 食事性タンパク質の栄養価は，含有する必須アミノ酸の組成バランスと消化吸収率によって決まる.

コラム　すべてのタンパク質の起源(窒素ガス)

▶生体を構成するタンパク質の起源は，つきつめればすべて大気中の窒素ガス(N_2)に由来する. ▶われわれヒトを含めた動物が必要とする窒素源は，すべて植物が合成した有機性窒素化合物に依存している. ▶植物は土壌中の硝酸イオン(NO_3^-)を窒素肥料として吸収し，これをアンモニアに還元してアミノ酸合成などに利用する．土壌中の硝酸イオンは動植物の死体や排泄物が腐敗して生成されるもので，この一部は大気中にN_2となって放出される. ▶一方，大気中のN_2は雷や電磁波により亜硝酸イオン(NO_2^-)や硝酸イオンとして土壌中に供給される. ▶このように窒素は自然界を循環しており，大気中の窒素ガスはそのサイクルの貯蔵庫としての役割を担っている. ▶しかし，N_2は不活性ガスであるため，これを直接利用できる生物は，ごく一部の根粒菌などに限られる．根粒菌は空気中のN_2をニトロゲナーゼという酵素でアンモニアに還元し，このアンモニアからアミノ酸を合成することができる(窒素固定). ▶このような例外を除けば，ほとんどの生物は自然界を循環する窒素を上手に利用してタンパク質源を確保しているといえる.

イラストでまなぶ生化学

第5章 酵　素

第5章 酵 素

5-1 ●手早く精緻(せいち)な作業をこなす専門家集団
酵素の特徴

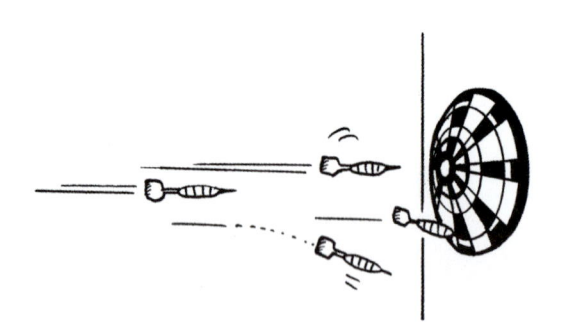

酵素

酵素がない場合
ダーツの矢はなかなかマトに当たらない（化学反応の特異性は低く，ゆっくりとしか反応は進まない）

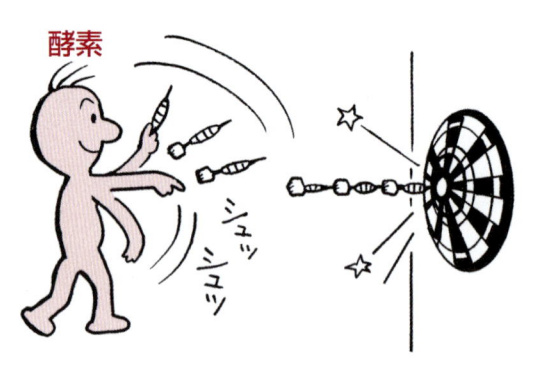

酵素がある場合
ダーツの矢は高い精度でつぎつぎとマトに当たる（化学反応は，特異的に迅速に進む）

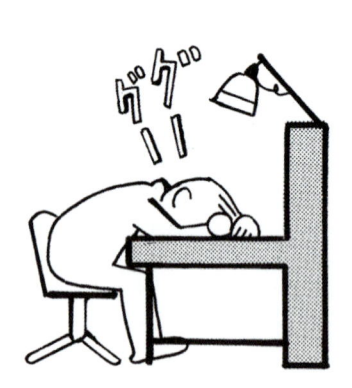

やる気が起こらずなかなか勉強（化学反応）が進まない

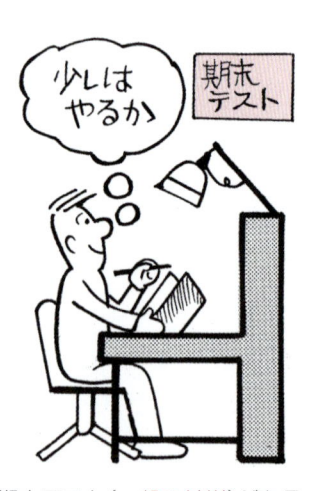

期末テスト（一般の触媒）があるから，がんばらなきゃ

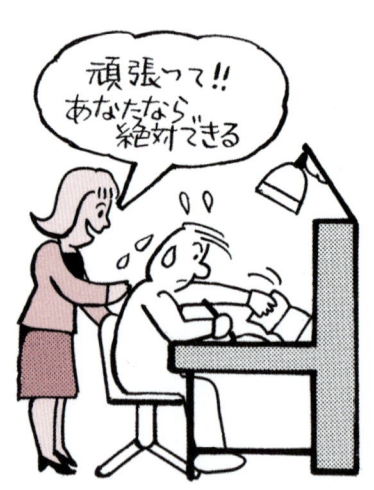

大切な人（酵素）の期待にこたえなきゃ やる気まんまん

酵素は生体内の化学反応を触媒する タンパク質 である．

- 生体内で起こるほとんどの化学反応は，酵素の 触媒作用 により円滑に進行している．
- 酵素が触媒する化学反応は多様である．
- 生体内の酵素のはたらきは，さまざまな機構により調整されている．
- 酵素はタンパク質なので，タンパク質が変性する条件下で失活する．
- 例外として，リボザイムとよばれるRNAから構成される酵素も存在する．

酵素は反応効率と基質特異性の高い触媒である．

- 酵素は特定の基質に作用し（基質特異性）（→P102），特定の化学反応を効率よく触媒して特定の生成物を与える（反応特異性）．
  - ほとんどの酵素は立体特異性をもつ．
  - 酵素の基質特異性は「鍵と鍵穴」でたとえられるような厳密なものから，共通の構造や官能基をもつ基質全般を認識する特異性の低いものまである．
- 通常，温和な条件下（常温，常圧，中性付近のpH）で，化学反応を進行させることができる．

酵素は 化学反応 の 活性化エネルギー を低くすることによって，反応を円滑にすすめる．

- 酵素は一般の触媒に比べて活性化エネルギーを減少させる能力が大きい．
  - 反応が進行するためには遷移状態（高いエネルギーレベルの不安定な反応中間体の状態）を乗り越える必要があり，そのために必要なエネルギーを活性化エネルギーという．
- 酵素は反応速度を高めるだけで反応自体を引き起こしているわけではない．
  - しかし，酵素が存在しない場合にはほとんど反応は進行しないため，実質的に生体内では酵素が化学反応を起こしていると考えてもよい．

第5章 酵素

5-2 ●出会うことから始まる
酵素の構造と触媒機構

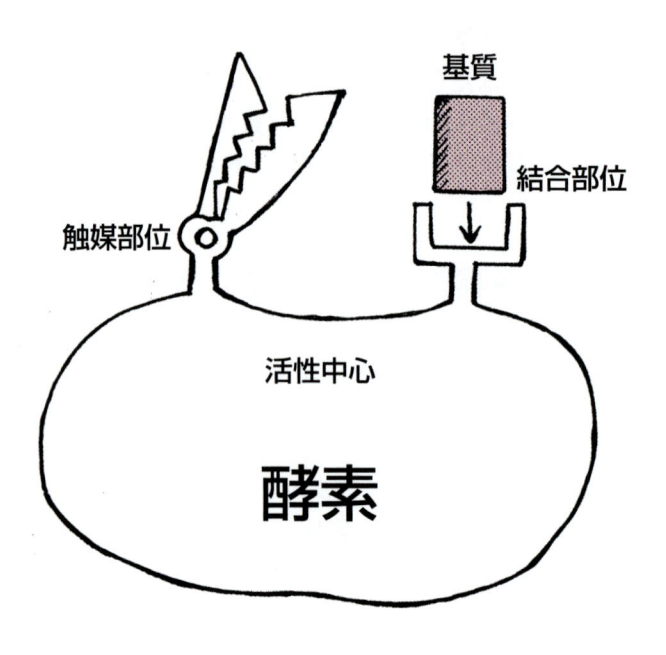

触媒部位

基質
結合部位

活性中心

酵素

酵素の基質結合部位に基質が結合すると，酵素も基質も相互に構造変化が起こり，触媒機能を円滑にすすめられるようになる

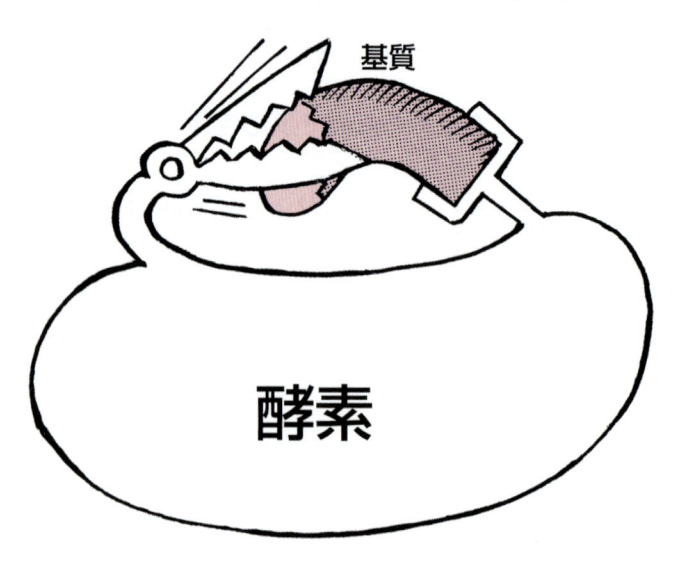

基質

酵素

酵素タンパク質の特定部位に，酵素機能を発現する活性中心が存在する．

- 活性中心は，ポリペプチド鎖の折りたたみによる特有の空間構造をもつ．
- 活性中心は基質を特異的に認識して結合する部位と，化学反応を触媒する部位からなる．
- 同じタイプの化学反応を触媒する酵素では，活性中心を構成するアミノ酸配列も共通していることが多い．
- 酵素タンパク質の多くは，複数のポリペプチド鎖からなる．
  - それぞれのポリペプチド鎖をサブユニットという．
  - 複数の同種のサブユニットからなるものと，異種のサブユニットからなるものがある．
  - サブユニット構造をとることで，単一のポリペプチド鎖では形成できない空間構造が構築される．

酵素と基質は，結合により相互に構造変化を起こすことで触媒機能が円滑に進行する．

- 酵素の活性中心に基質が結合すると，基質の構造にひずみが生じ高いエネルギーの遷移状態（→P95）となるが，酵素・基質複合体を形成することで安定化する．
- 同時に，酵素の立体構造も変化し，活性中心の触媒部位が基質に接近し作用しやすくなる．

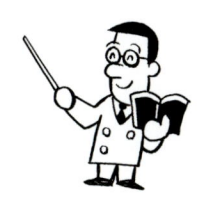

第5章 酵素

5-3 ● 裏方ですが実力者
補因子

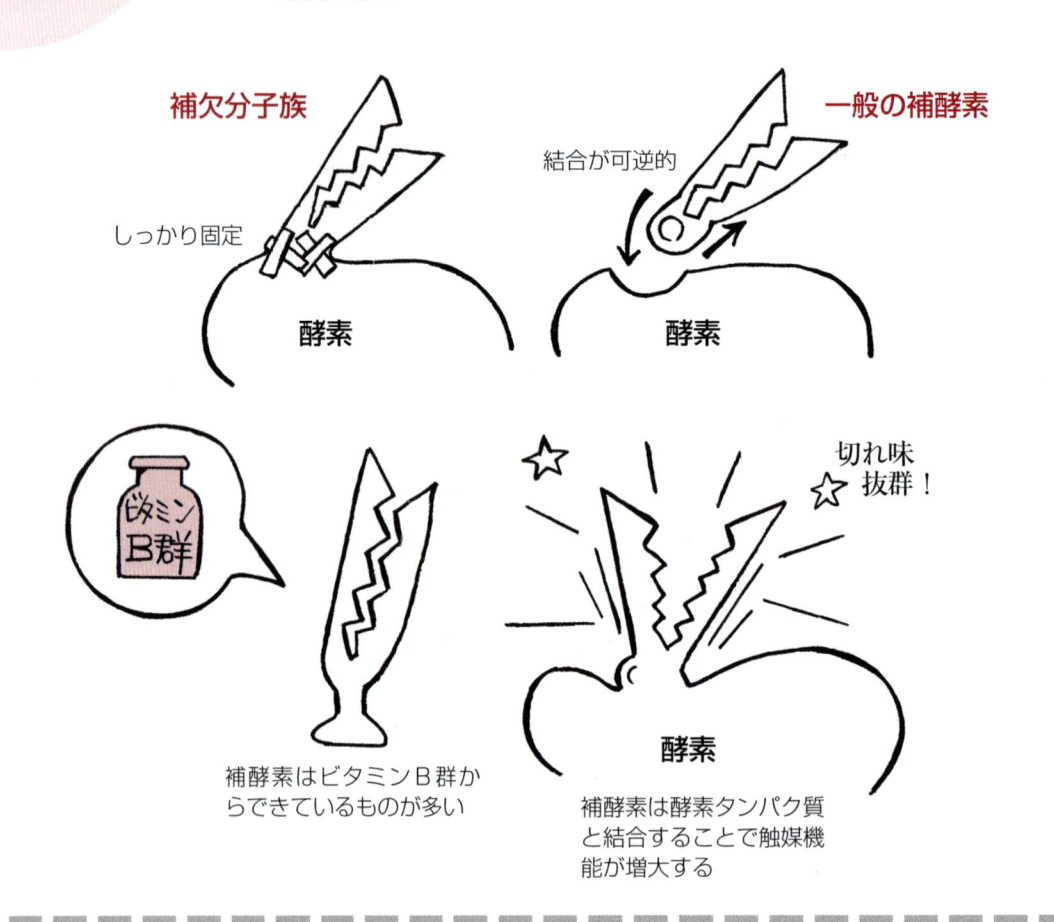

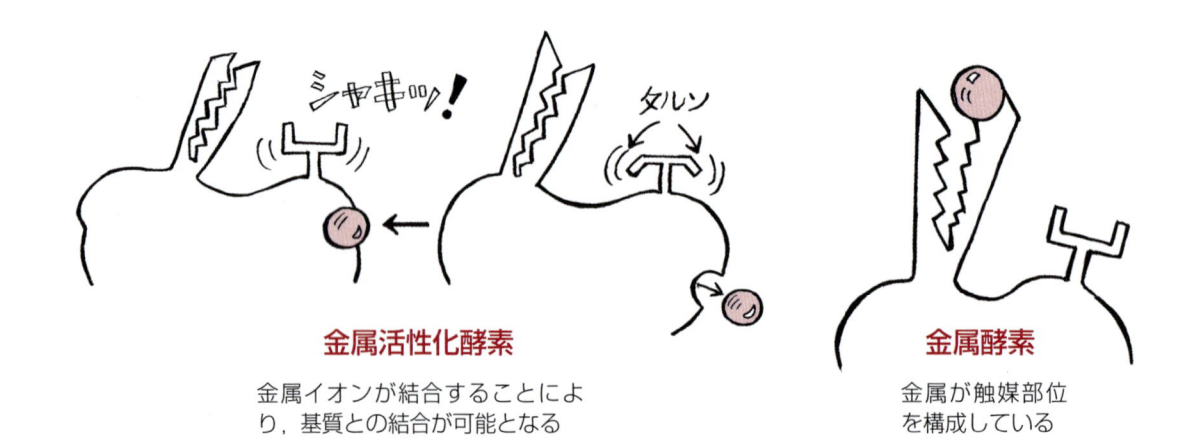

補欠分子族

しっかり固定

酵素

一般の補酵素

結合が可逆的

酵素

ビタミンB群

補酵素はビタミンB群からできているものが多い

切れ味抜群！

酵素

補酵素は酵素タンパク質と結合することで触媒機能が増大する

シャキッ！

金属活性化酵素

金属イオンが結合することにより，基質との結合が可能となる

タルン

金属酵素

金属が触媒部位を構成している

酵素の活性を発現するうえで必要な，酵素タンパク質以外の成分を**補因子**という．

- 補因子には補酵素と金属イオンがある．
- **補酵素**のなかで，酵素タンパク質と強固に結合し活性中心の一部を構成しているものを**補欠分子族**という．
- これ以外の補酵素は酵素タンパク質あるいは基質と可逆的に結合する．
- 反応に伴って自身も変化する（補助基質として作用する）補酵素もある．
  - 補助基質となる補酵素の特徴は，生体内の同種の化学反応で共通して使われ，何度も再生されて利用される点である．
- 補酵素はそれ自体が本来，触媒機能をもっていることが多く，酵素タンパク質と結合することでその作用が飛躍的に増大する．

補酵素の多くは**ビタミン B 群誘導体**である．

- ビタミン B_1 にピロリン酸が結合したチアミンニリン酸（TPP）は，ピルビン酸デヒドロゲナーゼなどの補欠分子族として機能する．
- ビタミン B_2 はフラビンヌクレオチド（FMN と FAD）の一部となり，ニコチン酸のアミドはピリジンヌクレオチド（NAD と NADP）の一部となる．これらは**脱水素酵素**（デヒドロゲナーゼ）などの補助基質となり，水素原子の授受にかかわる．
- パントテン酸はコエンザイム A（CoA）の一部となる．
- ビタミン B_6 誘導体のピリドキサールリン酸は，アミノ酸代謝に関係する酵素群の補欠分子族として機能する．

金属イオンが強固に結合しているものを**金属酵素**といい，金属イオンが可逆的に結合して活性化される酵素を**金属活性化酵素**という．

- 金属酵素は金属イオンが直接，触媒反応に関与するのに対して，金属活性化酵素は金属イオンが基質との結合を助けるはたらきをする．
- 金属酵素は Fe, Zn, Cu, Co などの遷移金属を含むのに対して，金属活性化酵素は K, Mg, Ca などのアルカリ金属を含む．
  - Fe を含むヘムは，タンパク質に強固に組み込まれており（ヘムタンパク質），過酸化水素を分解するカタラーゼ，薬物代謝に関係する P-450，シトクロムなど主に酸素分子がかかわる反応を触媒する酵素としてはたらく．
  - 血液凝固系酵素の多くは，その活性発現にカルシウムイオン（Ca^{2+}）を必要とするため，Ca^{2+} と結合するキレート剤の EDTA などは抗凝固剤として利用される．

5-4 ● 6部門に分類される専門家集団
酵素の種類

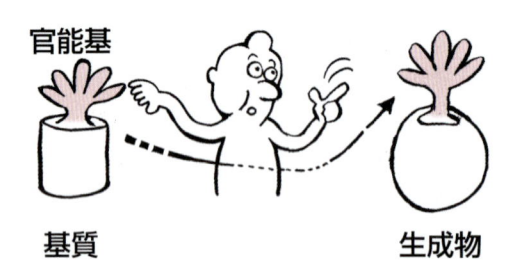

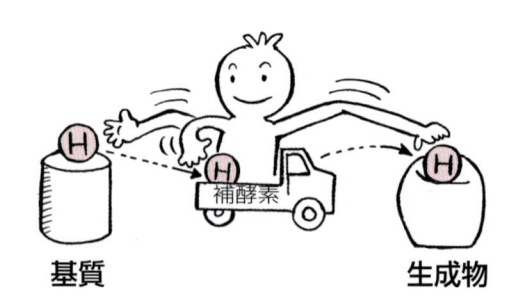

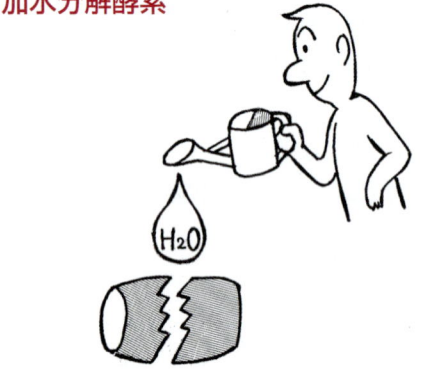

転移酵素
官能基　基質　生成物

酸化還元酵素
補酵素　基質　生成物

加水分解酵素
H₂O

異性化酵素
異性体　基質　基質

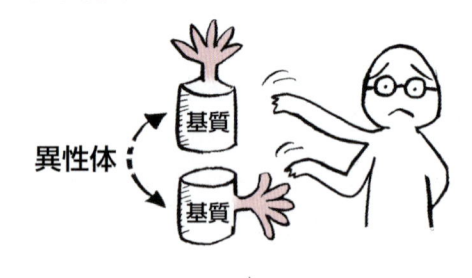

同じ基質内で，ある基の結合位置を変える

結合酵素
ATP

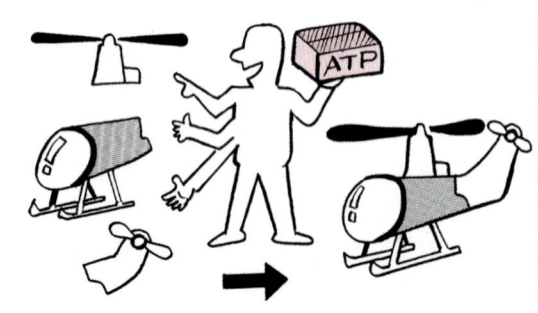

結合のためにATPのエネルギーを使う

脱離・付加酵素
二重結合

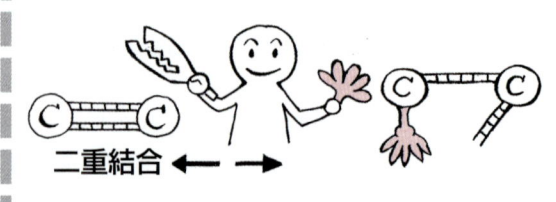

🔴 酵素は関与する化学反応の種類によって大きく以下の6群に分類される.

- 1 酸化還元酵素：基質と生成物あるいは補酵素間での電子の授受を主体とする酸化還元反応を触媒する.
- 2 転移酵素：基質分子のアルキル基，アミノ基，リン酸基などの官能基を，ほかの分子に移す反応を触媒する.
- 3 加水分解酵素：水分子が付加して起こる分解反応を触媒する.
- 4 脱離・付加酵素：ある基を離脱させ二重結合や環状化合物を生成したり，逆に，二重結合にある基を付加する反応を触媒する.
- 5 異性化酵素：ある基を基質分子内で転移して異性体などを生成する反応を触媒する.
- 6 結合酵素：ATPの化学エネルギーを使って複数の基質分子を結合させる反応を触媒する.
- 現在までに自然界で知られている酵素は3000種類以上ある.

🔴 複合体酵素や多機能酵素として，一連の化学反応を効率よく進めるものがある.

- ピルビン酸デヒドロゲナーゼ（ピルビン酸からアセチルCoAを生成する反応を触媒する酵素複合体）などは，異なる反応を触媒する酵素が複合体を形成し，一連の反応を効率よく進める.
- 単一のポリペプチド鎖中に複数の異なる活性中心をもち，連続する一連の化学反応を効率よく行うものを多機能酵素という.

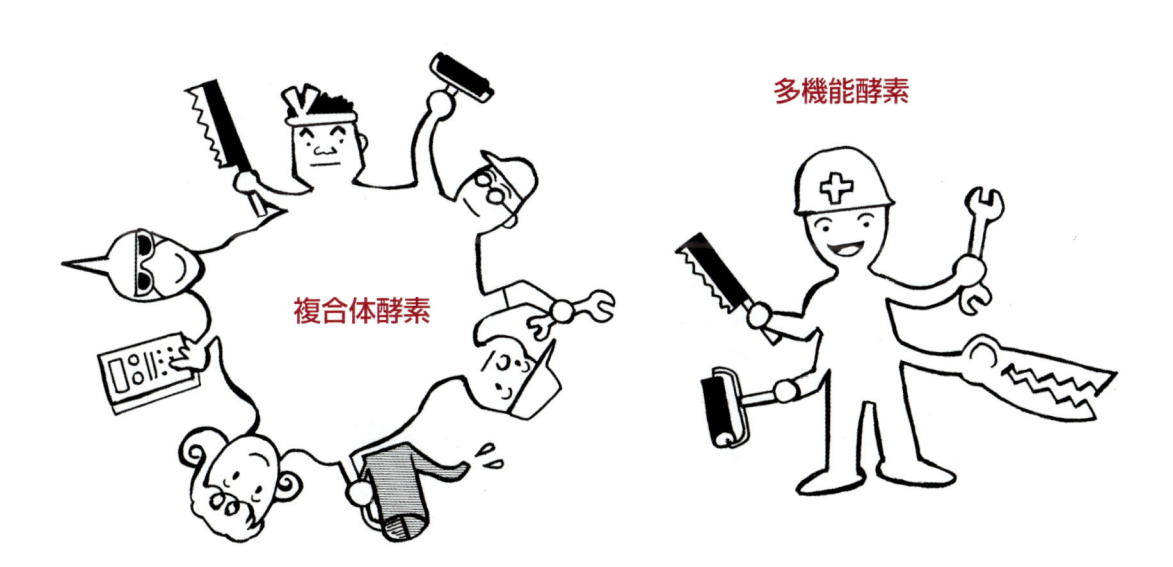

第5章 酵素

5-5 ● 仕事のしかたで個性がわかる
反応速度論

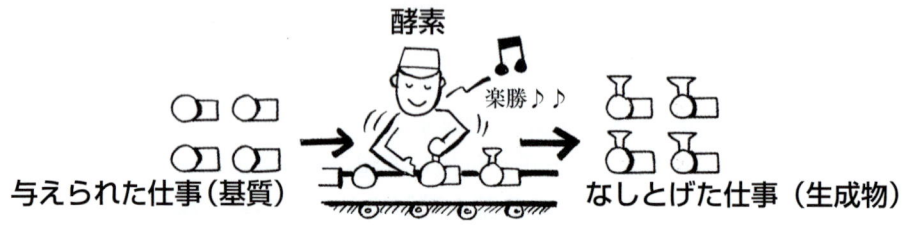

酵素
楽勝♪♪
与えられた仕事（基質） なしとげた仕事（生成物）
ベルトコンベアがゆっくり動いているとらくに仕事ができる

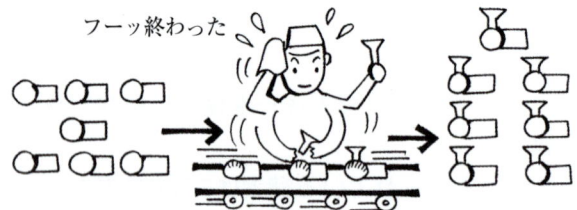

フーッ終わった
ベルトコンベアが速く動いていても，なんとか与えられた仕事をこなしている

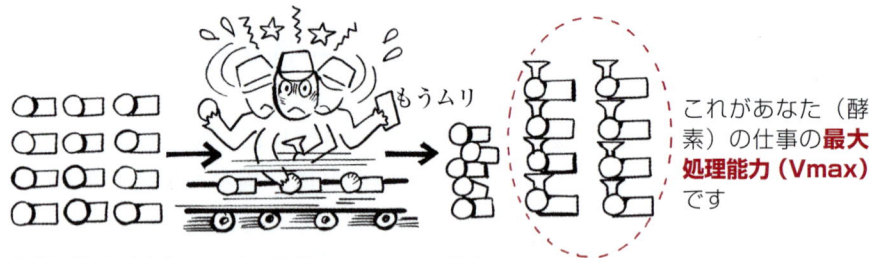

もうムリ
これがあなた（酵素）の仕事の**最大処理能力（Vmax）**です
さらに速くベルトコンベアが動いていると，仕事のやり残しがでる

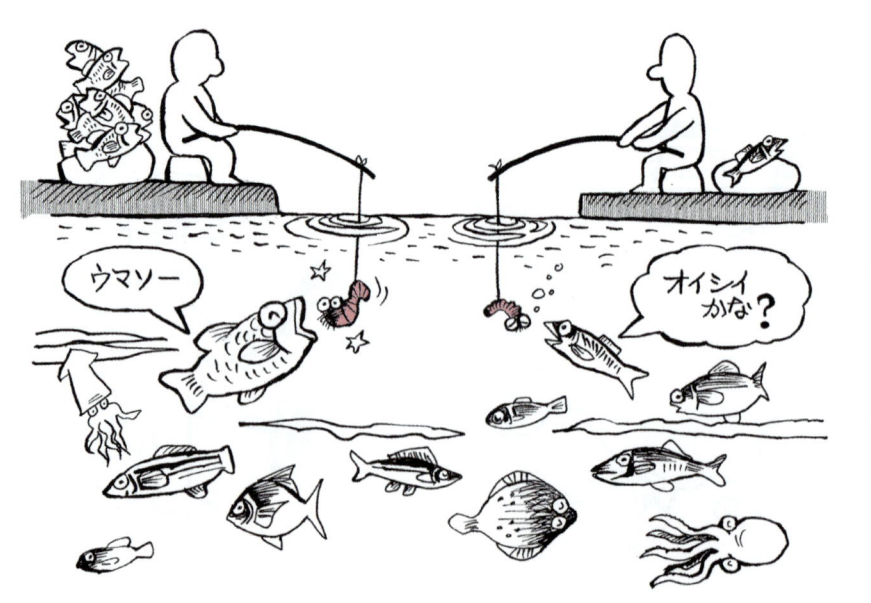

食いつきのよいえさ（基質親和性の高い酵素）
ウマソー
オイシイかな？
食いつきの悪いえさ（基質親和性が低い酵素）

酵素の反応速度は，さまざまな条件で変化する．

- 酵素量，基質濃度，阻害剤，温度，pH（水素イオン濃度）などはすべて酵素の反応速度に影響を与える．
- それぞれの酵素に最大の活性を示す最適の温度やpHがある．
  - 通常，体温（37℃）や体液のpH（中性付近）のときに最大の活性を示す酵素が多いが，なかには胃液中に分泌されるタンパク質分解酵素であるペプシンのように胃酸のpH（1〜2）で最大の酵素活性を示すものもある．

酵素の反応速度を測定することにより，酵素の特徴を解析できる．

- 基質濃度が増加するにしたがって反応速度も大きくなるが，やがてこれ以上は大きくならないという一定の最大反応速度（Vmax）に達する．この速度は，その酵素の最大触媒能力に相当する．
- Vmaxの半分の速度を与える基質濃度をミカエリス定数（Km）といい，この値は酵素と基質との親和性（反応しやすさ）を示す意義をもつ．親和性の高い（Km値の小さい）酵素ほど少量の基質に対しても効率よく反応を触媒できる．
- 酵素の反応速度と基質濃度との関係はミカエリス・メンテンの式で表される．
- 基質濃度の逆数に対して反応速度の逆数をプロット（ラインウェーバー・バーク プロット）して得られる直線のX軸およびY軸との交点から，それぞれKm値およびVmax値を求めることができる．

（基質特異性の高い酵素）ねらった魚しか食いつかないえさ

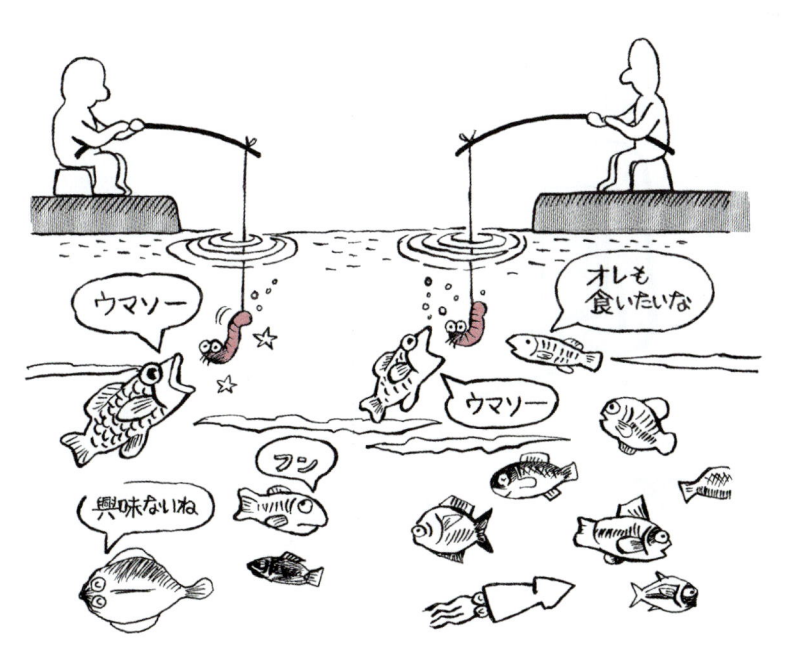

（基質特異性の低い酵素）ねらった魚と似た魚も食いつくえさ

第5章 酵 素

5-6 ● 毒にも薬にもなる
酵素阻害剤

拮抗型阻害剤

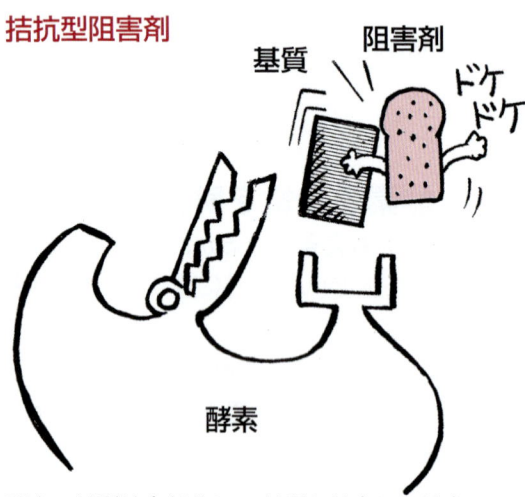

酵素の基質結合部位に，基質と競合して結合することにより酵素作用を阻害する

非拮抗型阻害剤

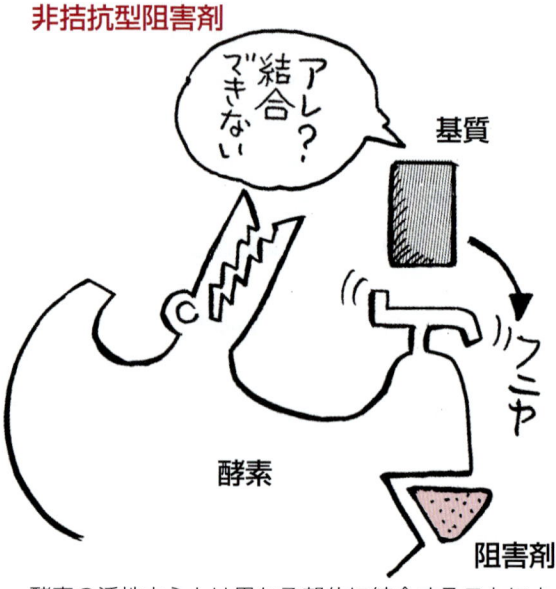

酵素の活性中心とは異なる部位に結合することにより，酵素の基質結合部位の構造を変化させ，基質の結合を阻止する

不拮抗型阻害剤

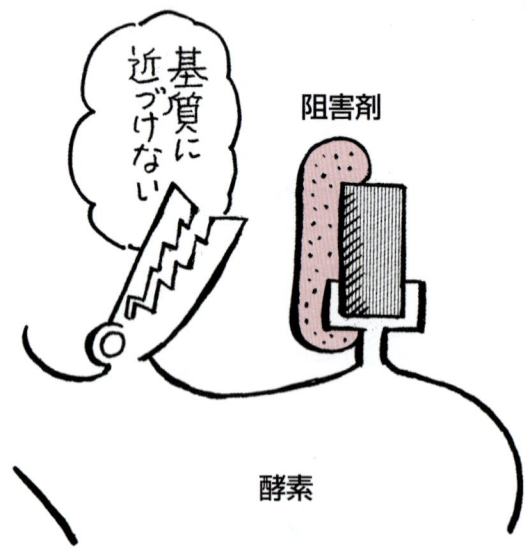

酵素と基質の複合体に結合することにより，反応の進行を阻止する

酵素阻害剤には，酵素を失活させてしまう不可逆阻害剤と，阻害剤を除けば活性が回復する可逆阻害剤がある．

- **不可逆阻害剤**は酵素の活性中心に結合して離れなくなることにより，酵素のはたらきを阻害する．
- **可逆阻害剤**は酵素との結合が可逆的で，阻害剤が解離すれば酵素のはたらきは回復する．

可逆阻害剤は，その作用機構により拮抗（競合）型，非拮抗（非競合）型，混合型，不拮抗型に分類される．

- **拮抗型阻害剤**は，本来の基質とよく似た構造をしており，酵素の活性中心に基質と競合的に結合することにより反応を阻害する．
  - これは反応速度論からは，酵素と基質との親和性（反応しやすさ）の低下として解析される．
- **非拮抗型阻害剤**は，酵素の活性中心とは異なる部位に結合して，活性中心の構造を変化させることで酵素の触媒能を低下させる．
  - これは反応速度論からは，最大反応速度の低下として解析される．
- **混合型阻害剤**も酵素の活性中心とは異なる部位に結合するが，この結合と本来の基質の活性中心への結合が競合的に阻害し合う．
- **不拮抗型阻害剤**は，酵素・基質複合体に結合して反応の進行を阻止する．

内因性の酵素阻害剤は，酵素活性の調節因子として機能している．
（詳細は次項参照）

外来性の酵素阻害剤は，医薬品や食品保存剤，殺虫剤などとして広く利用されている．

- 酵素阻害剤は，生体の化学反応を意図的に制御する上で有用で，これをさまざまな疾病の治療に応用した医薬品が数多く開発されている．
  - **ペニシリン**などの抗生物質は，細菌の細胞壁の合成にかかわる酵素を阻害することによって，細菌の増殖を阻止する．
  - 解熱鎮痛剤の**アスピリン**は，炎症を引き起こすプロスタグランジン類を合成する酵素を阻害することにより，解熱作用を発揮する．
  - **サリン**は血液中のアセチルコリンエステラーゼを不可逆的に阻害し，神経伝達物質のアセチルコリンの分解を阻止することにより，筋肉麻痺を引き起こす．

第5章 酵素

5-7 つくりすぎはダメだよ
酵素の活性調節

アロステリック酵素

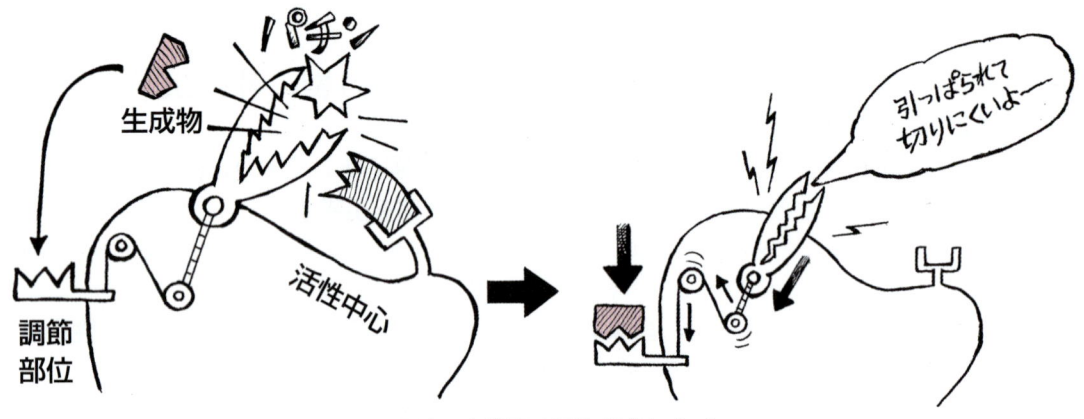

調節部位／生成物／パチン／活性中心／引っぱられて切りにくいよー

アロステリック酵素の調節部位に生成物が結合すると、触媒活性が低下する

フィードバック制御

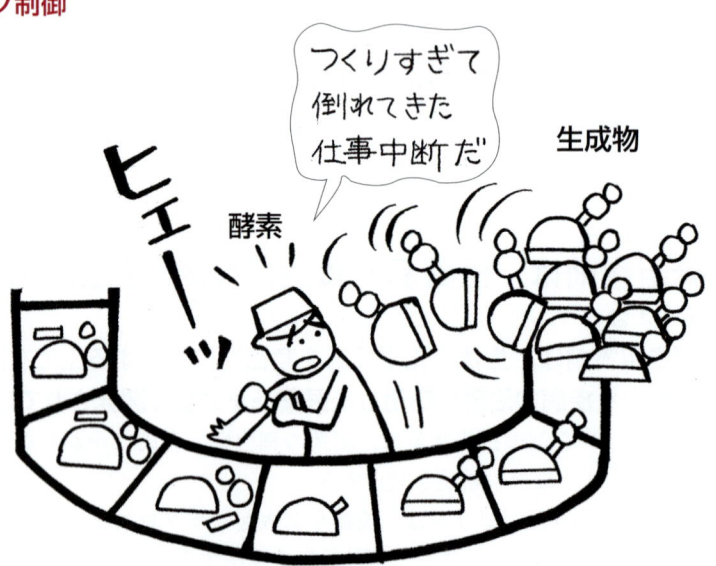

ヒェーッ／酵素／つくりすぎて倒れてきた 仕事中断だ／生成物

生体内の化学反応は，酵素の量や活性状態を変えることで制御される．

- 長期で大きな変動には酵素量の増減で対応し，短期で小さな変動には酵素自体の活性調節で対応する．
- 酵素の活性調節機構には，酵素自体の立体構造の変化（アロステリック酵素），酵素の化学的修飾（リン酸化，ペプチド切断など），ほかの調節タンパク質による制御などがある．

生体では連続した化学反応が起こることが多く，一連の反応を触媒する酵素群の中で，律速酵素が反応全体を制御している．

- 律速酵素は，一連の反応系の最初または分岐段階に位置し，細胞内の各種情報を受けて活性が調節される．
- 律速酵素は，反応系の中間体や最終生成物により活性が調節されるアロステリック酵素であることが多い．
- アロステリック酵素は，その活性中心とは異なる調節部位に代謝生成物が可逆的に結合することで，活性中心の立体構造が変化し活性が調節される．
  - アロステリック酵素は比較的せまい基質濃度の範囲で，その活性が大きく変動するのが特徴で，これは生体内でのわずかな濃度変化に対しても急激な酵素活性の変動によりすばやく対応し，濃度変化をくい止めるうえで有効である．
- 反応のいくつかの段階で，各反応を触媒する酵素の活性が最終生成物や代謝中間体により調節され，結果として最終生成物が過剰につくられないようにするしくみをフィードバック調節機構という．

リン酸化されることにより活性調節される酵素がある．

- リン酸が結合することで，酵素タンパク質の活性中心の構造が変化する．
- 酵素のリン酸化あるいは脱リン酸化は，細胞情報物質により調節される．
- 酵素タンパク質（ペプチド鎖）中のセリン，スレオニンあるいはチロシン残基がリン酸化・脱リン酸化を受ける．

第5章　酵　素

●つくりすぎはダメだよ －その2－
酵素の活性調節

カスケード機構

おもりにつながれ動けなかった酵素(前駆体)たちが，次々と鎖を切断し，本来の活動を開始するようになる．おもりから解放され目ざめた酵素が別の酵素の鎖を切断していく

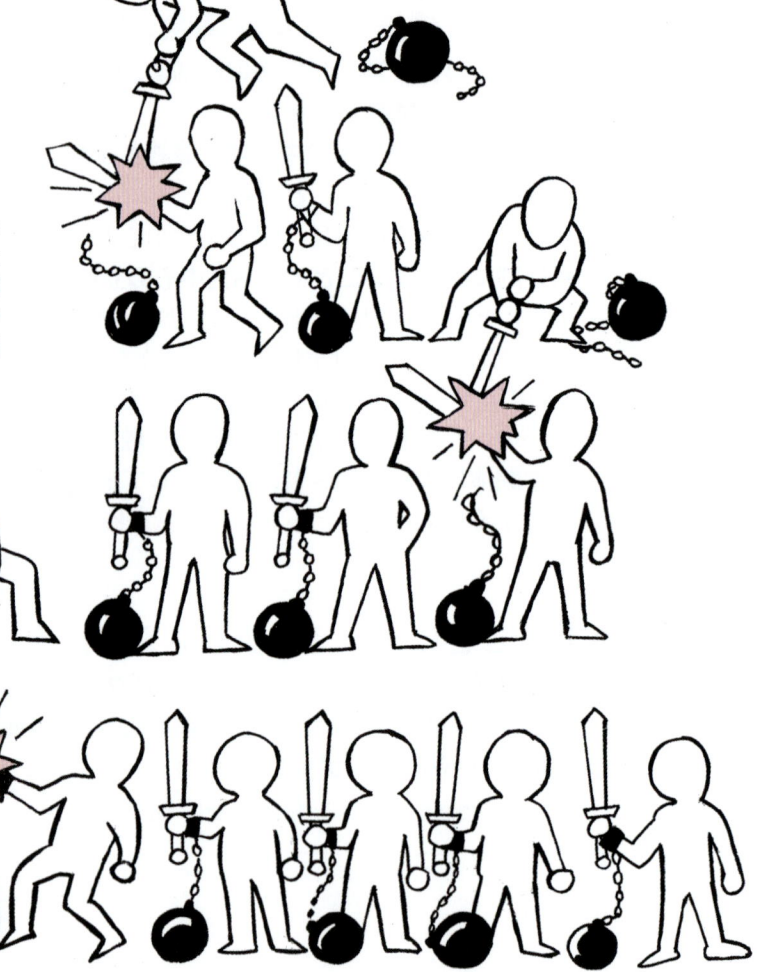

ペプチド鎖の一部が切断されて活性化される酵素がある．

- **前駆体酵素**は，未活性な状態で反応場に分泌され，必要に応じて活性化される．
  - たとえば，タンパク質分解酵素ペプシンの場合は，胃の主細胞から前駆体酵素ペプシノーゲンとして分泌され，胃酸（食物摂取時に分泌される）と少量の活性型のペプシンによって，ペプシノーゲンのN末端側から44個のアミノ酸からなるペプチド鎖が切断されて活性型のペプシンとなる．
  - 消化や血液凝固の反応にかかわる酵素は，前駆体として分泌されることが多く，これは必要でないときにこれらの反応が起こらないようにするための工夫といえる．

- 一連の反応系で，未活性な状態（前駆体）であった**酵素群**が，反応の進展に伴い次々と連鎖的に活性化され，結果として反応が増幅されていくしくみを**カスケード機構**という．
  - 起点となる反応がたとえ小さくても，雪だるま式に大きな反応を引き起こすことができるので，血液凝固のような緊急の対応が要求される化学反応には適している．
  - カスケード機構は反応全体を多方面から制御できるので，複雑できめの細かい反応の調節が可能となる．

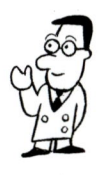

第5章 酵素

5-8 ●血中をさまよう酵素
酵素診断とアイソザイム

逸脱酵素

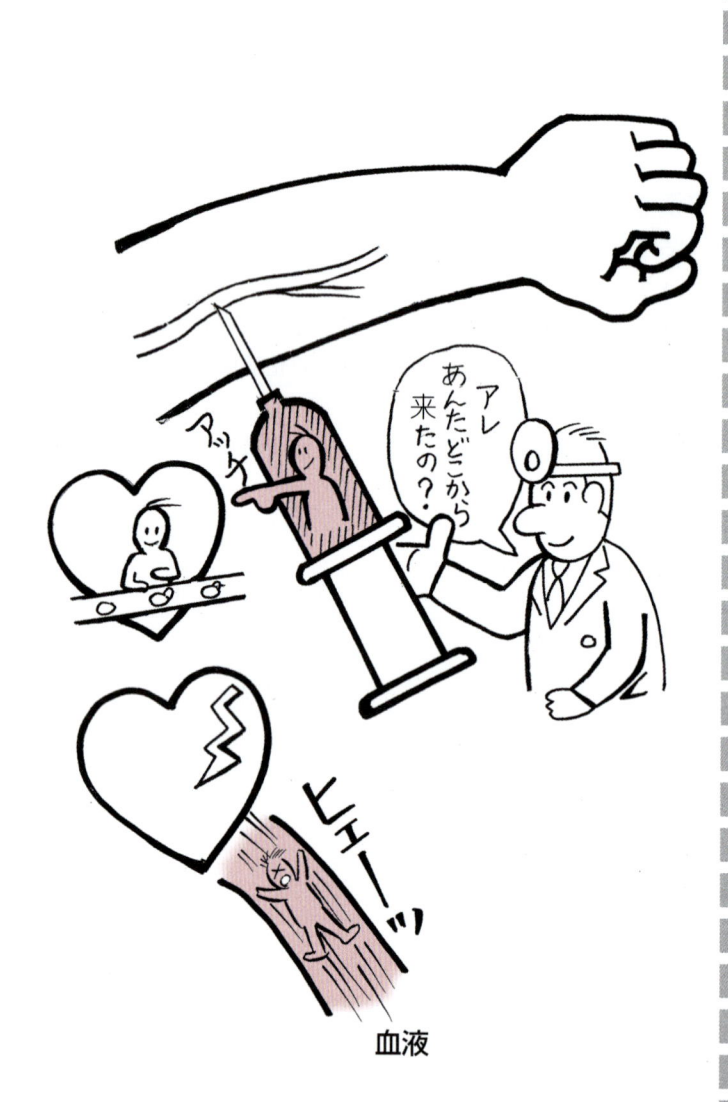

アイソザイム

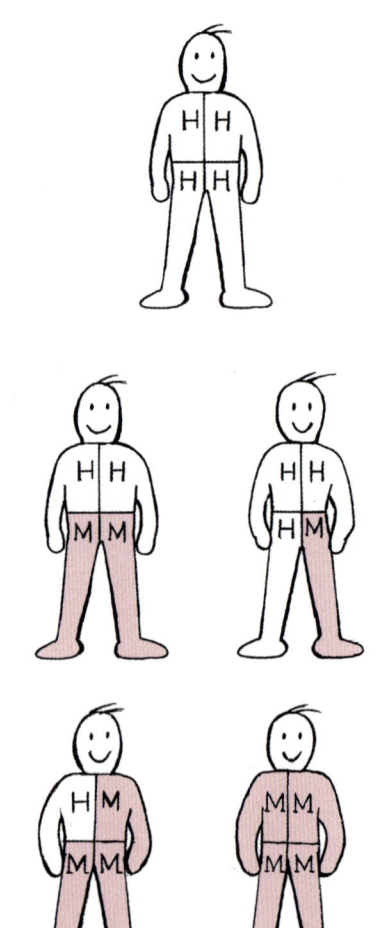

HとMの2種類のポリペプチド鎖，計4本からなる酵素の場合（例えばLDH），その鎖の組み合わせは全部で5通りとなる．これらがすべて同じ酵素として機能する場合，これをアイソザイムという．しかし，その活性はそれぞれで微妙に異なる

逸脱酵素を**血液検査**で調べることで体内情報を得ることを，**酵素診断**という．

- ある特定の臓器に特徴的に含まれている酵素が，臓器傷害に伴い血中に離脱したものを逸脱酵素という．
- 逸脱酵素の血中濃度を測定することで，どの臓器がどの程度の傷害を受けたか，あるいは臓器傷害の時間経過などを知る手だてとなる．

タンパク質の構造（アミノ酸配列やポリペプチド鎖の組み合わせ）が少しずつ異なっていながらも，同一の化学反応を触媒する複数（通常2～5種類）の酵素群をアイソザイムという．

- 逸脱酵素のアイソザイムパターンを調べることで，その酵素の由来臓器を特定することができる．
  - 逸脱酵素といってもある特定の臓器にだけ含まれていることはまれで，実際にはいくつかの臓器に共通して分布していることが多い．このような場合に，逸脱酵素のアイソザイムパターンを調べると，そのパターンが臓器・組織によって特徴的であることから，その酵素の由来がわかる．
  - たとえば，乳酸脱水素酵素（LDH）は4本のポリペプチド鎖からなるタンパク質で，そのポリペプチド鎖にはM鎖とH鎖の2種類がある．これらの鎖の組み合わせからLDHには5種類（M4，M3H，M2H2，MH3，H4）のアイソザイムが存在する．心臓にあるLDHにはH鎖が，肝臓にあるLDHにはM鎖が多く，心筋梗塞などではH4が，肝炎などではM4が血中で増加する．
- アイソザイムは基質との親和性や阻害物質に対する感受性などが異なることから，各細胞や組織でそのパターンを変えることにより，それぞれの生理的要求に応じた代謝調節が行われている．

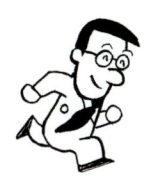

イラストでまなぶ生化学

第6章 物質代謝とエネルギー代謝

第6章 物質代謝とエネルギー代謝

6-1 ものをつくるにはエネルギーが必要で，こわすとエネルギーが解放される
代謝とエネルギー

生体内の物質は，分解と合成を繰り返し（代謝回転）ながらも，動的平衡状態を維持している．

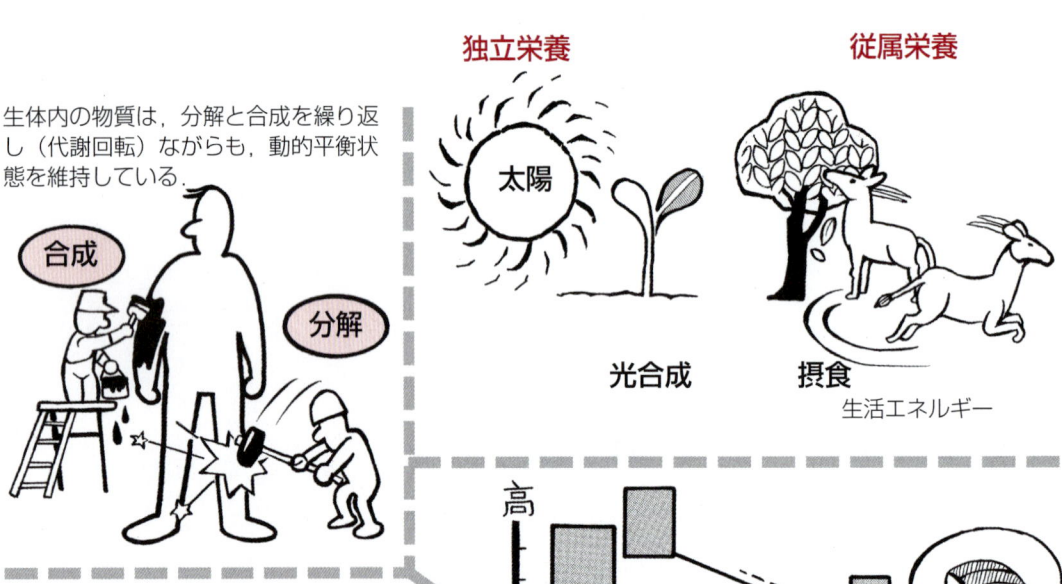

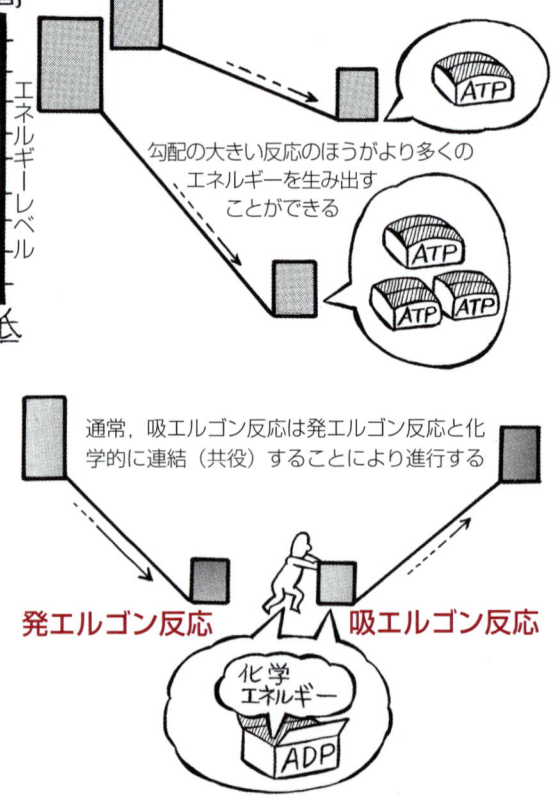

合成
分解

独立栄養
太陽
光合成

従属栄養
摂食
生活エネルギー

酵素が人体の中で起こるほとんどすべての化学反応をコントロールしている

酵素

エネルギーレベル 高／低

勾配の大きい反応のほうがより多くのエネルギーを生み出すことができる

ATP

通常，吸エルゴン反応は発エルゴン反応と化学的に連結（共役）することにより進行する

発エルゴン反応　　吸エルゴン反応

化学エネルギー
ADP

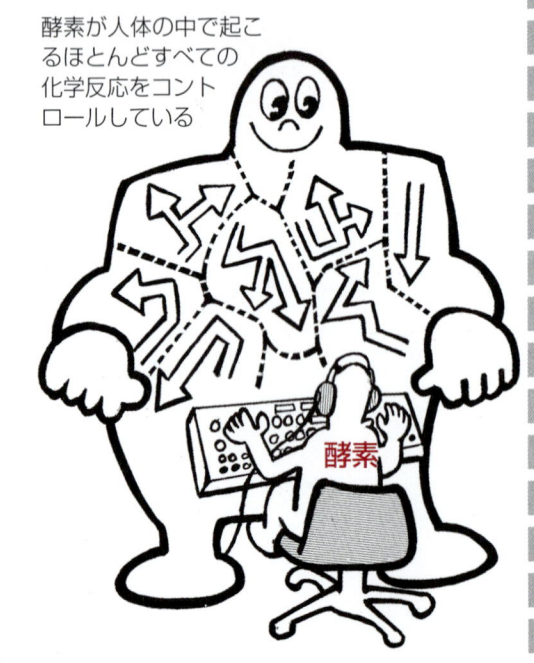

114

生体内の物質の化学的変化や外界との物質の交換を代謝という．

- 物質変化とエネルギー変化は必ず同時に起こる．
- 生体を構成する物質は，常に分解と合成を繰り返し(代謝回転)ながらも，全体として定常状態を維持している(動的平衡)．
  - 動的平衡状態は，外界から絶えず流入する物質やエネルギーによって維持されている．
- 生体は外界から摂取した栄養素を消化することにより生体分子の合成に必要な構築材料を得るとともに，これをさらに化学的に分解することにより生命活動に必要なエネルギーを獲得している．
  - 化学的分解はいくつもの酵素を用いて段階的に行うことで，生体のエネルギー運搬分子であるATPを合成し，効率よくエネルギーを獲得している．
- 植物は太陽の光エネルギーを用いて光合成により二酸化炭素から多種の有機化合物を合成し(独立栄養)，動物はこれを栄養素として摂取し，分解する過程で解放されるエネルギーを利用して生命活動を営む(従属栄養)．

生体での代謝の特徴は，きわめて多数の化学反応が同時に進行しながらも，生命維持の目的にそって厳密に統御されている点である．

- これは，個々の化学反応がもつ高い特異性と効率性，制御性，および反応相互の機能的な相関性によって実現される．
- これを支えているのは，化学反応を制御する特異的触媒である酵素と，膜によって限定された場で起こる高度に組織化された反応である．

化学反応には，自由エネルギーが減少する反応と増加する反応がある．

- 自由エネルギーは，反応がどちらの方向にどの程度の推進力で進むかを示す．
- 自由エネルギーが減少する反応(発エルゴン反応)はエネルギーを放出して自発的に進行するが，自由エネルギーが増加する反応(吸エルゴン反応)は，その進行に外部からのエネルギー供与が必要である．
  - 自由エネルギーの減少が大きいほど，反応は不可逆的に進行する．
- 吸エルゴン反応は，発エルゴン反応と共役(化学的に連結する)することにより，その進行に必要なエネルギーを得ている．
  - ATPなどの高エネルギー化合物の加水分解という発エルゴン反応と組み合わされることにより，吸エルゴン反応は進行する．

6-2 ● 建設は死闘，破壊は徐々に
同化と異化

同化
エネルギーを使って高分子化合物（糖質，脂質，タンパク質）を合成していくプロセス

異化
高分子化合物（糖質，脂質，タンパク質）を共通の代謝中間体（アセチルCoA）に分解するとともに，エネルギーを生み出すプロセス

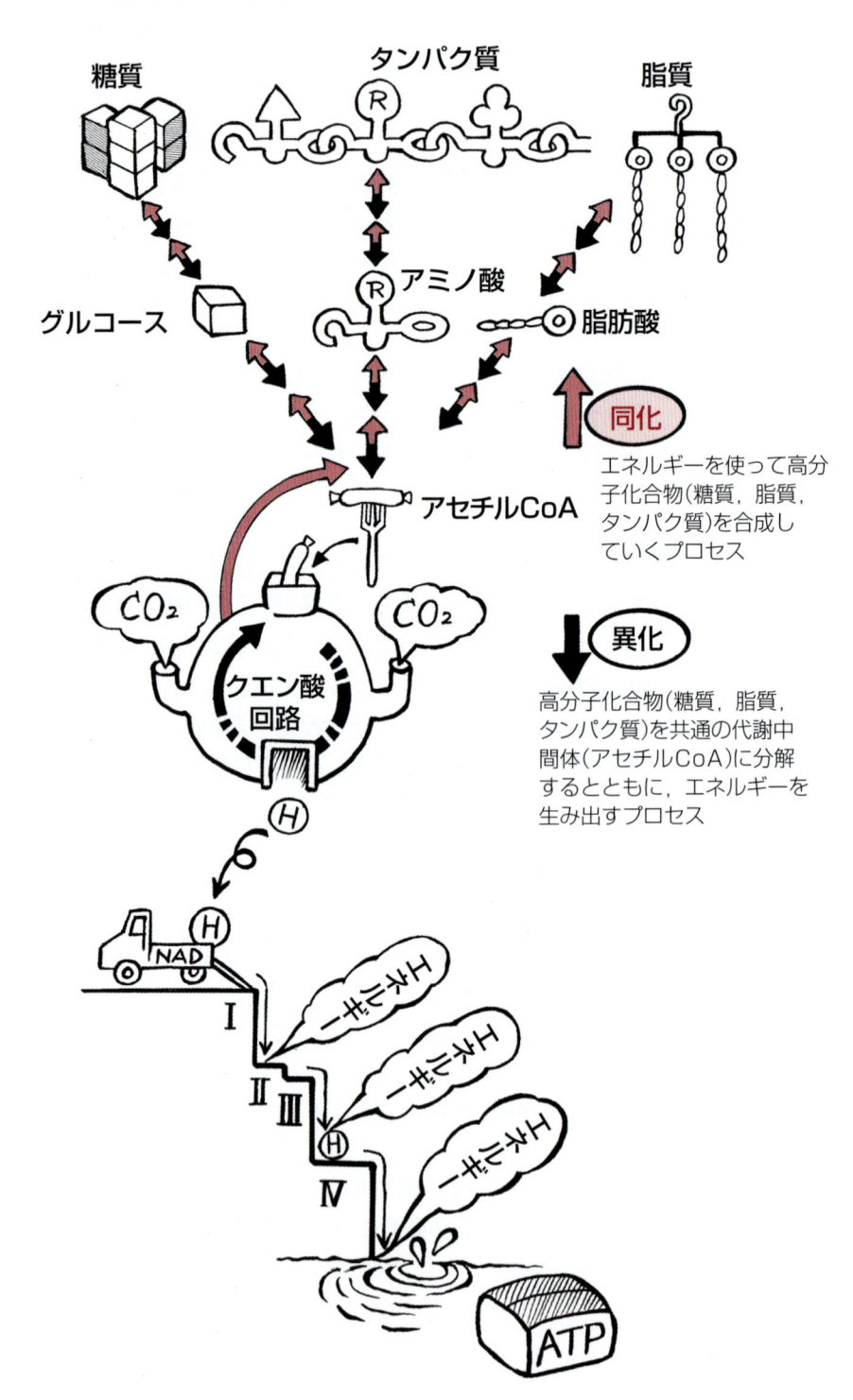

生体に必要な高分子化合物を，より単純な化合物からエネルギー（ATP）を使って合成する過程を同化という．

- 同化とは，共通の代謝中間体や最終代謝産物（二酸化炭素など）を出発材料として，エネルギーを使って合成していく反応（吸エルゴン反応）である．
  - 主にNADP/NADPHを補酵素として利用する還元的プロセスである．
- アセチルCoAやピルビン酸などの共通の代謝中間体からグルコース，脂肪酸，アミノ酸を合成し，さらにこれらを構成単位とする糖質，脂質，タンパク質などの生体高分子を合成する．

外界から摂取，あるいは体内に蓄積した高分子化合物を分解して，エネルギーを生み出す過程を異化という．

- 異化とは，共通の代謝中間体に収束していく，エネルギーを産生する分解反応（発エルゴン反応）である．
  - 主にNAD/NADHを補酵素として利用する酸化的プロセスである．
- 栄養素として体内に取り入れた糖質，脂質，タンパク質などの高分子化合物を，グルコース，脂肪酸，アミノ酸などに加水分解（消化）し，これらからそれぞれ特有の代謝過程を経て，共通の代謝中間体であるアセチルCoAを生成する．
- アセチルCoAはクエン酸回路で代謝され，その炭素原子は酸化され二酸化炭素となり，水素原子はいったん補酵素に移されたのち，電子伝達系（→P10）を経て酸素に受け取られ水となる．このとき大量のエネルギーが生成する．

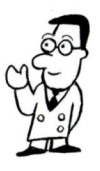

第6章 物質代謝とエネルギー代謝

6-3 ●質と量で対応
代謝の調節

タンパク質レベルの調節

一時的に混み合うときはテーブルの改良で対応

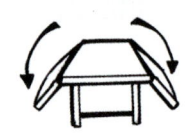

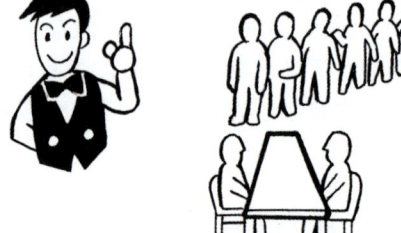

遺伝子レベルの調節

いつも混み合うようになったら，テーブルの数を増やすことで対応

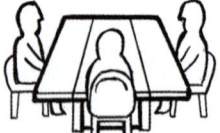

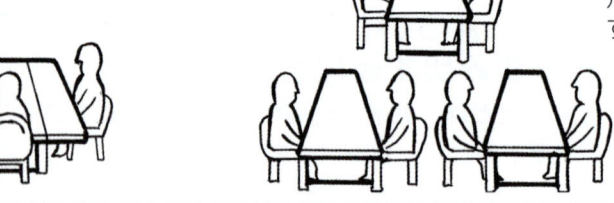

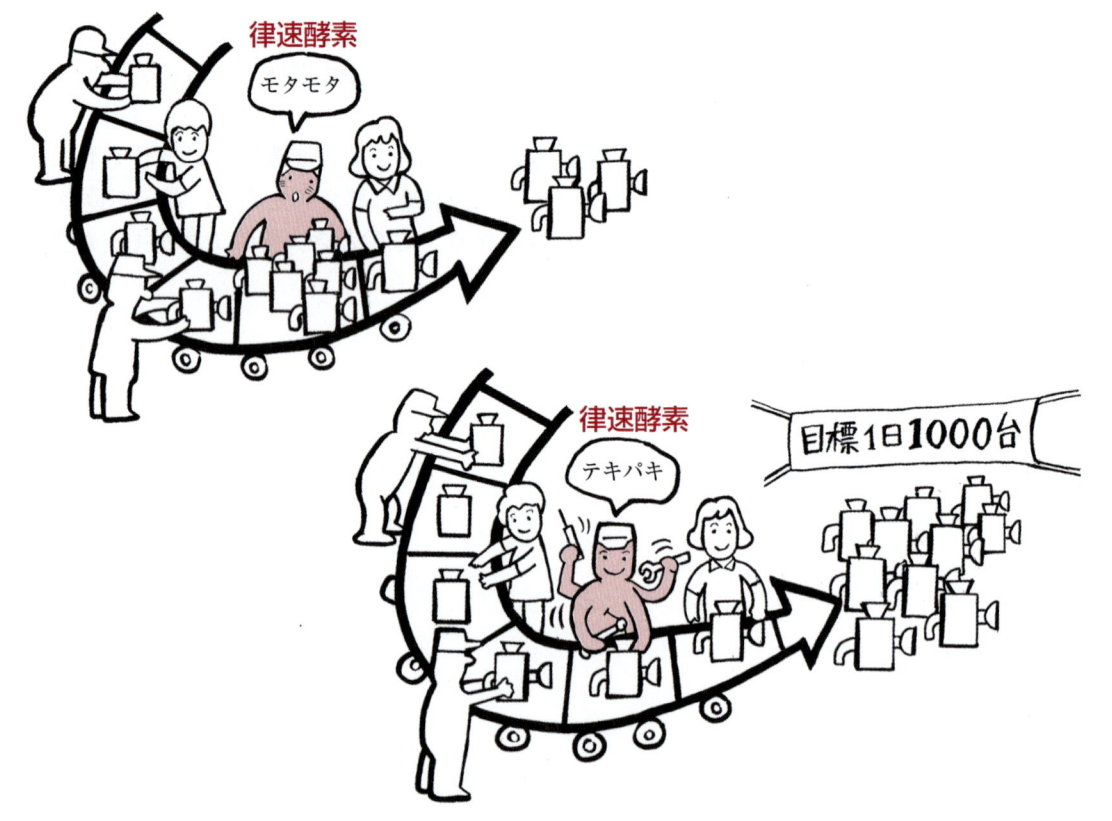

律速酵素
モタモタ

律速酵素
テキパキ

目標1日1000台

ベルトコンベアの流れ作業（連続する化学反応）に従事する酵素たちのなかで，最も仕事の遅いものを律速酵素という．この酵素の仕事の速度が速くなると，流れ作業全体が速くすすむようになる

生命活動と生体の内部環境の恒常性（ホメオスタシス）を維持するために，代謝は全体として巧妙に調節されている．

- 細胞レベルでは，各細胞が自らの生存に必要な代謝の制御機構を備えている．
- 個体レベルでは，個全体のホメオスターシスを維持するために，細胞は外部シグナル（神経，ホルモンなど）に応答する受容体と細胞内情報伝達機構を備え，情報伝達系は代謝調節系に連動している．
- 各細胞と個全体が協調的に機能するように，代謝調節は営まれる．
- この調節の乱れが様々な病的状態を引き起こす．

代謝が全体として効率よく協調的に機能するために，さまざまな代謝調節機構が存在する．

- 代謝は，タンパク質レベル（酵素活性）と遺伝子レベル（酵素タンパク質の発現量）で調節される．
  - タンパク質レベルでの調節はすばやい代謝の変化に適し，遺伝子レベルでの調節は代謝をゆっくりと変動させるのに適している．
- 連続する一連の化学反応全体の速度は，律速酵素の活性調節により制御される．
  - 代謝系を構成するいくつかの化学反応を触媒する酵素群の中で，最も低い活性をもち不可逆的な反応を触媒する酵素を律速酵素という．
- 代謝系を構成する酵素群が膜で区画化された場に局在することで，効率的な代謝制御が可能となる．
  - タンパク質中のある特定のアミノ酸配列（シグナルペプチド）や，タンパク質に結合するある特定の糖鎖，脂質，糖脂質などが，細胞内の特定部位への局在化を可能にしている．

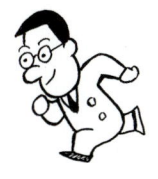

第6章　物質代謝とエネルギー代謝

●質と量で対応 −その２−
代謝の調節

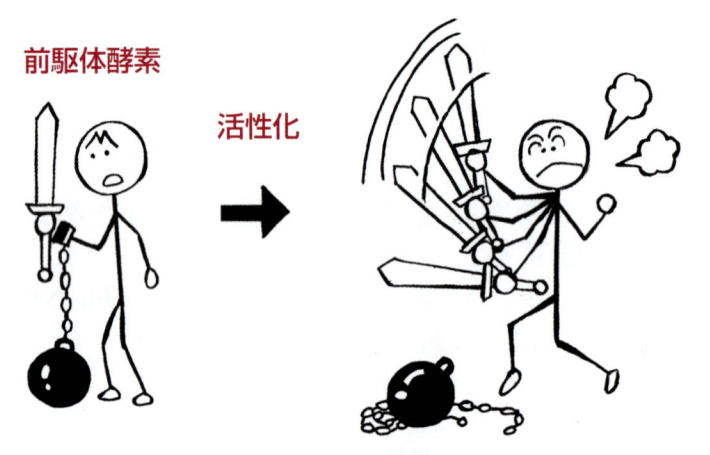

前駆体酵素　　活性化

ペプチド鎖を切断すると活性化する

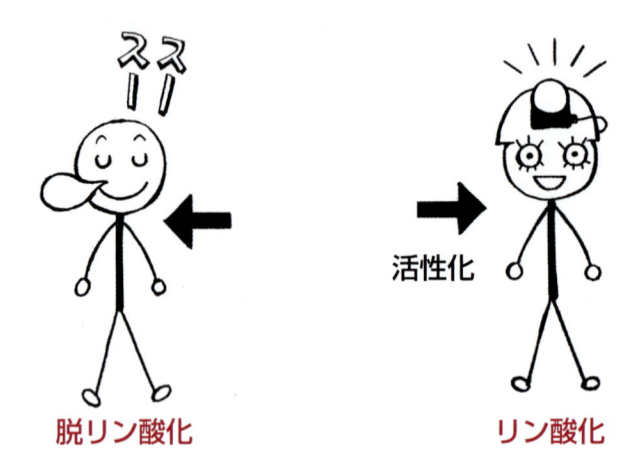

脱リン酸化　　活性化　　リン酸化

酵素活性（タンパク質レベルの調節）は，活性化剤や阻害剤などの可逆的結合や，共有結合，限定分解などの化学修飾により調節される．

- ○ 酵素の活性化剤あるいは阻害剤には，酵素の活性中心（触媒部位）に直接結合するものと，触媒部位とは異なる部位に結合して，酵素の活性を変化させるアロステリック因子がある．
  - ・ 生体ではATP, ADP, AMPや代謝の最終産物が，アロステリック因子として作用することが多い．
- ○ 共有結合による酵素活性の調節には，タンパク質の可逆的リン酸化がある．
  - ・ 特異的なリン酸化酵素（プロテインキナーゼ）あるいは脱リン酸化酵素（ホスホプロテインホスファターゼ）による標的酵素の化学修飾は，外来性シグナルに応答した細胞内セカンドメッセンジャー（cAMPやCa^{2+}など）を介して調節される．
- ○ 消化系や血液凝固系の酵素には，不活性な前駆体として合成・分泌され，必要に応じて限定分解を受けて活性化されるものが多い．

酵素の発現量（遺伝子レベルの調節）は，酵素タンパク質の合成と分解により調節される．

- ○ 合成の調節は転写と翻訳の両段階で行われる．
  - ・ 転写や翻訳を調節する因子（タンパク質）はリン酸化により調節される．
- ○ 分解の調節は，タパク質分解酵素であるプロテアーゼの活性調節を介して行われる．
  - ・ プロテアーゼは複数あり，細胞質のユビキチン/プロテアソーム系やカルパインなどが代謝調節上，重要である．（→P89）

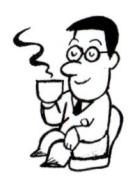

イラストでまなぶ生化学

第7章

糖質
脂質
タンパク質複合体

第7章 糖質・脂質・タンパク質複合体

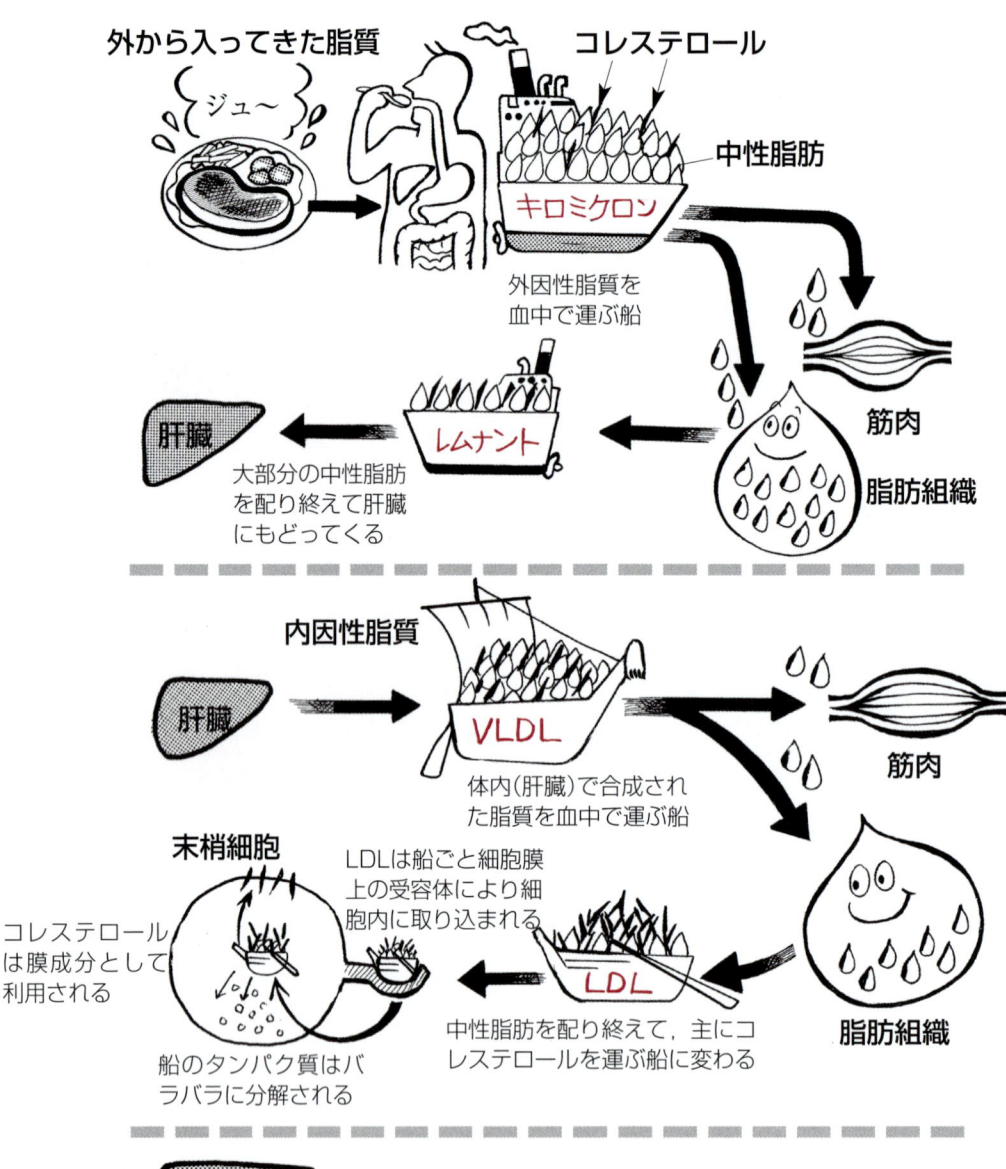

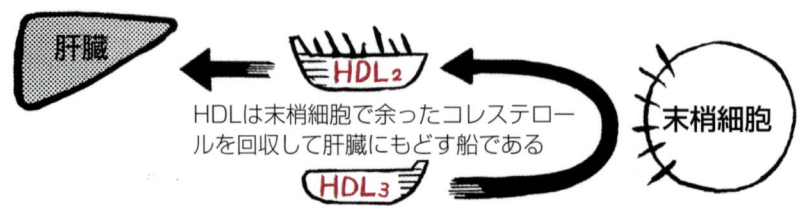

7-1 ●あぶらを乗せて運ぶタンパク質の船
リポタンパク質

外から入ってきた脂質
ジュ〜
コレステロール
中性脂肪
キロミクロン
外因性脂質を血中で運ぶ船

筋肉
脂肪組織

肝臓 ← レムナント
大部分の中性脂肪を配り終えて肝臓にもどってくる

内因性脂質
肝臓 → VLDL
体内（肝臓）で合成された脂質を血中で運ぶ船

筋肉
脂肪組織

末梢細胞
コレステロールは膜成分として利用される
LDLは船ごと細胞膜上の受容体により細胞内に取り込まれる
船のタンパク質はバラバラに分解される
LDL
中性脂肪を配り終えて，主にコレステロールを運ぶ船に変わる

肝臓 ← HDL₂
HDL₃
末梢細胞
HDLは末梢細胞で余ったコレステロールを回収して肝臓にもどす船である

血液中で，あぶらを乗せて運ぶ運搬体をリポタンパク質という．

- 脂質は，血中では特殊なタンパク質（アポリポタンパク質）と複合体を形成し，リポタンパク質として存在する．
- リポタンパク質は，その種類により異なる大きさの球状構造をしており，親水性部分をもつリン脂質と遊離コレステロールが球状表面をおおい，中心部に疎水性の高い中性脂肪（トリグリセリド）とエステル型コレステロールが包み込まれた構造をしている．
- アポリポタンパク質にはさまざまな種類（A, B, C, D, E）があり，リポタンパク質の種類によりその含有組成が異なる．
- アポリポタンパク質はリポタンパク質の表面に結合しており，リポタンパク質の構造を安定化するとともに，その代謝や細胞への結合にかかわる．

リポタンパク質は，その密度の大きさにより大きく4種類に分類される．

- キロミクロン，超低密度リポタンパク質（VLDL），低密度リポタンパク質（LDL），高密度リポタンパク質（HDL）の順に粒子径が小さくなり，リポタンパク質を構成するタンパク質の割合が増加し，中性脂肪の割合が減少する（密度が大きくなる）．
- キロミクロンは食事由来の脂質（主に中性脂肪）を筋肉や脂肪組織に運ぶリポタンパク質で，小腸粘膜上皮細胞でつくられリンパ管を経由して血中に分泌される．
  - キロミクロンを構成するアポリポタンパク質C-IIは，血管内皮表面に存在するリポタンパク質リパーゼ（LPL：清澄因子）を活性化し，キロミクロン中の中性脂肪の分解を促進する．
  - 中性脂肪の分解により生成した遊離脂肪酸は，筋肉細胞や脂肪細胞に取り込まれ，そこで中性脂肪に再構成される．
  - 中性脂肪を失ったキロミクロンはレムナントとなり，肝臓に吸収される．
- VLDLは肝臓で合成された（内因性）中性脂肪を筋肉や脂肪組織に運ぶリポタンパク質である．
- LDLはVLDL中の中性脂肪が分解されてできる最終代謝産物で，末梢組織にコレステロールを供給する役割をもつ．
  - VLDLの代謝（中性脂肪の分解）が不十分だと，中間代謝産物のIDLが生成する．
- HDLは小腸や肝臓でつくられ，末梢組織で余剰となったコレステロールを回収して肝臓に戻す役割をもつ（コレステロールの逆転送系）．
  - 生成してまもないHDL$_3$が，コレステロールを回収してたくさん積み込んだHDL$_2$となり，肝臓に取り込まれる．

第7章 糖質・脂質・タンパク質複合体

7-2 ● 血液の海があぶらでいっぱい
脂質異常症

（悪玉コレステロール）

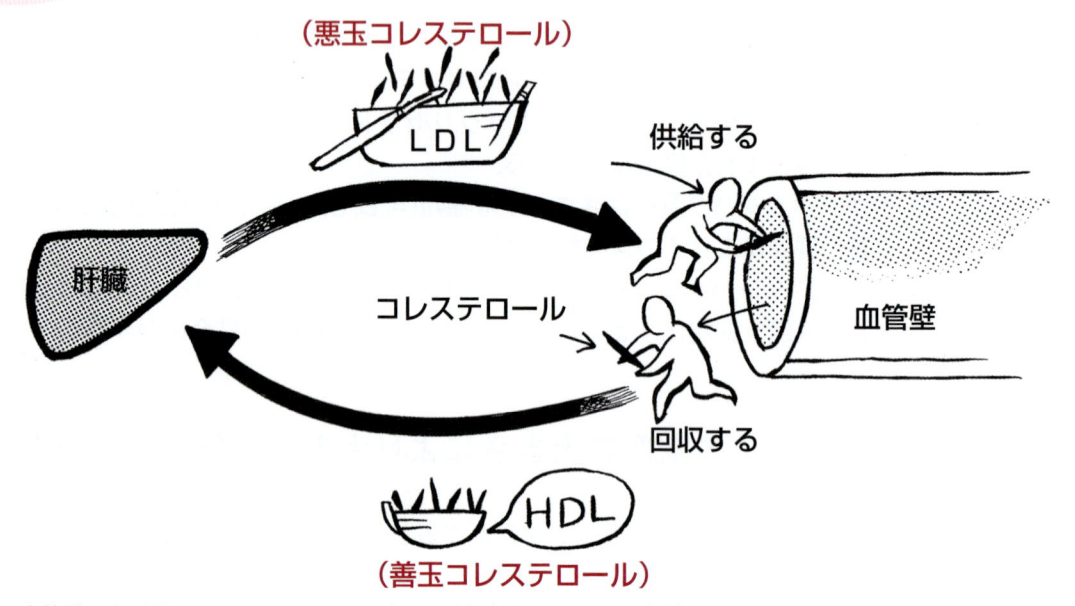

血管壁におけるコレステロールのレベルは，血中のLDLによる供給とHDLによる回収によって調節される

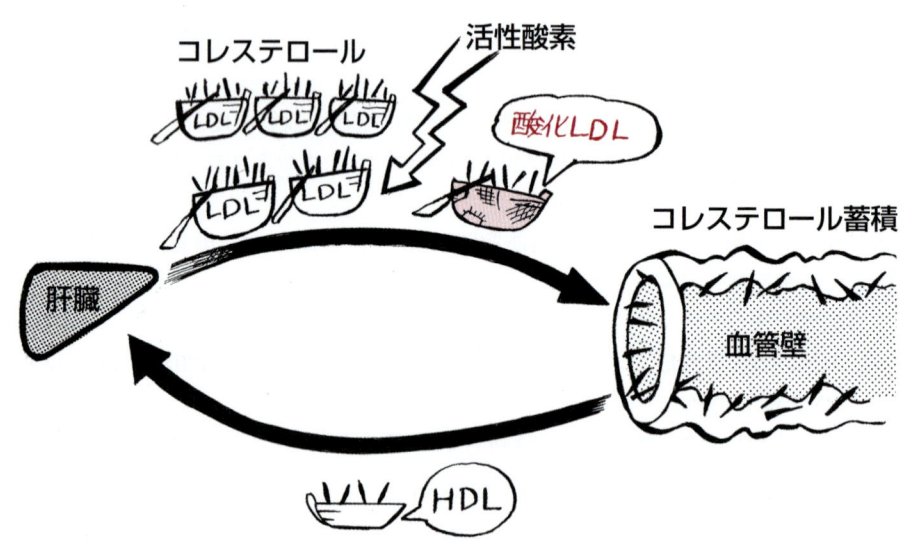

（善玉コレステロール）

通常，血管壁に過剰なコレステロールが蓄積しないように，LDLはコレステロールの運搬量を制限されている．しかし，LDLが血中で増えすぎると，LDLは活性酸素などにより酸化変性を受け，その制御がはたらかなくなる．その結果，無制限にコレステロールは運ばれるようになり，供給と回収のバランスがくずれ，血管壁にコレステロールが過剰に蓄積する動脈硬化が引き起こされる．

血漿中の脂質レベルが正常範囲にない場合を脂質異常症という．

- 血漿中のトリグリセリド（中性脂肪）が150mg/dl以上あるいはLDL-コレステロールが140mg/dl以上か，HDL-コレステロールが40mg/dl未満の場合，脂質異常症と判定される．
- 脂質異常症は増加する脂質によって高トリグリセリド血症と高コレステロール血症に大別され，さらに増加するリポタンパク質の種類によってⅠ型からⅤ型まで分類される．
- 高コレステロール血症（とくに高LDL血症）は，動脈硬化性心疾患の最も重要な危険因子となる．

LDLを悪玉コレステロール，HDLを善玉コレステロールという．

- 動脈硬化を引き起こす原因がLDLの増加および変性であることから，LDLのことを悪玉コレステロールといい，逆に，血管壁にたまったコレステロールを回収して運び去ることにより，動脈硬化を予防するはたらきがあるHDLのことを善玉コレステロールという．
  - しかし，コレステロール自体によいものと悪いものがあるということではなく，血液中をどちらの方向（肝⇔末梢組織）に向かって流れているコレステロールか，それが動脈硬化を促進する結果をもたらすのか，それとも阻止する効果をもたらすのかで命名されたものである．
- LDLは本来，末梢組織に細胞膜成分として必要なコレステロールを運ぶという重要な役割を担っている．
  - したがって，LDL自体が体に悪いということではなく，血液中でのLDLとHDLの量的バランスが崩れる（すなわちLDLによって血管壁に運び込まれるコレステロールの量が，HDLによって血管壁から取り除かれるコレステロールの量を上まわる）ことが動脈硬化を引き起こす原因である．

コラム

ヒトは血管から老いる（動脈硬化）
▶動脈硬化症は動脈血管の内腔が狭窄や閉塞をきたし，脳梗塞や心筋梗塞などを引き起こす疾患で，これらによる死亡率は，現代日本人の全死亡率の約4割にも及ぶ．▶動脈硬化部位の血管病巣には，脂質，とくにコレステロールが異常蓄積しており，その由来は血液中のLDLである．▶動脈硬化の発症・進展をもたらす原因として，血中LDLの増加に加え，LDLの酸化変性が重要である．▶LDLの酸化は，血管内皮下に浸潤したLDLが速やかに処理されず長期に滞留する間に，活性酸素などのフリーラジカルにより引き起こされる．▶酸化したLDLは，これを異物と認識したマクロファージによりスカベンジャーレセプターを介して取り込まれ，やがてマクロファージが泡沫化（細胞内に脂質をいっぱいためこみ風船のようにふくらんだ細胞となること）することにより，血管壁にコレステロールが蓄積していく．▶動脈硬化は加齢とともに進行することから，老化現象の1つと考えられていた時代もあるが，栄養過多や運動不足により早期に動脈硬化の進展がみられることから生活習慣病と認識されるようになった．

第7章 糖質・脂質・タンパク質複合体

7-3 ●血液型の相性は糖鎖で決まる？
糖脂質

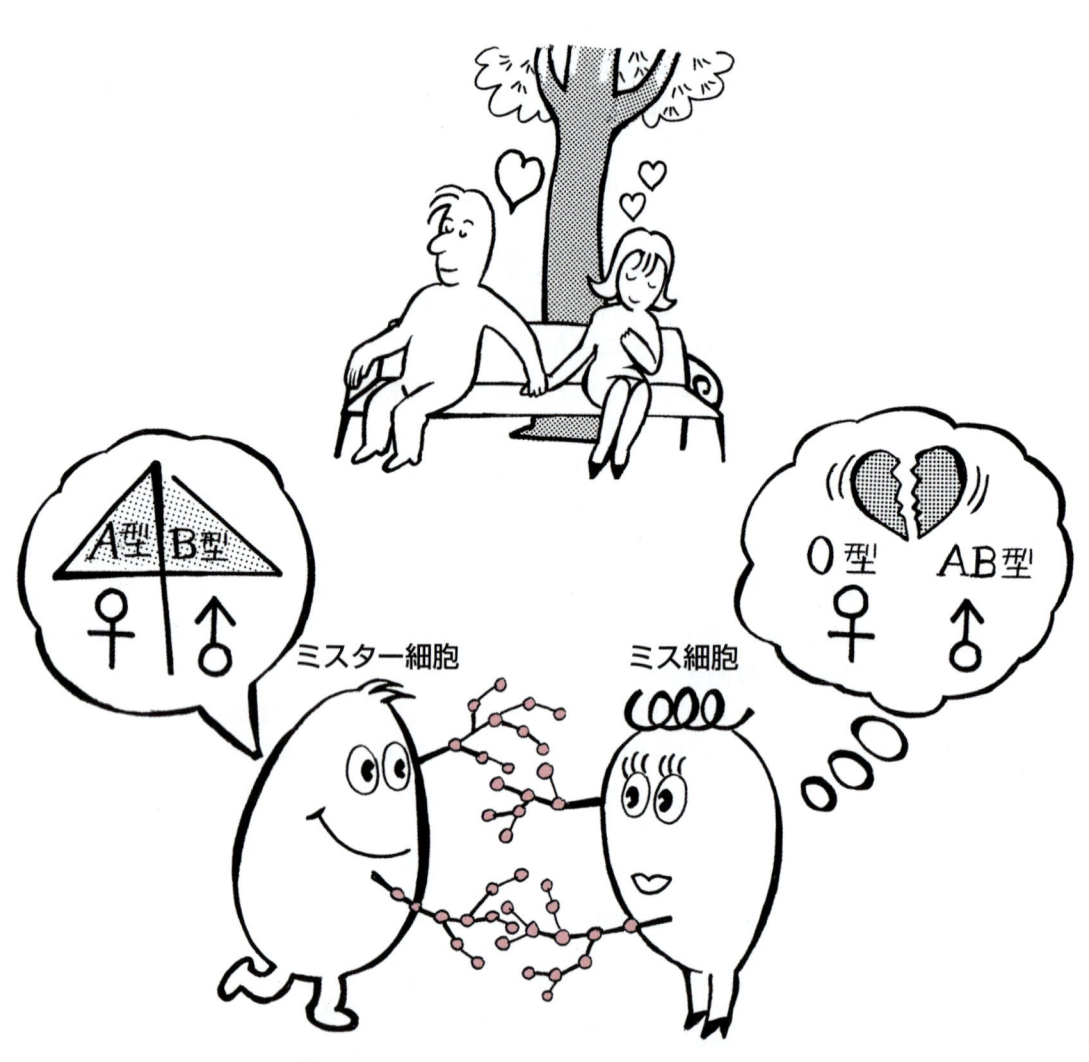

ミスター細胞　ミス細胞

細胞どうしの認識は糖鎖の手で行う

糖質を含む脂質を**糖脂質**といい，スフィンゴ糖脂質とグリセロ糖脂質に分類される．

- スフィンゴ糖脂質は主に動物に，グリセロ糖脂質は植物や微生物に多く分布する．
- スフィンゴ糖脂質は，セラミドに糖が結合した構造をしている．（→P64）
  - セラミドに単糖が1つ結合したものをセレブロシド，糖鎖が結合したものをガングリオシドという．
- グリセロ糖脂質は，ジグリセリド（→P53）に糖が結合した構造をしている．
  - 膜タンパク質の中には，タンパク質の末端にGPIアンカーとよばれる糖脂質が結合し，これを介して膜に結合しているものがある．

糖脂質は**細胞膜成分**として，細胞識別や抗原性物質として臓器・組織特異性にかかわる．

- スフィンゴ糖脂質は細胞の分化・増殖や接着の調節・制御にかかわっている．
- セレブロシドやガングリオシドはとくに脳や神経組織の膜外層に多く分布し，神経伝達などに関与すると推測されている．
- セラミドに結合する糖鎖構造の違いにより，ヒトの血液型（ABO式）は決まる．

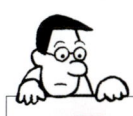

コラム

血液型と相性

▶ヒトの血液型は20種類以上あり，血球や体液（血清や唾液など）には100種類を超える血液型抗原物質が存在する．▶輸血の際の適合性に最も重要となるのがABO式血液型で，これは赤血球膜表面に存在する糖鎖構造のわずかな違いにより決定される．▶すなわち，糖鎖の末端にN-アセチルD-ガラクトサミンがついている場合がA型，ガラクトースがついている場合がB型，どちらもついていない場合がO型で，A型とB型の両方の糖鎖をもつ場合がAB型となる．▶この末端につく糖以外の糖鎖構造はすべての血液型で共通である．▶すなわち，われわれの血液型はたった1つの単糖の違いで決まっているのである．▶このような単純な差異が複雑極まりない人間関係の相性を決めているとは考えがたい．

第7章　糖質・脂質・タンパク質複合体

7-4 ●糖とタンパク質の合体でいろいろなはたらき
糖タンパク質

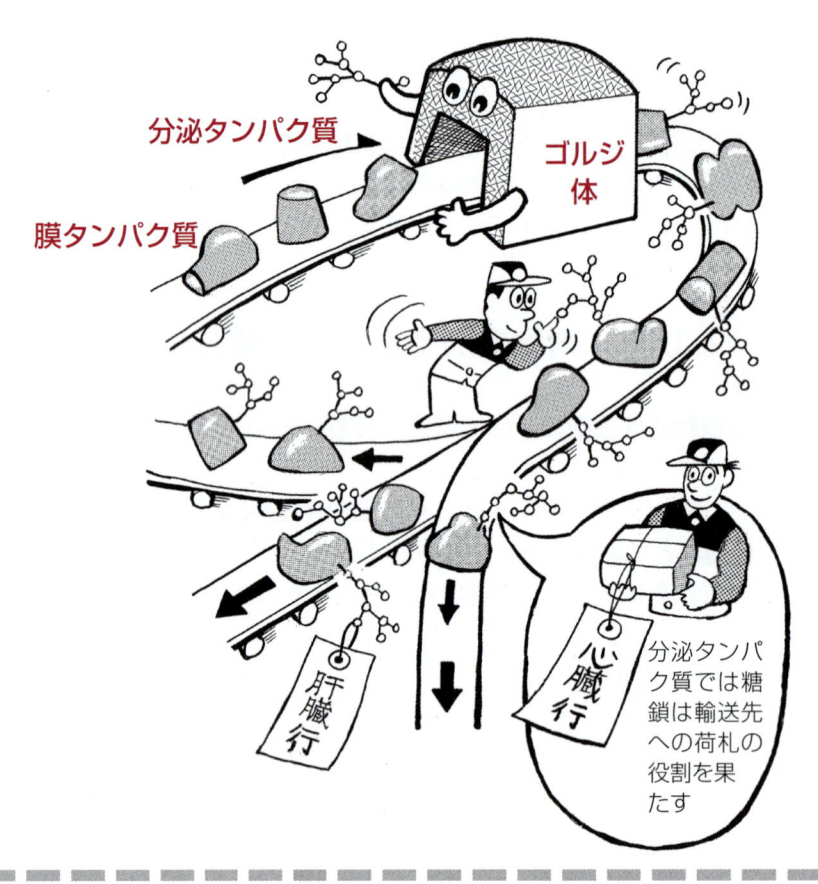

分泌タンパク質
膜タンパク質
ゴルジ体

膜タンパク質や分泌タンパク質の多くは，ゴルジ体で糖鎖がつけられる

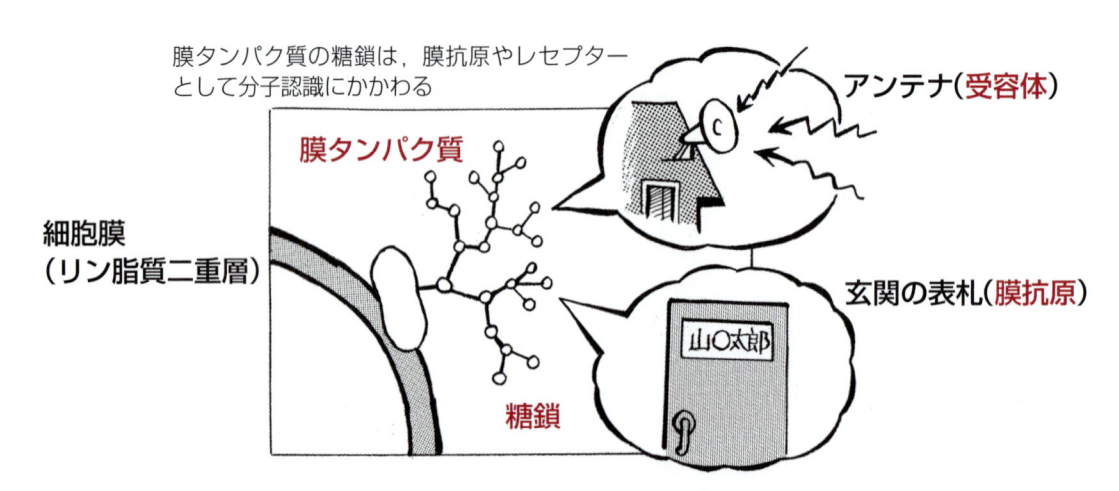

肝臓行
心臓行

分泌タンパク質では糖鎖は輸送先への荷札の役割を果たす

膜タンパク質の糖鎖は，膜抗原やレセプターとして分子認識にかかわる

膜タンパク質
細胞膜（リン脂質二重層）
糖鎖

アンテナ(受容体)
玄関の表札(膜抗原)
山〇太郎

単糖あるいはオリゴ糖がタンパク質に結合したものを**糖タンパク質**という．(→P22〜25参照)

- ○ 糖タンパク質を構成するオリゴ糖は，枝分かれ構造をしたものが多い．
  - 2〜6種類の単糖がグリコシド結合でつながり，ヘテロオリゴ糖を構成する(30個以下)．
- ○ 糖鎖の結合様式により，ポリペプチド鎖中のアスパラギンと結合する**N-グリコシド型(血清型)糖タンパク質**と，セリンまたはスレオニンと結合する**O-グリコシド型(ムチン型)糖タンパク質**に分類される．
  - アルブミン(糖鎖をもたない)を除くほとんどの血清タンパク質は，N-グリコシド型糖タンパク質である．
  - 唾液や胃液中に含まれる粘液物質(**ムチン**)は，O-グリコシド型糖タンパク質である．
- ○ **糖鎖**はタンパク質の安定性や細胞相互の認識，接着，凝集，分化などに重要な役割を果たす．

膜タンパク質や**分泌タンパク質**の多くは，糖タンパク質である．

- ○ 細胞膜を構成するタンパク質の多くは，膜を貫通する**疎水性領域**をもち，細胞外層側に**糖鎖**をもっている．
  - 細胞表面で外部からの情報を受信する受容体(レセプター)，選択的な物質輸送にかかわる輸送担体，および膜抗原の多くが糖タンパク質でできている．
- ○ 糖タンパク質は，結合組織のほか，血液，胃液，唾液などにも広く分布する．
  - 結合組織を形成する線維性タンパク質のコラーゲン，免疫グロブリン(抗体)，ホルモン，インターフェロン，粘液物質(ムチン)など多彩な機能に糖タンパク質は関与する．
- ○ タンパク質への糖鎖の付加は，小胞体や**ゴルジ体**で行われる．
  - 糖鎖は，糖タンパク質の細胞内輸送や糖タンパク質ホルモンの標的器官への荷札としての役割を果たす．

第7章 糖質・脂質・タンパク質複合体

7-5 組織間のクッション作用
プロテオグリカン

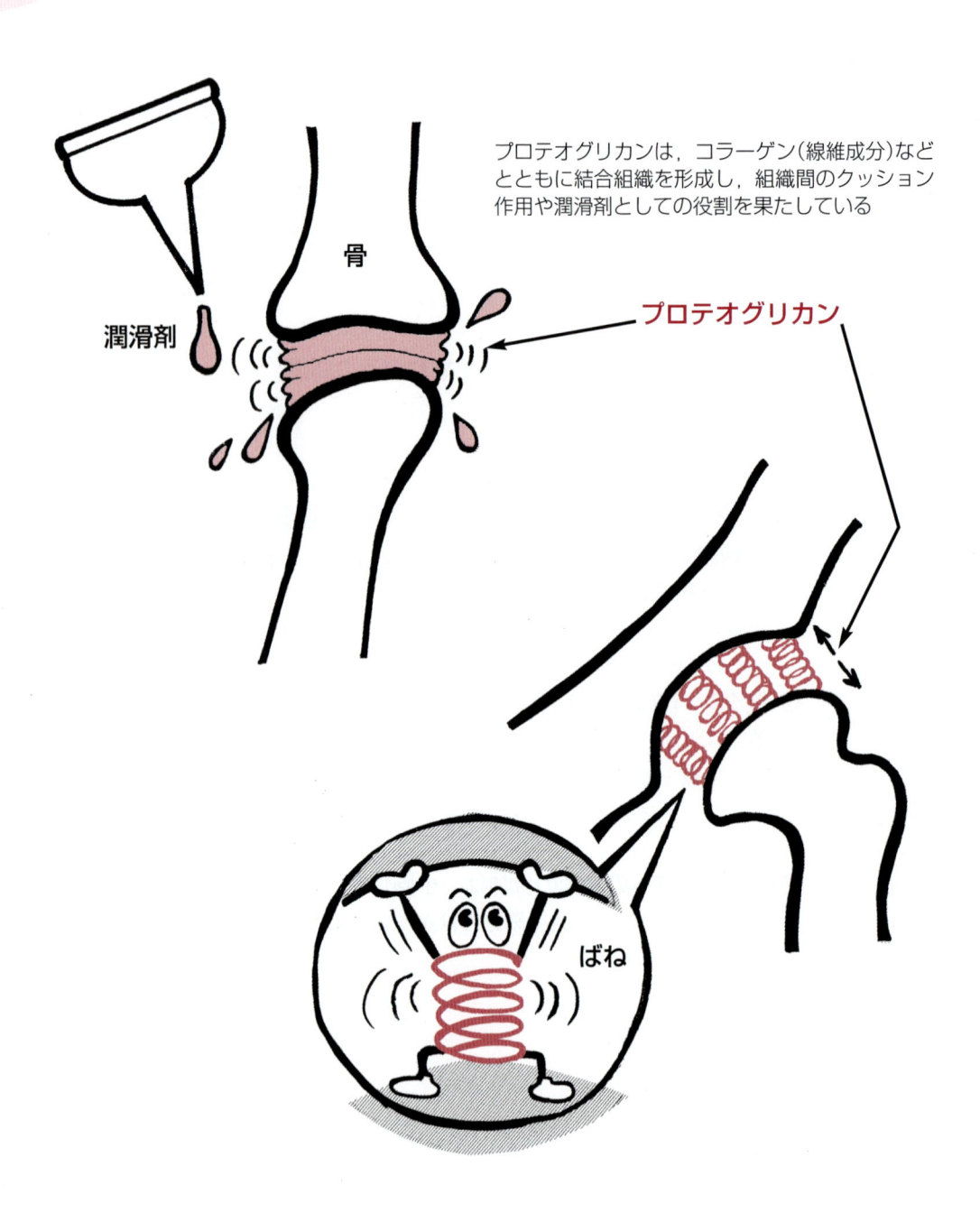

プロテオグリカンは，コラーゲン（線維成分）などとともに結合組織を形成し，組織間のクッション作用や潤滑剤としての役割を果たしている

骨

潤滑剤

プロテオグリカン

ばね

グリコサミノグリカンが結合したタンパク質をプロテオグリカンという．

- 二糖単位の繰り返し構造をもつ長い直鎖状の糖鎖をグリコサミノグリカン（酸性ムコ多糖）という．（→P27）
  - グリコサミノグリカンにはコンドロイチン硫酸，ヘパラン硫酸，ケラタン硫酸などがあり，アミノ糖とウロン酸あるいはガラクトースからなる二糖の繰り返し構造をもつ．
- プロテオグリカンは，コアプロテインとよばれる一本のポリペプチド鎖に，グリコサミノグリカンが結合した糖タンパク質の一種である．
  - 通常の糖タンパク質は糖含量が少なく大部分がタンパク質であるのに対して，プロテオグリカンは糖含量が多いのが特徴である．
- プロテオグリカンは骨，軟骨，象牙質，皮膚，靱帯などに分布する．
  - 軟骨に含まれるプロテオグリカンは高分子量で，コアプロテインあたり100本以上の糖鎖が結合している．一方，骨に含まれるプロテオグリカンは低分子量で，糖鎖の数もコアプロテインあたり1〜2本程度である．

プロテオグリカンは細胞外マトリックスの主要成分である．

- 糖タンパク質の1つであるコラーゲン（線維成分）とともに結合組織を形成する．
- プロテオグリカンは水分保持能力にすぐれ，クッション作用により外部からの物理的衝撃から組織を保護する．
- プロテオグリカンは粘性が大きく，関節などで潤滑剤として作用する．

コラム

ヘパリン

▶医療現場で血液の抗凝固剤として利用されているヘパリンも，グリコサミノグリカンの一種で，生体内では小腸や筋肉，肺，肝などに分布している．▶ヘパリンの抗凝固作用は，血液中にもともと存在する抗凝固因子のアンチトロンビンIIIによる凝固阻止作用を著しく増強するためで，組織・臓器内で不要な血液凝固が起こらないように防御する役割を担っている．▶ヘパリンのユニークな作用として，静注すると中性脂肪の血中濃度が低下することが知られている．これは，血液リポタンパク質中の中性脂肪を分解する酵素リポタンパク質リパーゼ（LPL：清澄因子）や肝性トリグリセリドリパーゼ（H-TGL）を，ヘパリンが活性化し血中に遊離させるためである．▶LPLは脂肪組織や心筋，骨格筋，乳腺，肺などの，H-TGLは肝臓の血管内皮細胞表面に存在し，ヘパラン硫酸プロテオグリカンを介して膜と結合している．静注されたヘパリンが，このプロテオグリカンと拮抗して置き換わることにより，これらのリパーゼが内皮細胞表面から切り離され血中に遊離し，中性脂肪の分解が促進されるのである．

イラストでまなぶ生化学

第8章

核酸とヌクレオチド代謝

第8章 核酸とヌクレオチド代謝

8-1 ● 塩基と糖とリン酸で1セット
核酸

塩基

プリン型	A	G
ピリミジン型	T	C	U

DNAの構成塩基　RNAの構成塩基

糖

グルコース ⇒ ⇒ リボース ⇒ デオキシリボース

ヌクレオシド（8種類）

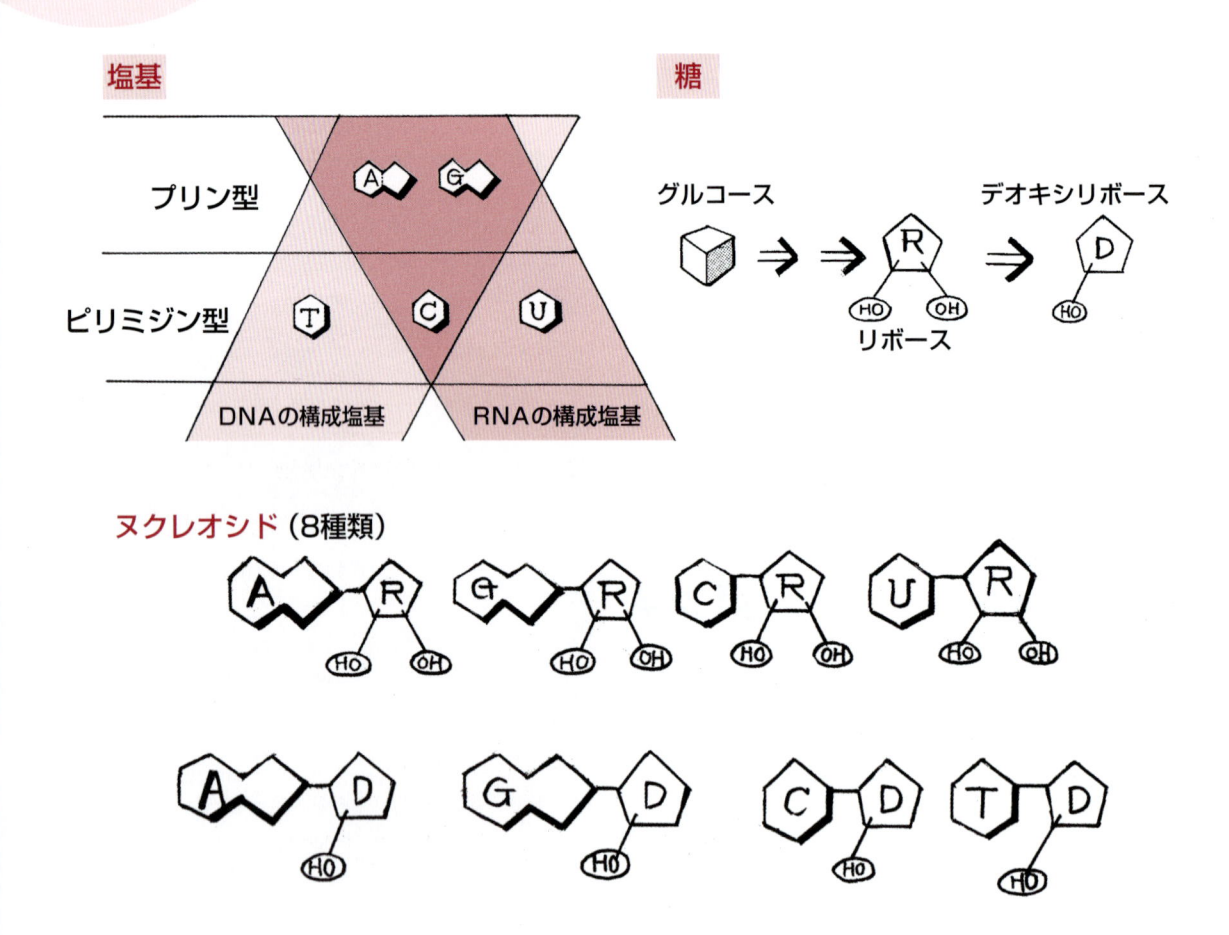

A-R　G-R　C-R　U-R
A-D　G-D　C-D　T-D

ヌクレオチド　塩基がアデニン(A)で糖がリボース(R)の例を示す

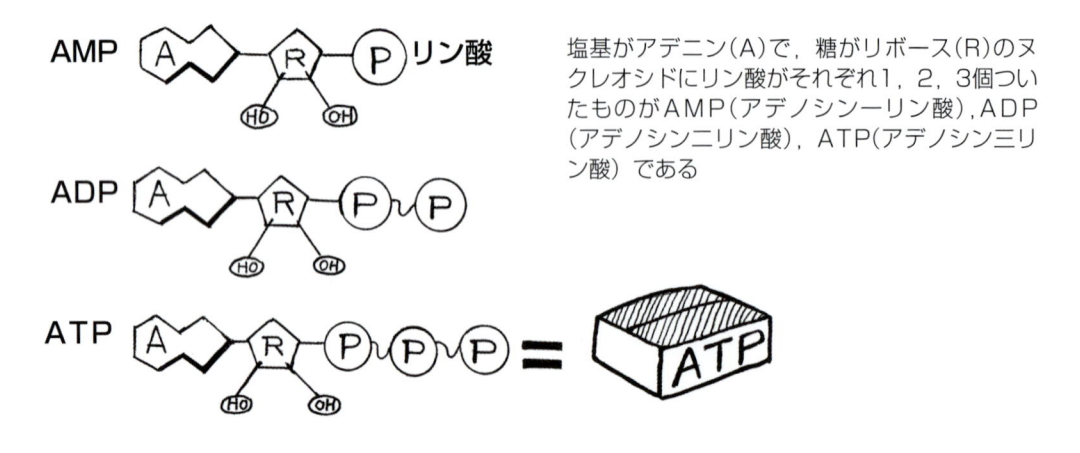

AMP　A-R-P　リン酸
ADP　A-R-P-P
ATP　A-R-P-P-P ＝ ATP

塩基がアデニン(A)で，糖がリボース(R)のヌクレオシドにリン酸がそれぞれ1，2，3個ついたものがAMP（アデノシン一リン酸），ADP（アデノシン二リン酸），ATP（アデノシン三リン酸）である

DNA（遺伝子の本体）とRNA（タンパク質合成の主役）のことを核酸という．

- どちらもヌクレオチド（核酸の構成単位）がたくさんつながったポリヌクレオチド鎖構造をしている．
- ヌクレオチドは塩基，糖，リン酸から構成される．
- ヌクレオチドどうしは一方のヌクレオチドの糖と他方のヌクレオチドのリン酸とのホスホジエステル結合によりつながっている．
  - ポリヌクレオチド鎖の両端を5′末端（結合に関与しないリン酸基側）および3′末端（結合に関与しない糖側）とよび，塩基配列を表すときの指標となる．

核酸を構成する塩基にはプリン型とピリミジン型がある．

- プリン型塩基にはアデニン（A）とグアニン（G）の2種類があり，ピリミジン型塩基にはシトシン（C），ウラシル（U），チミン（T）の3種類がある．
- アデニン（A），グアニン（G），シトシン（C）の3種類はRNAとDNAの両方に共通の構成塩基で，ウラシル（U）はRNAだけが，チミン（T）はDNAだけがもつ塩基である．

核酸を構成する糖にはリボースとデオキシリボースがある．

- リボースはRNAの，デオキシリボースはDNAの構成糖である．
- これらは五炭糖（5つの炭素原子からなる糖）（→P35）で，リボースはペントースリン酸回路によりグルコース（六炭糖）から合成され，デオキシリボースはリボースから合成される．

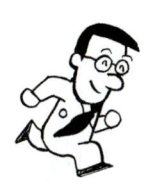

第8章 核酸とヌクレオチド代謝

●塩基と糖とリン酸で1セット －その2－
核酸

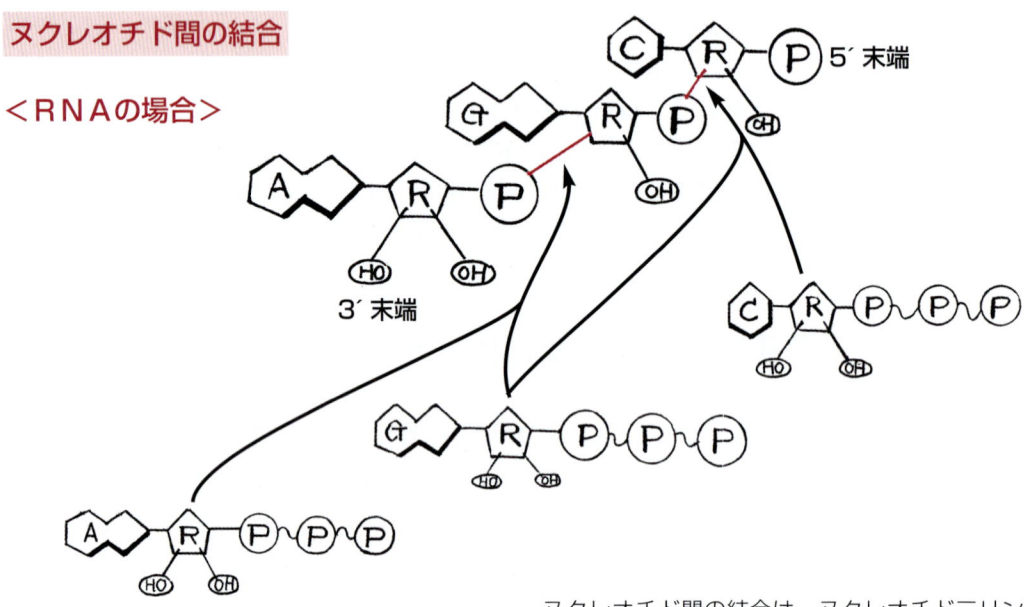

ヌクレオチド間の結合

＜RNAの場合＞

＜DNAの場合＞

ヌクレオチド間の結合は，ヌクレオチド三リン酸を材料として，一方のヌクレオチドの糖と他方のヌクレオチドのリン酸との間で起こる**ホスホジエステル結合**によりつながっていく．その際，材料となるヌクレオチド三リン酸から2つのリン酸がはずれる．

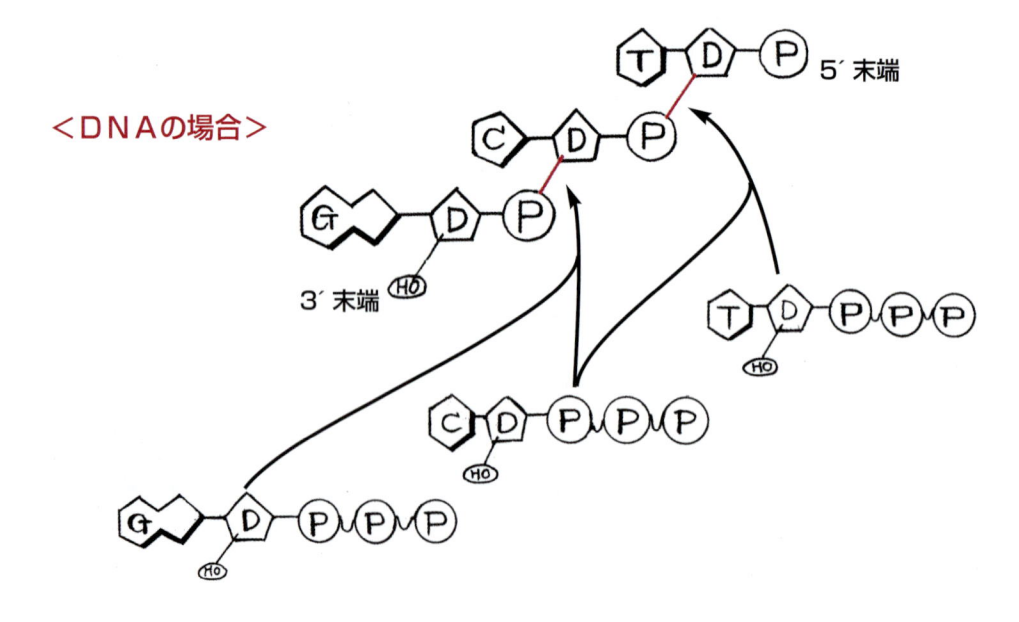

塩基と五炭糖からなるものをヌクレオシドといい，これにさらにリン酸が結合したものをヌクレオチドという．

- ○ **核酸に含まれるヌクレオシドは8種類である．**
  - 塩基（A, G, C, U, Tの5種類）と五炭糖（リボースとデオキシリボースの2種類）の組合せは理論上では10種類となるが，ウラシル（U）はリボースと，チミン（T）はデオキシリボースとしか組まないため，実際には8種類しか存在しない．

- ○ **ヌクレオチドに含まれるリン酸の数は1から3個までであるが，核酸はヌクレオチド一リン酸を構成単位とする．**
  - 核酸（ポリヌクレオチド鎖）の合成時に，その材料として利用されるのはヌクレオチド三リン酸であるが，連結時に2つのリン酸がはずれ，ヌクレオチド一リン酸を構成単位として連結していく．

- ○ **ヌクレオシドやヌクレオチドは核酸の構成成分であるばかりでなく，ほかの生体分子としても重要な役割を担っている．**
  - ヌクレオチド三リン酸の中には，ATPに代表されるようなエネルギーの運搬分子としての機能を担うものがある．
  - エネルギー代謝に重要な役割を担うNAD，FAD，CoAなどの補酵素成分として，あるいは細胞内の情報伝達分子（cAMP）として機能する．

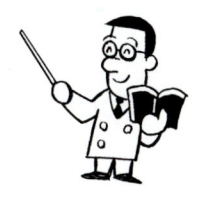

8-2 1本鎖か2本鎖か，それが重要だ
DNAとRNA

二本鎖DNA

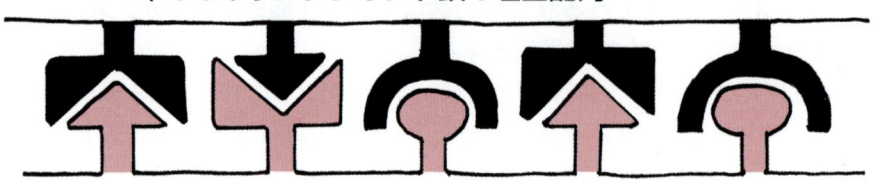

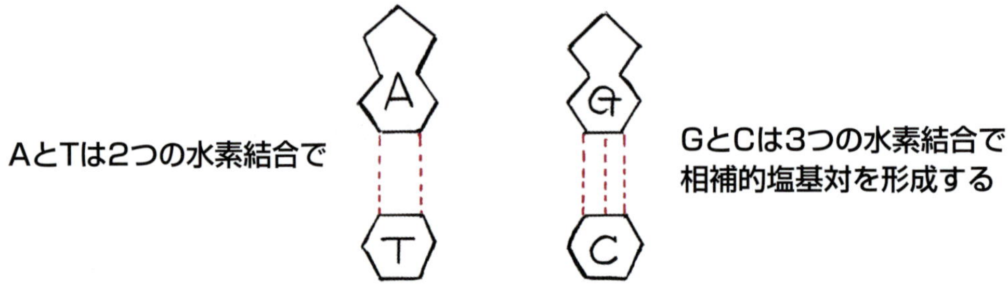

1本めのポリヌクレオチド鎖の塩基配列

鋳型の関係

2本めのポリヌクレオチド鎖の塩基配列

AとTは2つの水素結合で

GとCは3つの水素結合で相補的塩基対を形成する

3種類のRNA

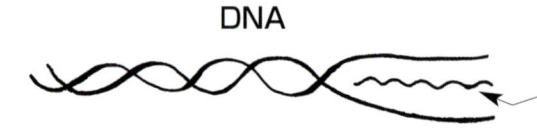

DNA

メッセンジャーRNA(mRNA)
タンパク質の設計図

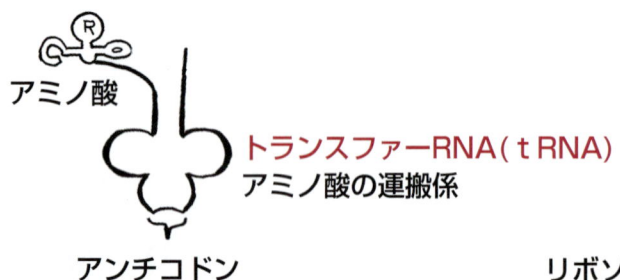

アミノ酸

トランスファーRNA(tRNA)
アミノ酸の運搬係

アンチコドン

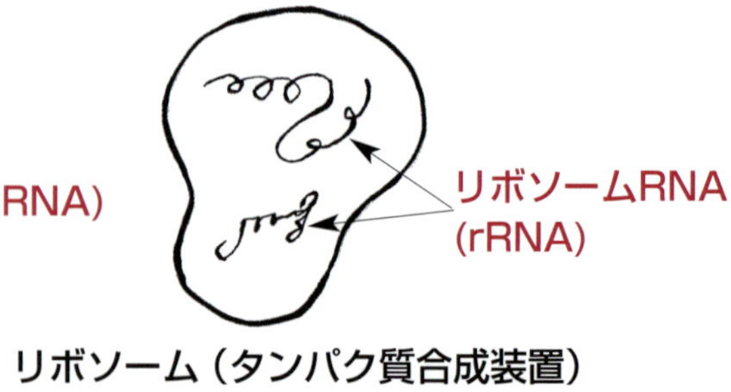

リボソームRNA(rRNA)

リボソーム（タンパク質合成装置）

DNAは2本のポリヌクレオチド鎖がらせん状に結合した(二重らせん)構造をしている．

- ○ 2本のポリヌクレオチド鎖の塩基の並び方は，お互いに鋳型の関係となっている．
  - これは，DNA（遺伝子）の複製や修復，遺伝情報の伝達などが誤りなく行われるうえで重要な意義をもっている．
- ○ 2本のポリヌクレオチド鎖を結びつけているのは，ある特定の塩基どうしが引きつけ合う力(水素結合)で，アデニン(A)はチミン(T)と，グアニン(G)はシトシン(C)とだけ引きつけ合う(相補的塩基対)．
  - このような必ずペアを組む塩基が決まっていることが，2本のポリヌクレオチド鎖の塩基配列が相互に鋳型の関係を形成するうえできわめて重要である．
  - AとT間は2個の水素結合で，GとC間は3個の水素結合で結合する．
- ○ 互いに逆向きの2本のポリヌクレオチド鎖が右巻きらせんを形成する．
  - らせんの内側には塩基(疎水性)がらせん軸に対して垂直に対を形成し，らせんの外側には糖-リン酸(親水性)が位置する．
  - 10ヌクレオチドごとに1回転する．
  - プラスミドやミトコンドリア，細菌，ある種のウイルスは，1本のポリヌクレオチド鎖の末端どうしが結合した環状DNAをもつ．
- ○ DNAの二本鎖は，温度やpHを変えることで，一本鎖に解離(変性)したり，二本鎖に戻ったりする(復元)．
  - これは，遺伝子関連技術の基盤となるきわめて重要な性質である．

RNAは1本のポリヌクレオチド鎖からなり，メッセンジャーRNA(mRNA)，トランスファーRNA(tRNA)，リボソームRNA(rRNA)の3種類がある．

- ○ mRNAは直鎖構造をもち，タンパク質合成に必要な塩基配列(遺伝情報)を転写する役割を担う．
  - 分子量はさまざまで(転写した遺伝情報による)，生体内寿命はきわめて短い(数分から数時間)．
- ○ tRNAはクローバー葉状の構造をもち，mRNAの情報にしたがって活性化されたアミノ酸をリボソームに運搬する役割を担う．
  - 分子量は2〜3万(75〜95塩基)と比較的小さい．
  - タンパク質を構成する20種類の各アミノ酸に対応して，1つ以上のtRNAがそれぞれ存在する．
  - 3′末端にアミノ酸を結合して運搬する．
  - アンチコドンとよばれる3個の塩基配列が，特定のアミノ酸を指定するmRNAのコドン(遺伝暗号)と相補的塩基対を形成する．
- ○ rRNAは細胞内に最も多く含まれるRNAで，タンパク質と複合体を形成し，タンパク質合成の場であるリボソームを構成する．
  - 全RNAの80％程度がrRNAである．
- ○ これらのRNAは，いずれもDNAの塩基配列から転写されて合成される．

8-3 ● 塩基は自前でつくったものを利用する
ヌクレオチドの合成と分解

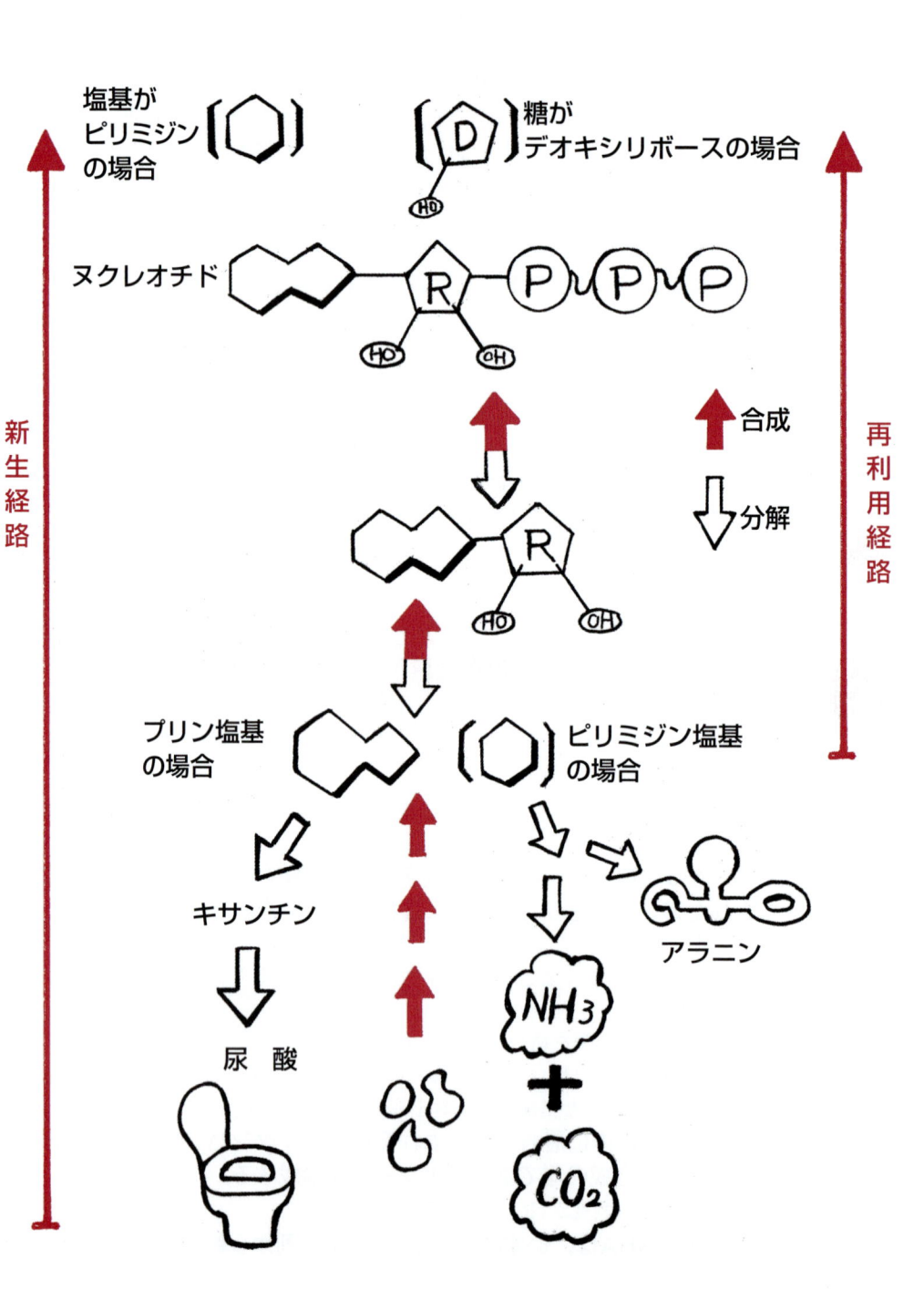

塩基がピリミジンの場合

糖がデオキシリボースの場合

ヌクレオチド

↑ 合成
↓ 分解

新生経路

再利用経路

プリン塩基の場合

ピリミジン塩基の場合

キサンチン

アラニン

尿酸

NH_3 + CO_2

ヌクレオチドを合成する経路には，プリンおよびピリミジン塩基から新たに合成する新生経路(de novo pathway)と，代謝されたヌクレオチドの分解過程で生じる塩基を再利用する経路(salvage pathway)がある．

- ○ 新生経路はエネルギーを大量に使う複雑な合成経路である．
  - ・プリン塩基の合成経路はピリミジン塩基の合成経路に比べより複雑で，エネルギー消費も多い．
  - ・これらの反応を触媒する酵素の中には，多機能酵素(単一のポリペプチド鎖中に複数の異なる触媒部位をもつ)(→P101)がいくつか存在し，効率よく反応を進めている．
- ○ リボースの誘導体(5-ホスホ-D-リボシル1-二リン酸：PRPP)が，すべての塩基の合成に共通する材料物質となる．
- ○ プリン塩基の合成にはテトラヒドロ葉酸(葉酸の補酵素型)が必要である．
- ○ ピリミジン塩基の合成経路は，尿素回路の中間体であるカルバモイルリン酸から出発する．
- ○ 再利用経路には，ヌクレオシドからヌクレオチドを合成する経路と，塩基からヌクレオチドを合成する経路がある．
  - ・ピリミジンヌクレオシドからはATPを用いてピリミジンヌクレオチドが合成される．
  - ・プリン塩基からはPRPPを用いてプリンヌクレオチドが合成される．
  - ・アデニンのみは両経路でヌクレオチドが合成される．
- ○ 塩基は体内で新規に合成あるいは再利用され，食事由来(外来性)の塩基がそのまま利用されることはほとんどない．
- ○ ヌクレオチド合成の阻害剤は，DNA合成阻害作用により抗癌剤として利用される．

いらなくなったプリン塩基は尿酸に変えられ，尿中に排泄される．

- ○ DNAは細胞が生きている限り分解されることはないが，RNA(なかでもmRNAはとくに不安定)は数分から数日の間に分解される．
- ○ 膵臓から分泌される消化酵素や細胞内器官のリソソームに含まれるヌクレアーゼにより，核酸はヌクレオチドやヌクレオシドにまで分解される．
  - ・組み換えDNA実験で使われる制限酵素は，細菌由来のエンドヌクレアーゼ(ポリヌクレオチドの鎖内で切断する)で，特異的な塩基配列を認識して，その部位で切断する．(→P188)
- ○ ヌクレオチドやヌクレオシドの大部分は核酸合成に再利用されるが，不要となった少量が尿酸などに分解される．
- ○ ヌクレオチドの分解は，リン酸，糖の順にはずれていき，最後に塩基が代謝される．
- ○ プリン塩基のグアニンはキサンチンを経て，アデニンはヒポキサンチンからキサンチンを経て尿酸に代謝される．
  - ・ヒトや鳥類では尿酸として排泄されるが，ほかの哺乳動物では尿酸をさらにアラントインに酸化して排泄する．また，大部分の両生類や魚類ではこれをさらに尿素にまで分解して排泄する．
- ○ ピリミジン塩基は，アラニンやアミノイソ酪酸に代謝され有効利用されるものもあるが，一部は最終的にアンモニア(NH_3)と二酸化炭素(CO_2)に完全分解される．

第8章　核酸とヌクレオチド代謝

8-4 ● 痛風は尿酸がたまる病気
ヌクレオチド代謝異常と疾患

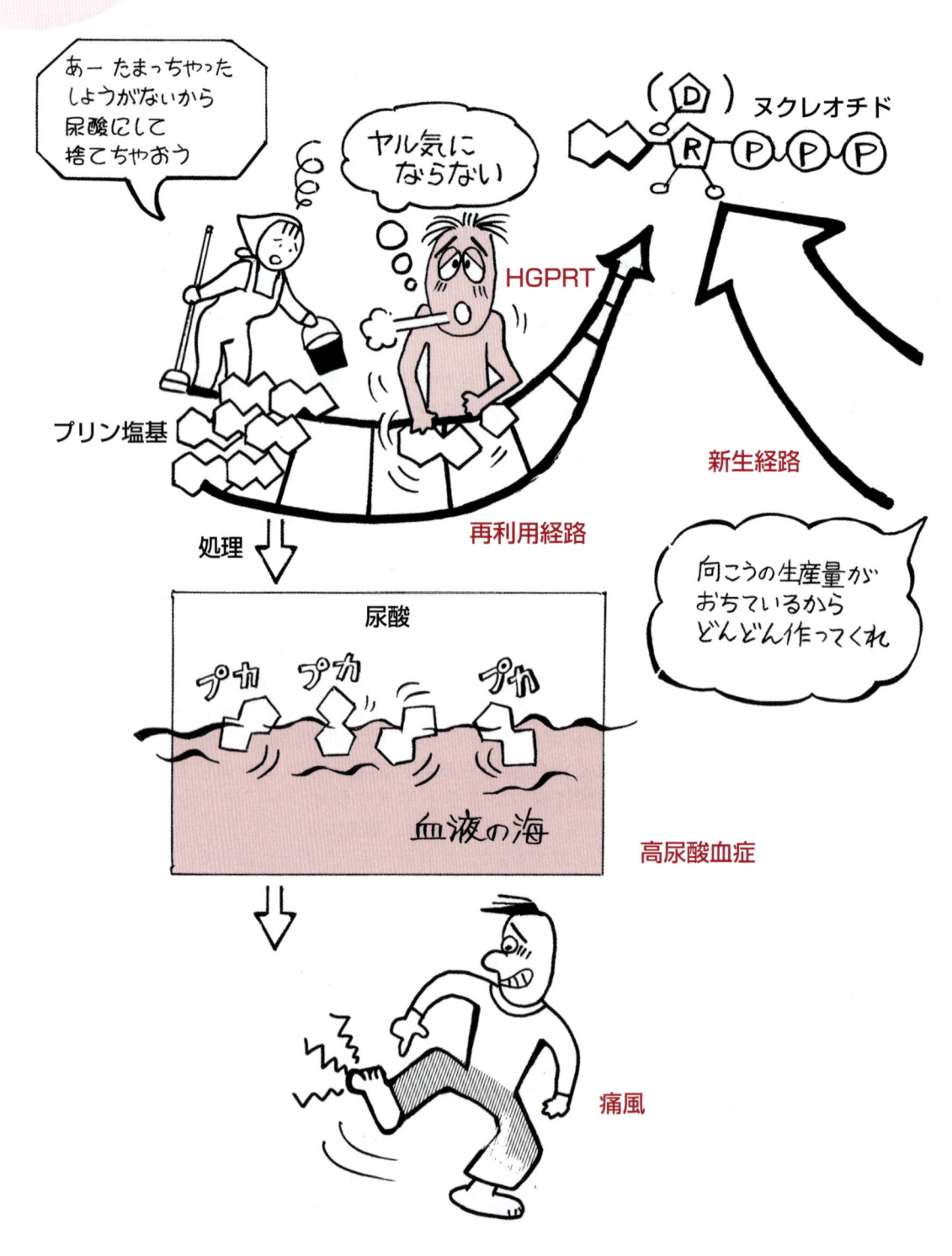

痛風は高尿酸血症により起こる．

- プリン塩基（肉やビールに多く含まれる）の過剰摂取，過剰生成，排泄障害などが原因で，血中尿酸値が高くなる（7.0 mg/dl以上を高尿酸血症）と，関節に尿酸の結晶が蓄積し激しい痛みを生じる．
  - 痛風の99％の患者が男性で，行動的，大食い，酒飲みで社会的に活躍している人が多い．
  - 痛風発作は，尿酸塩に対して体の防御機構である白血球が反応し攻撃することにより生じる．
  - ヒポキサンチンの構造類似体であるアロプリノールは，ヒポキサンチンやキサンチンが尿酸となる反応を触媒する酵素キサンチンオキシダーゼを阻害することから，痛風の治療薬となる．
- プリン塩基の過剰生成は，ヌクレオチド代謝酵素の異常により起こる．

HGPRT酵素活性の低下は，尿酸の生成過剰を招く．

- ヒポキサンチン-グアニンホスホリボシルトランスフェラーゼ（HGPRT）は，プリン塩基からのプリンヌクレオチドの再生にかかわる主要な酵素である．
  - アデニン以外のプリン塩基（ヒポキサンチン，キサンチン，グアニン）は，HGPRTの触媒下でPRPPを用いてヌクレオチドに再生される．
- HGPRTの活性低下は，再利用経路によるプリンヌクレオチドの生産量を低下させるため，その代償として新生経路によるプリンヌクレオチド合成が著しく亢進するとともに，再利用されなかったプリン塩基の分解も亢進し，結果として尿酸が過剰に生成される（→高尿酸血症）．
- HGPRTの完全欠損はレッシュ–ナイハン症候群となる．
  - プリンヌクレオチドの先天性代謝障害（伴性劣性遺伝；男児のみに発症）は，自傷を特徴とし，強直，精神遅滞などの中枢神経症状を呈する．
- HGPRTの部分欠損は，痛風や高尿酸血症の原因となる．
- 高尿酸血症はHGPRTの活性低下以外にも，ホスホリボシルピロリン酸（PRPP）の合成亢進によっても起こる．
  - PRPPの増加はプリンヌクレオチドの合成を促進し，結果として尿酸生成を増加させる．
  - PRPPの合成は，糖原病（Ia型；グルコース-6-ホスファターゼ欠損症）などで増加する．

ADAやPNPの欠損は，免疫不全を引き起こす．

- ヌクレオチドの分解にかかわる酵素の1つであるアデノシンデアミナーゼ（ADA；アデノシンをイノシンに変える酵素）の著しい活性低下は，T細胞（細胞性免疫），B細胞（体液性免疫）ともに機能不全となる重症複合型免疫不全症を起こす．
- プリンヌクレオシドホスホリラーゼ（PNP；プリンヌクレオシドをプリン塩基に分解する酵素）の欠損は，T細胞の機能のみを障害する細胞性免疫不全を起こす．

イラストでまなぶ生化学

第9章 遺伝子と遺伝情報の発現

第9章 遺伝子と遺伝情報の発現

9-1 ●生物の基本設計図
遺伝子

二本鎖 DNA

センス鎖
（コード鎖）

アンチセンス鎖
（鋳型鎖）

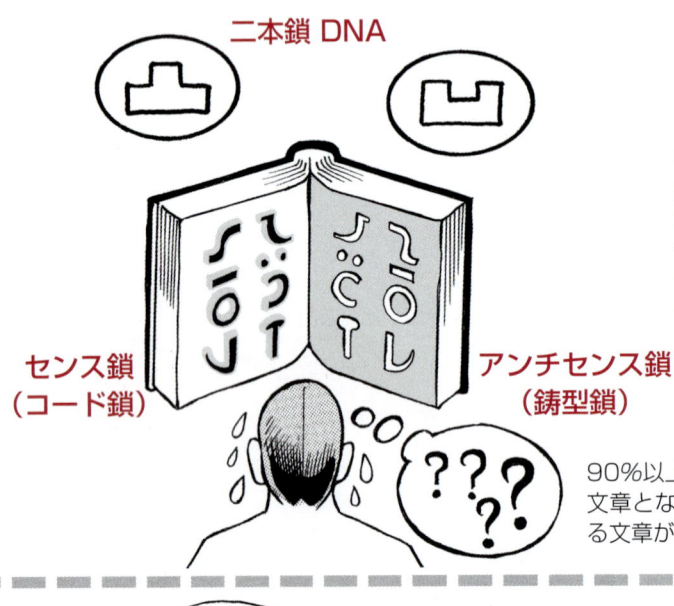

本（二本鎖DNA）の各ページには，遺伝情報がぎっしりと書かれている．左右のページ（コード鎖と鋳型鎖）はそれぞれ凸文字と凹文字になっており，本を閉じるとピッタリかみ合う（相補的塩基対）

90％以上が意味をなさない文章となっている．意味のある文章が遺伝子である

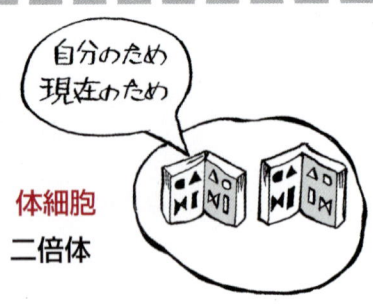

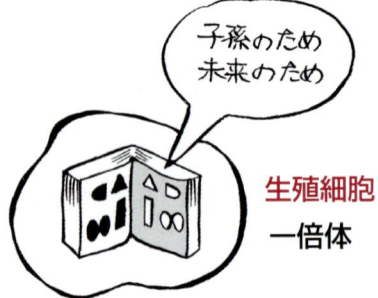

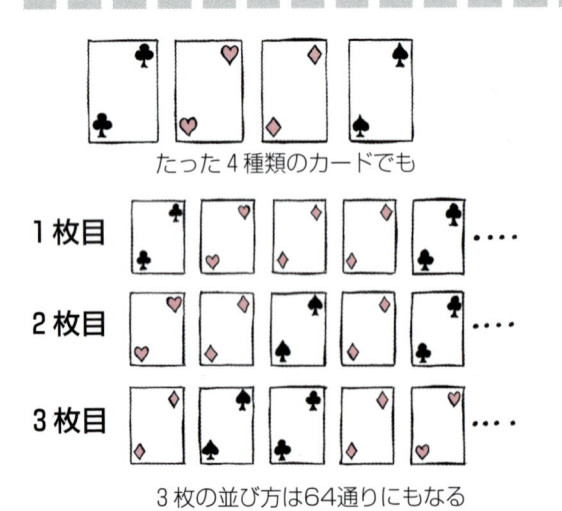

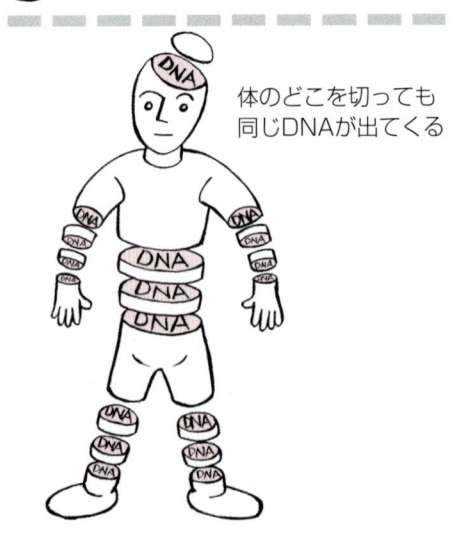

自分のため
現在のため

子孫のため
未来のため

体細胞
二倍体

生殖細胞
一倍体

たった4種類のカードでも

1枚目

2枚目

3枚目

3枚の並び方は64通りにもなる

体のどこを切っても同じDNAが出てくる

遺伝子の本体はDNAである．

- ○ ヒトDNAには約2万2,000個の遺伝子が存在する．
  - この遺伝子として機能する領域はDNA全体の数%に過ぎず，残りの90%以上の役割はわかっていない．
  - ヒトDNAは全長約2m，ヌクレオチドの数で約30億対から構成される．
- ○ ヒトDNAは，23対の染色体に分配されている．
  - 原核細胞には環状DNAが1つあるだけである．
  - ウイルスはDNAかRNAのどちらか一方しかもたず，インフルエンザウイルスやヒト免疫不全ウイルス（HIV）などはRNAが遺伝情報を担う．
- ○ ヒトを含む多細胞生物では，生体を構成するすべての細胞（脱核したヒトの赤血球などの例外を除いて）が同一のDNAをもっている．
- ○ 体細胞中のDNAと生殖細胞中のDNAは，その役割や意義が異なる．
  - 体細胞中のDNAは細胞増殖と各細胞の機能発現という役割を担い，生殖細胞中のDNAは子孫への遺伝形質の継承という役割をもつ．
  - クローン技術は，体細胞中のDNAを子孫への遺伝形質の継承に用いようとする試みである．

DNAの塩基配列中に，3つずつの塩基の並び方を暗号文字（コドン）として，遺伝情報が書き込まれている．

- ○ 暗号文字といっても実際には各アミノ酸を指定する暗号であり，情報はタンパク質の言葉に翻訳されて発現される．
  - 4種類の塩基の3つの並び方が遺伝暗号（コドン）となっており，コドンは$4^3=64$種類ある．
  - 遺伝暗号は全生物でほぼ共通である．
- ○ 二本鎖DNA中の，実際のアミノ酸配列の情報を担うDNA鎖をセンス（コード）鎖，他方をアンチセンス鎖または鋳型鎖（mRNA合成の際の鋳型となる）という．

ある生物がもつ全遺伝子群の1セットをゲノムという．

- ○ 遺伝子は，情報として転写される領域と，タンパク質などが結合して遺伝子発現が調節される領域からなる．
- ○ 前者には構造遺伝子や調節遺伝子が含まれ，後者にはプロモーターや調節エレメントなどとよばれる調節領域がある．
  - mRNAに転写されてタンパク質に翻訳される部分や，tRNAやrRNAに転写される部分を構造遺伝子という．
  - 翻訳されるタンパク質が，遺伝子発現を調節するタンパク質である場合には調節遺伝子という．

第9章 遺伝子と遺伝情報の発現

9-2 ● 多いものは分別整理して保存
染色体と遺伝

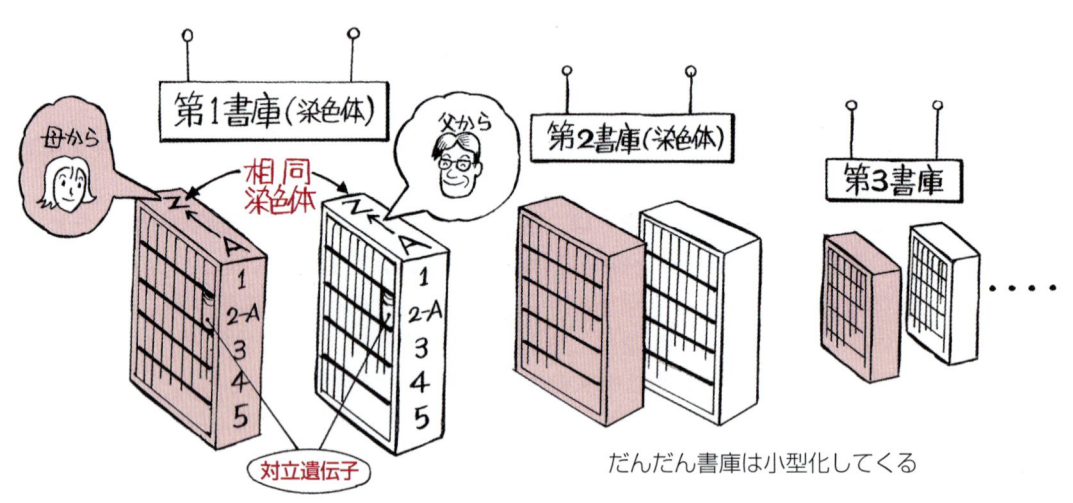

本棚には，本（二本鎖DNA）がぎっしりと並べられている．各書庫（全部で23）には，父親と母親からそれぞれゆずり受けた2セットの本棚が置いてあり（相同染色体），ほぼ同じ内容の本が同じ配列で並んでいる．それぞれの本棚の同じ位置にある本どうしを対立遺伝子という

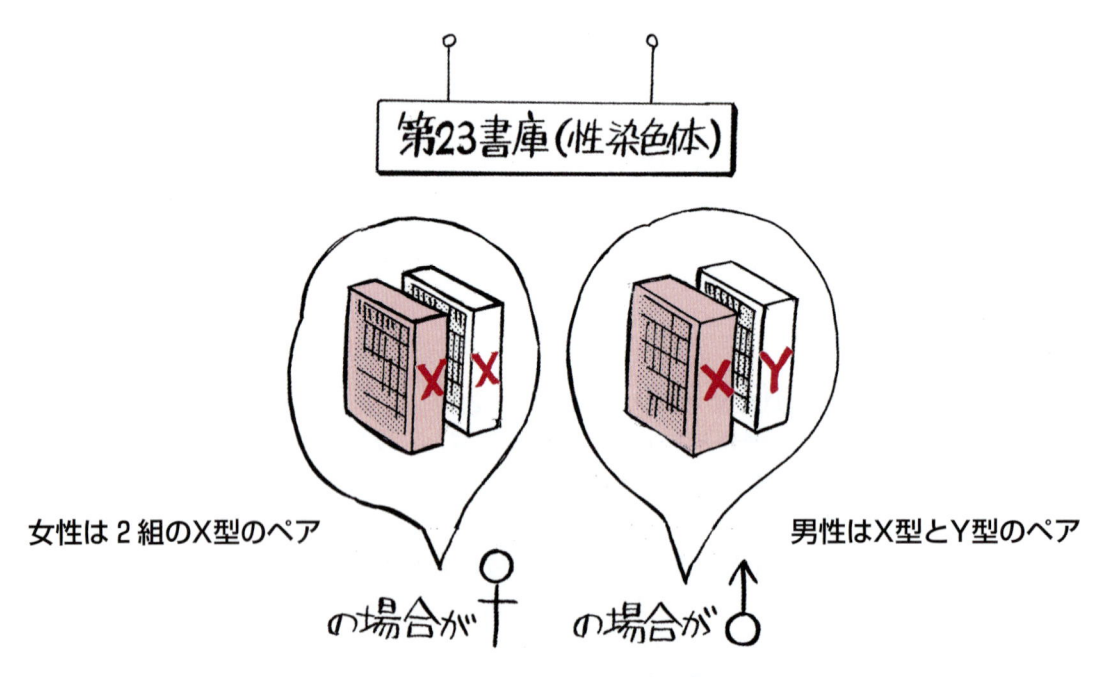

最後の第23書庫（染色体）だけは，男性と女性でペアとなる本棚の種類が違っている

DNAは高密にパッキングされた状態で細胞内に収納されている．

- 真核細胞のDNAは核膜で囲まれた核内に存在するが，原核細胞ではほぼむき出しの状態で細胞質内に存在する．
- 真核細胞のDNAは二重らせん構造を保持しながら，ヒストンというタンパク質から構成される粒子に巻きつき，ヌクレオソームとよばれる球状の基本単位となる構造をつくる．
- これらが連結してビーズに糸を通したようなクロマチンとよばれる線維状構造からなるDNA-タンパク質複合体を形成する．
- 細胞分裂期には，クロマチン線維はさらに密に凝縮し，染色体構造をとる．

ヒト体細胞には23対（計46本）の染色体が存在する．

- 全長約2 mのDNAが，46本の独立したクロマチン線維に分配されて存在する．
- 46本の染色体には，常染色体22対（計44本）と性染色体1対（2本）がある．
  - 常染色体は，ほぼ大きさの順に第1～22染色体と名づけられている．
- 対をなす染色体（相同染色体）の一方は母親（卵子）に，他方は父親（精子）に由来する．
  - 遺伝子の種類や配列順序が等しい各2本ずつの染色体を相同染色体という．
  - 各相同染色体において，同じ遺伝子座（染色体上でそれぞれの遺伝子が占めている部位）に存在する遺伝子を対立遺伝子という．
  - 真核生物の体細胞は，通常，父親および母親から受け継いだそれぞれ1セット計2セットのゲノムをもつので二倍体とよばれる．
- 1対の性染色体は，男性の場合はX染色体とY染色体で，女性の場合はX染色体が2本である．

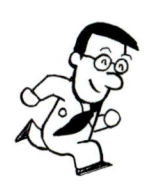

第 9 章　遺伝子と遺伝情報の発現

●多いものは分別整理して保存 —その 2 —
染色体と遺伝

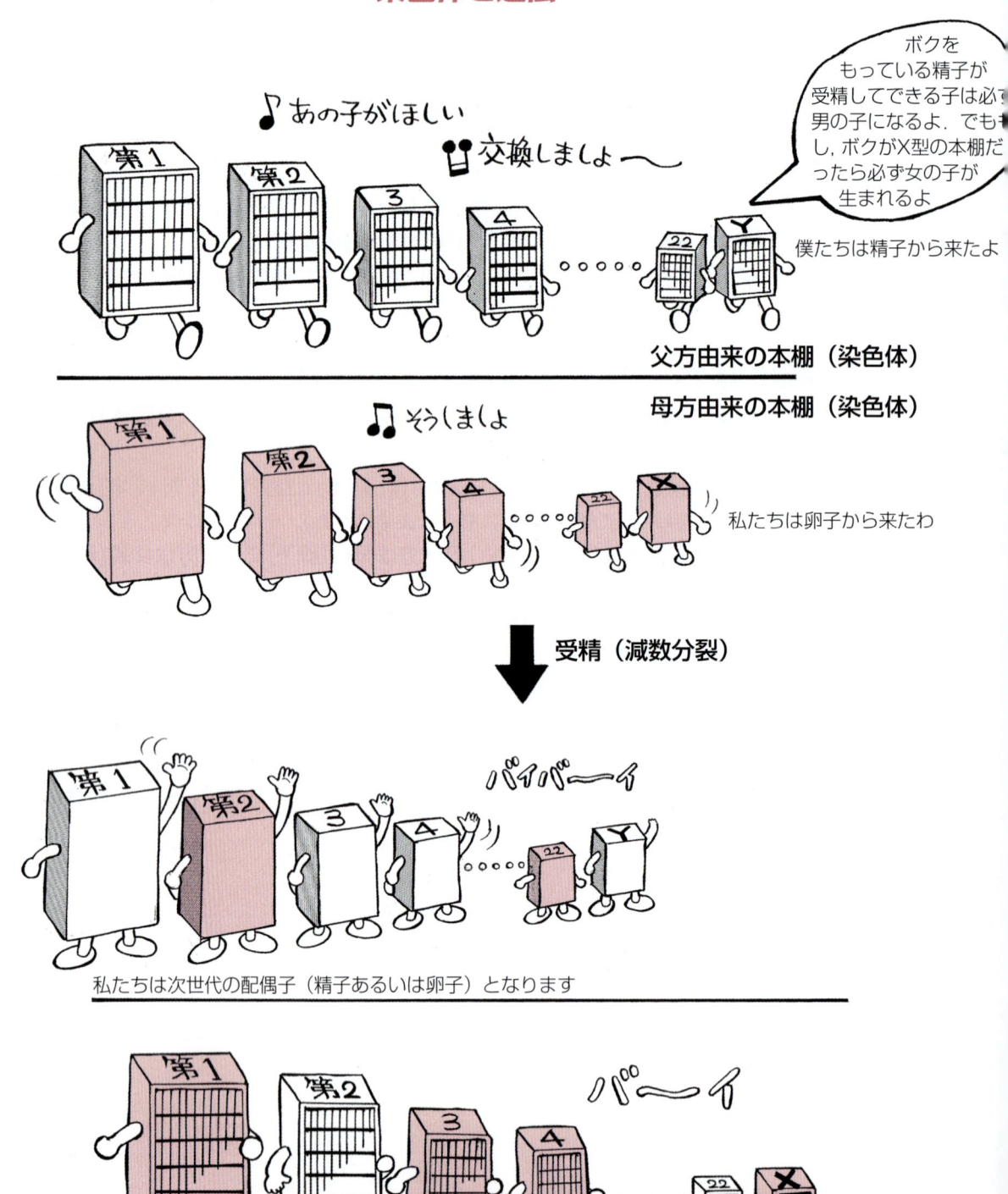

遺伝情報を担う遺伝子が，親から子へ伝わることを遺伝という．

- ○ 生殖細胞では，減数分裂を経て，1セットずつのゲノムをもつ配偶子（卵子あるいは精子）が形成される．
  - 減数分裂は第1および第2減数分裂とよばれる2回の細胞分裂が連続して起こるが，DNAの複製は1回しか起こらないため，配偶子は一倍体の細胞となる．
  - 一方，体細胞は，通常の細胞分裂（1回の分裂につき1回のDNAの複製）を経て，2セットずつのゲノムをもつ二倍体の細胞が複製される．
- ○ 減数分裂では，父親由来の染色体とこれに相同な母親由来の染色体が対合し，ランダムに各配偶子に分配されるため，多様な配偶子が形成される．
  - ヒトの場合，$2^{23}=8.4\times10^6$通りのパターンとなる．
  - さらに，減数分裂中に，染色体の一部が交差し交換されてしまう現象（相同組換え）が起こるため，配偶子の多様性はさらに著しく増大する．
  - これらの現象は，種の保存や生物進化にとって，きわめて重要である．
- ○ 精子が性染色体としてX染色体をもつかY染色体をもつかにより，子の性が決定される．

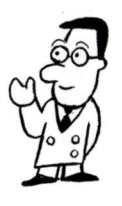

9-3 とりあえず全部コピー
DNAの複製

DNAヘリカーゼ

本棚から次々と本を取り出し，本のページを開く

本棚にある1冊づつの本がレプリコン（複製単位）に相当する

3′ ← 5′
左ページ（アンチセンス鎖）　右ページ（センス鎖）

DNAポリメラーゼ

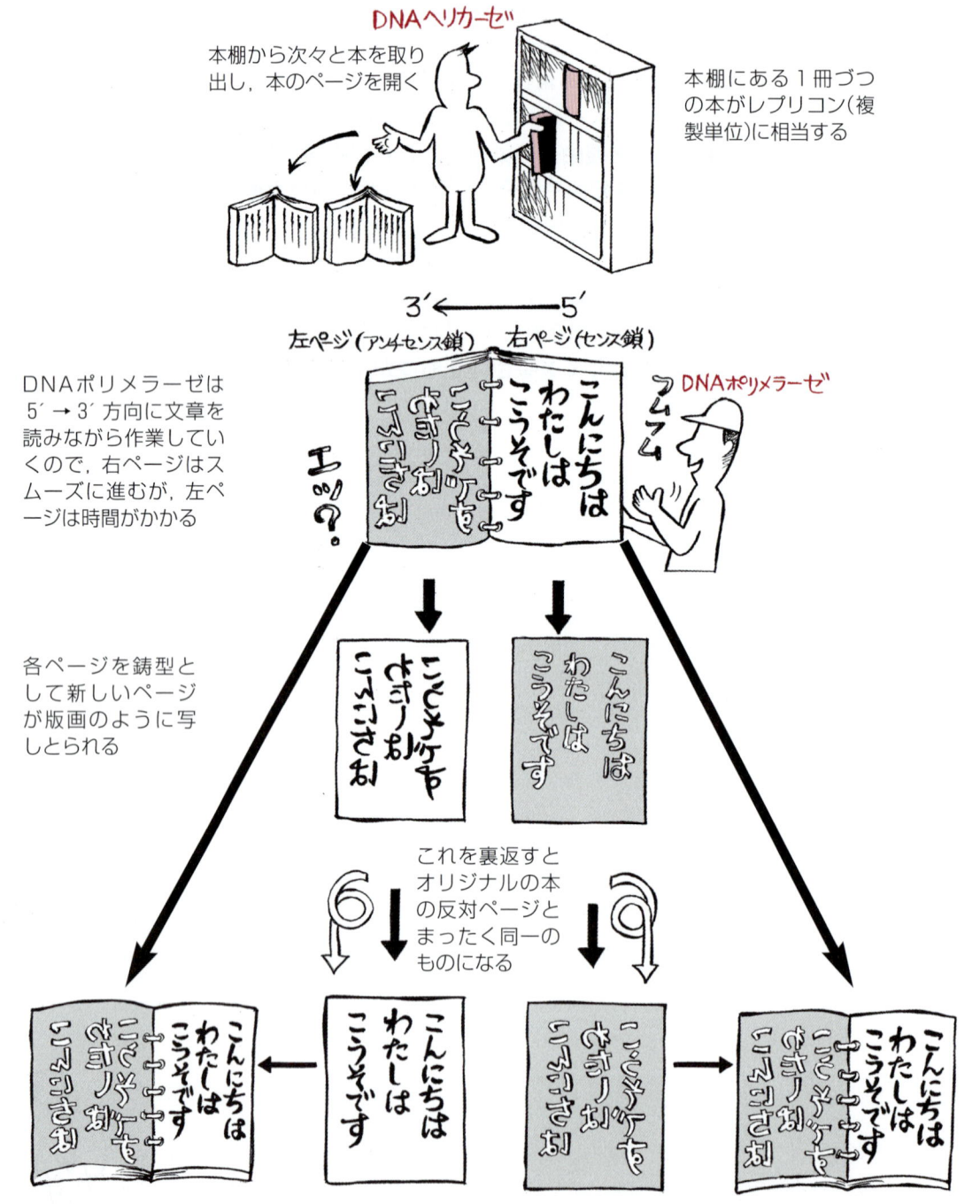

DNAポリメラーゼは5′→3′方向に文章を読みながら作業していくので，右ページはスムーズに進むが，左ページは時間がかかる

各ページを鋳型として新しいページが版画のように写しとられる

これを裏返すとオリジナルの本の反対ページとまったく同一のものになる

新しくできたページとオリジナルのページをセットにして全く同一の2冊の本がつくられていく（半保存的複製）

154

細胞分裂・増殖時には，**DNAの複製**が行われる．
- 生体を構成するすべての細胞は，受精卵が細胞分裂を繰り返して増殖してできたものなので，同一のDNAをもっている．
- DNAは**レプリコン**とよばれる複製単位が連結してできている．
  - DNAの複製は，レプリコンごとに同時多発的に行われる．

各レプリコンの**複製開始点**から二本鎖がほどけていき，これらの各鎖を**鋳型**としてDNAポリメラーゼにより5´末端から3´末端方向へと，鋳型がもつ塩基配列と相補的な塩基配列の新しい鎖が合成されていく．
- 二本鎖DNAは非常に安定しているが，生体内では**DNAヘリカーゼ**とよばれる酵素によりほどかれる．
  - 二本鎖がほどけつつある部分を複製フォークという．
- DNAポリメラーゼによるDNA合成に先だち，**プライマーRNA**（10ヌクレオチド程度の短いRNA鎖）がつくられ，これを起点としてDNA鎖の合成が始まる．
- DNA鎖の材料となる4種類の**デオキシヌクレオチド3-リン酸**は，鋳型DNAの塩基配列と相補的になるように3´末端に次々と結合していく．
  - DNA鎖の両端を5´および3´末端という．ヌクレオチド鎖の先端にある未結合のリン酸側が5´末端，後端にある未結合の糖側が3´末端である．
  - 哺乳類のDNA複製では，毎秒50個程度の速度でヌクレオチドが連結（重合）される．

二本鎖ＤＮＡの複製は，一方の鎖ではスムーズに進行するが，他方の鎖ではぎこちなくゆっくりである．
- 2本鎖DNAの向きは互いに逆（一方は5´→3´，他方は3´→5´）で，DNAポリメラーゼは5´→3´方向にしかヌクレオチドを結合できない．
- したがって，開始点が5´末端の場合は連続的で速いDNA鎖合成（**リーディング鎖**）が起こる．
- しかし，3´末端を開始点とする場合には，はじめにRNAプライマーを起点として100～1000個程度のヌクレオチド鎖（**岡崎フラグメント**）が5´→3´方向に合成された後，これらがDNAリガーゼによりつなぎ合わされる不連続的で遅いDNA鎖合成（**ラギング鎖**）となる．
  - RNAプライマーは岡崎フラグメントがつなぎ合わされる過程で，DNA鎖に置き換えられる．

複製された２つのＤＮＡは，いずれもオリジナルの鎖と新しく合成された鎖の組み合わせでできていることから，このような複製を**半保存的複製**という．

9-4 ● 誤りは速やかに訂正
変異と修復

親子3人ずつ手をつないで並んでください！

点変異

塩基置換

君どこの子？
ママがちがう

フレームシフト変異

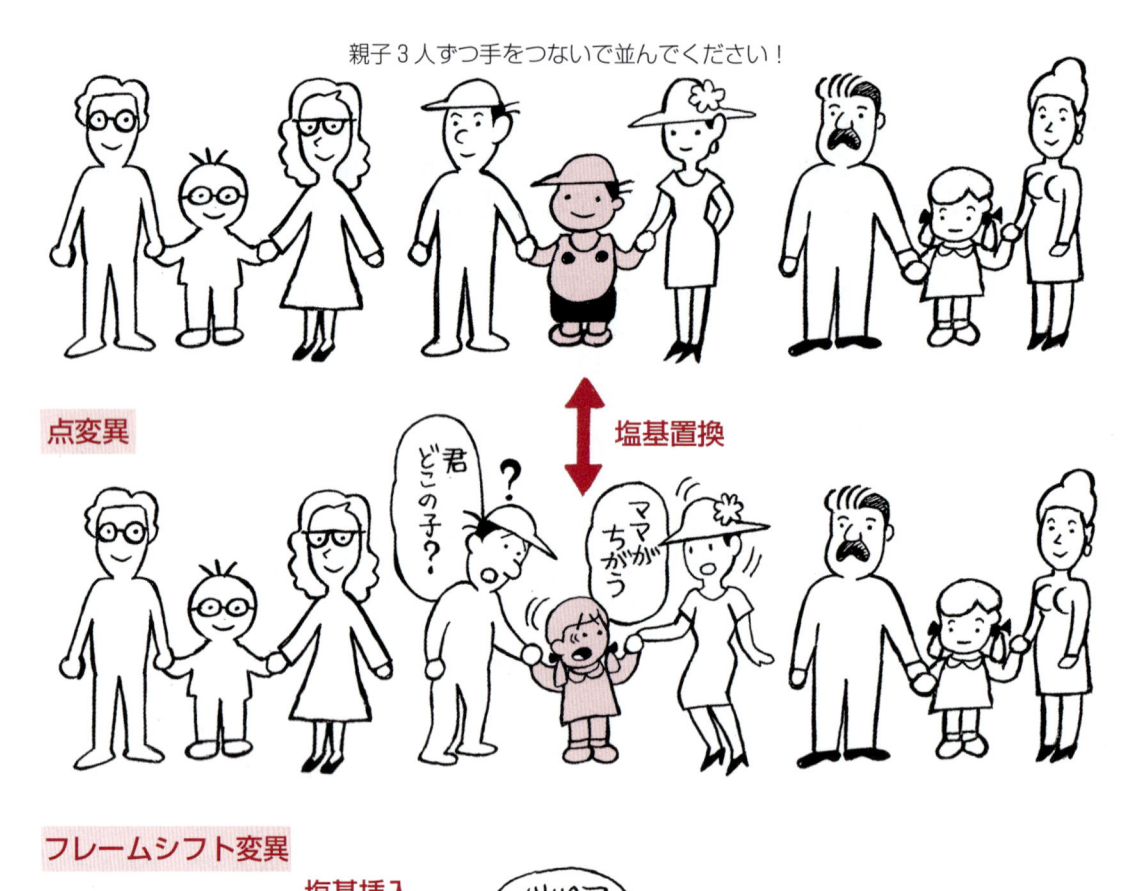

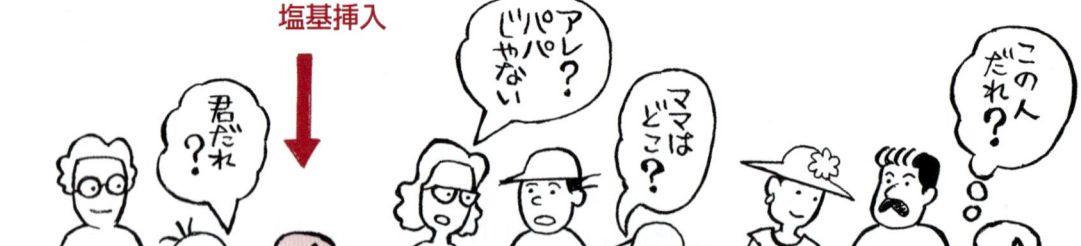

塩基挿入

君だれ？
アレ？パパじゃない
ママはどこ？
この人だれ？

1人の子供が入れ替わっても（塩基置換），1つの家族が混乱するだけですむが，
1人の子供が列に割り込むと（塩基挿入），すべての家族が混乱する

変異とは，DNAの塩基配列が変化することである．

- **変異を引き起こす原因**に，DNA複製時のミスや，変異を誘発する種々の化学物質，紫外線，放射線などの暴露がある．
  - DNA変異を著しく誘起する化学物質を変異原物質といい，これらのほとんどは発癌性をもつ．
- DNA上のすべての箇所が同じ頻度で変異が起こるわけではなく，高い確率で変異が起こる特定の領域（**ホットスポット**）が存在する．
  - 免疫グロブリン遺伝子の抗原特異性を決定する部位では，通常よりはるかに高い頻度で塩基置換が起こる．
- ある遺伝子の塩基配列に，単位時間内に変異が生じる確率は，生物種に関係なく一定である（**分子進化時計**）．
  - 分子進化時計を利用して，生物種間で遺伝子の変異の程度を調べることで，種の類縁関係や進化上の分岐の時期などを推定することができる．
  - 機能的により重要なタンパク質をコードする遺伝子ほど，進化の過程で変化する速度は遅い．

変異には，1つの塩基が異なる塩基に置き換わる点変異や，1つあるいは複数個の塩基が欠失あるいは挿入する変異などがある．

- 点変異が生じた場合でも，指定されるアミノ酸が変わらない場合（**サイレント置換**），アミノ酸が変化する場合（**ミスセンス置換**），終止コドンとなりタンパク質の翻訳が中断する場合（**ナンセンス置換**）などがある．
- 塩基の欠失あるいは挿入は，塩基配列の読み枠が変化する**フレームシフト変異**を引き起こす．
  - 読み枠すべてがアミノ酸に対応するトリプレット（3つの塩基配列）からなる場合を，**オープンリーディングフレーム**という．
- **プロモーター**のような遺伝子の調節領域に起こる変異は，遺伝子産物であるタンパク質自体を変えることはないが，遺伝子発現のレベルを変化させる．
- DNA上の広範な領域での**塩基の欠失**は，復元されることはほとんどない．

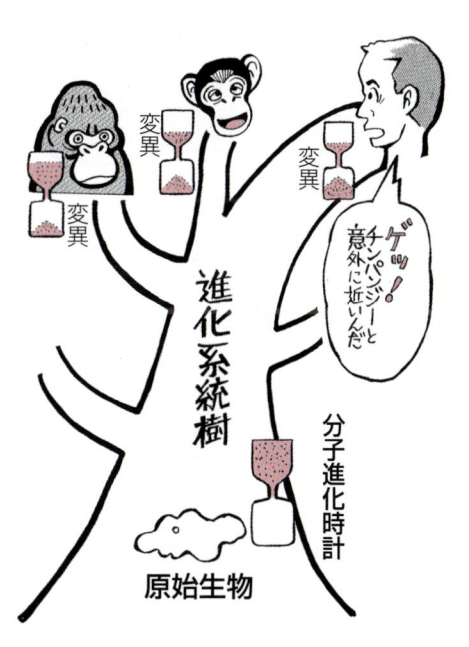

第9章　遺伝子と遺伝情報の発現

●誤りは速やかに訂正 −その2−
変異と修復

進化のプロセス

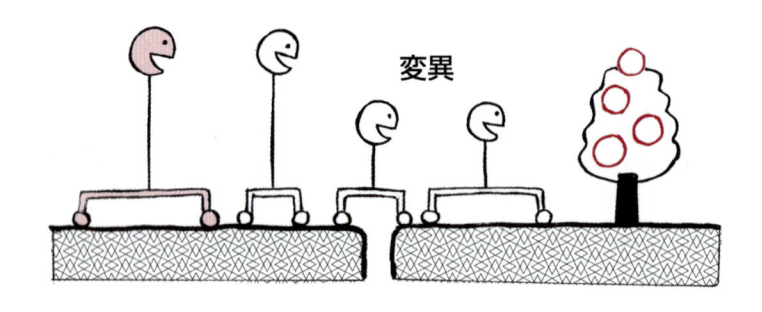

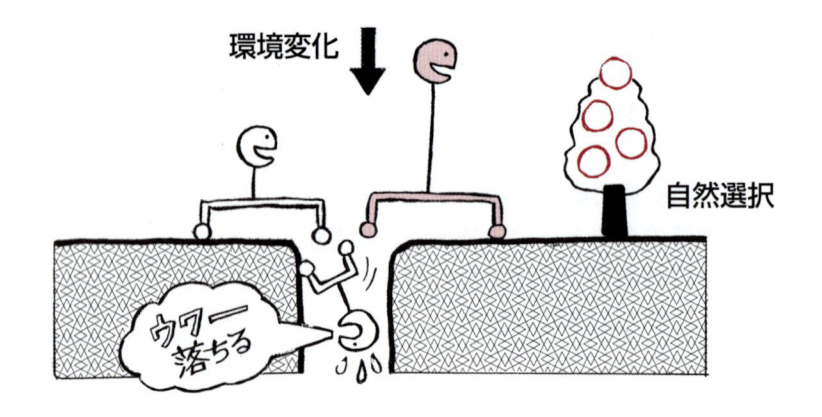

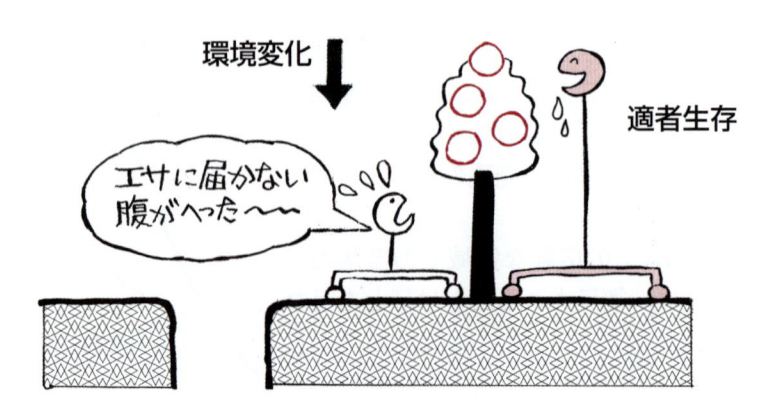

変異

環境変化
自然選択
ウワー
落ちる

環境変化
適者生存
エサに届かない
腹がへった〜

細胞内には，DNA複製時に起こるミスを校正し，損傷による変化を修復する機構が存在する．

- **○ DNAの複製ミスや損傷はかなりの高頻度で起きているが，大部分は修復され，変異が固定される確率はきわめて低い．**
  - その確率は，平均的な細胞でDNAあたり1年に2〜3個程度である．
  - DNA修復酵素の遺伝子自体に異常がある色素性乾皮症の患者では，紫外線（日光）を浴びることで生ずるDNAの損傷が修復されないため，変異が異常な速度で蓄積し，皮膚癌が発生しやすくなる．
- **○ 修復されなかった場合のみ，複製ミスや変化は変異として遺伝子に固定される．**
- **○ DNAの修復は，変化した塩基をもつヌクレオチドを識別・除去し，対応するDNA鎖の正しい塩基と相補的な塩基をもつヌクレオチドを合成し，これを除去部位に挿入するという過程で行われる．**
  - 修復が可能なのは，2本鎖DNAがそれぞれ同一の遺伝情報をもっており，一方が損傷しても，もう一方から正しい情報を取り戻すことができるからである．

変異が，その生物の生存にとって不利に作用する場合には種の絶滅をまねいたり，個体レベルでは癌や遺伝性疾患となって現れるが，有利に作用する場合には進化の要因となる．

- **○ 生殖細胞に生じた変異は子孫に遺伝し，それが個体の生存にとって好ましくない場合には，疾患あるいは疾患の素因として伝わる．**
  - 異常な酵素タンパク質が合成され，代謝障害をまねく場合を先天性代謝異常という．
  - 体細胞のDNAに生じた変異は，子孫には遺伝しない（癌など）．
- **○ 変異の多少やその規模が，与える影響の大きさと必ずしも相関するわけではない．**
  - 複数の変異や比較的広範な変異であっても，それが遺伝子やその調節領域で起こったものでなければ，細胞機能にほとんど影響しない．
- **○ DNAに生じた変異が，その細胞あるいは個体に有利に作用することは少ない．**
- **○ 種々の変異により多様性が生み出され，環境要因による自然選択の結果，進化が起こる．**

第9章　遺伝子と遺伝情報の発現

9-5 ● 多様性は組換えることで
遺伝子の再構成と進化

択一的RNAスプライシング

遺伝子の再編成

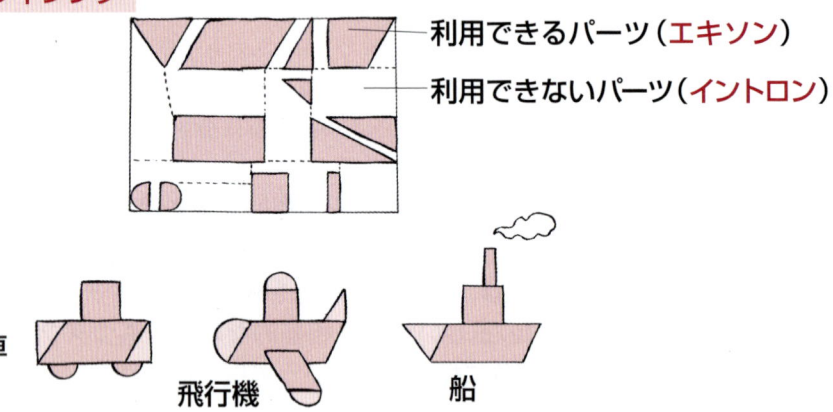

利用できるパーツ（**エキソン**）
利用できないパーツ（**イントロン**）

車　　飛行機　　船

利用できるパーツ（エキソン）のさまざまな組み合わせで，多様なタンパク質の設計図（mRNA）をつくることができる

遺伝子ファミリー

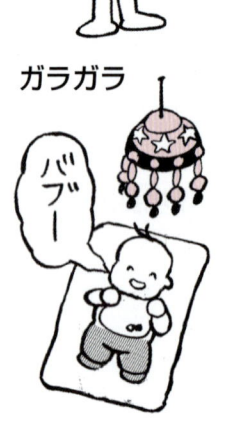

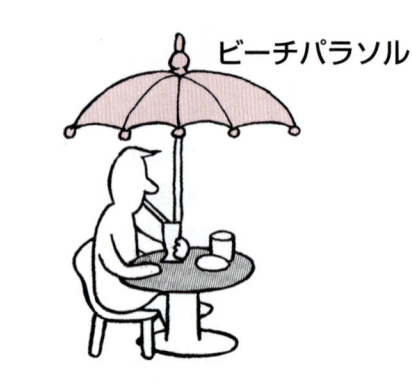

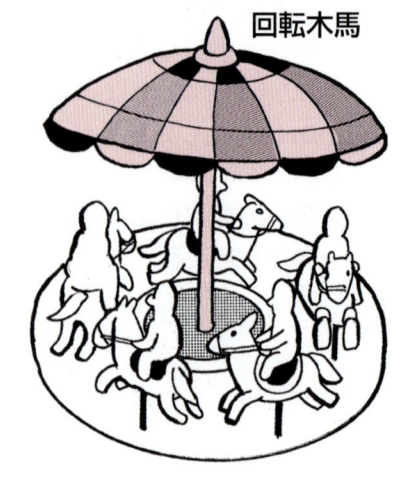

雨傘
ビーチパラソル
ガラガラ
バブー
回転木馬

遺伝子の再構成は，生物が多様性や適応性を獲得する上で重要である．

- 遺伝子の再構成は，相同組換え，部位特異的組換え，転位により起こる．
- とくに，生殖細胞で起こる遺伝的組換えは，より広範な遺伝子の再編を引き起こす．
- 真核細胞の遺伝子に特有なイントロンの存在は，遺伝子の多様性を生み出す上で有効である．
  - エキソン（エクソンともいう）とイントロンが交互に並ぶ真核細胞の遺伝子では，スプライシングの様式により1種類の遺伝子から多種類のmRNAがつくられる（択一的RNAスプライシング）例が多く知られている．
  - これは，機能的に多様なタンパク質の合成や，発生や分化の諸段階に応じた組織特異的なタンパク質の合成に役立っている．
- 遺伝子ファミリーの多くは，特定の遺伝子の重複に少しずつ変異が生じて，生み出されてきたと考えられる．
  - 遺伝子ファミリーとは，機能的に関連性のある一群のタンパク質をコードする遺伝子群である．
  - 1つしかない遺伝子の従来の機能は保持したまま，多様性を生み出すという点で，進化には有利な方法である．

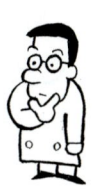

第9章　遺伝子と遺伝情報の発現

●多様性は組換えることで －その2－
遺伝子の再構成と進化

相同組換え

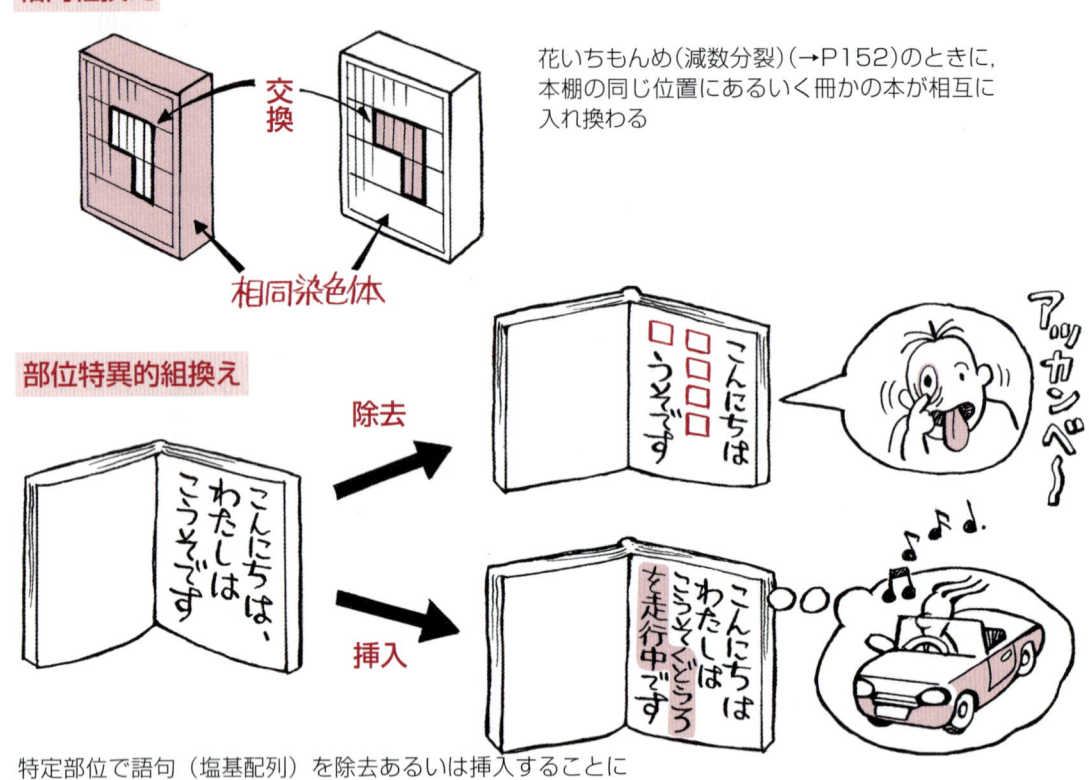

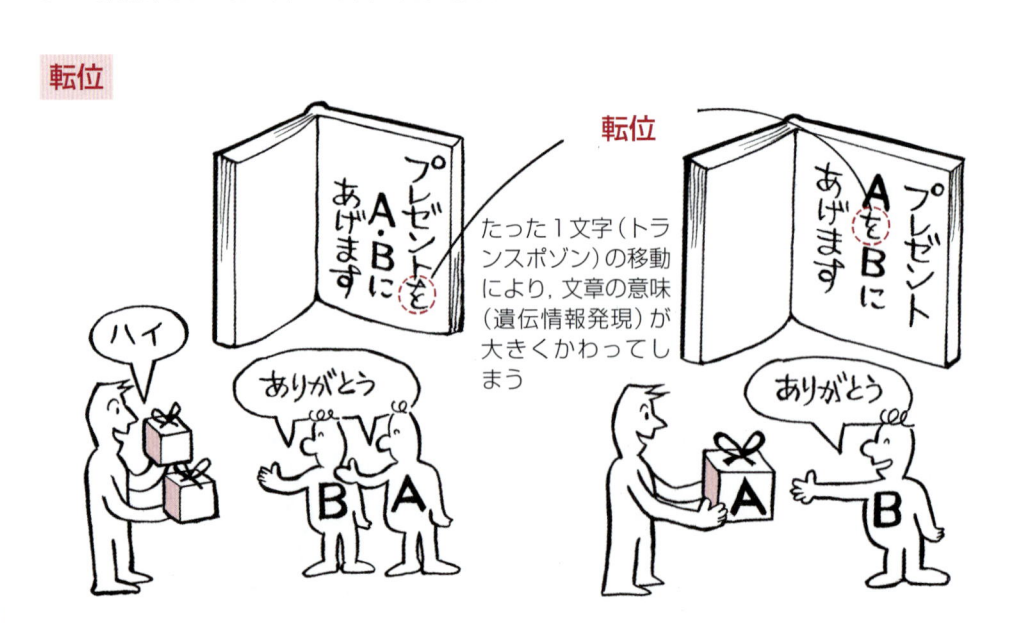

交換
相同染色体

花いちもんめ（減数分裂）（→P152）のときに，本棚の同じ位置にあるいく冊かの本が相互に入れ換わる

部位特異的組換え

除去
挿入

特定部位で語句（塩基配列）を除去あるいは挿入することによって，意味のまったく異なる文章（遺伝情報発現）になる

転位

転位

たった1文字（トランスポゾン）の移動により，文章の意味（遺伝情報発現）が大きくかわってしまう

相同組換え（一般的組換え，普遍的組換え）とは，相同性のあるDNAの塩基配列が広範囲にわたって相互に入れ替わることである．

- 生殖細胞の減数分裂時に起こる相同染色体間での組換えである．
- 二本鎖DNAの両方の鎖の同じ箇所に損傷がある場合の修復において，重要な意義をもつ．

部位特異的組換えとは，特異的な塩基配列を認識する組換え酵素によって行われるDNA配列の挿入あるいは除去をいう．

- 細菌にウイルスが感染して，自らのゲノムを宿主ゲノムに組み込むときに行われる．
  - ウイルスが分泌する組換え酵素を制限酵素ともいい，遺伝子操作で頻繁に用いられる．遺伝子操作の多くは，人工的な部位特異的組換えを基盤としている．
- Bリンパ球の分化過程で生じる部位特異的な組換えは，限られた数の遺伝子から，きわめて多様な抗原結合特異性をもつ免疫グロブリン（抗体）を生み出すうえで有用である．

転位とは，ある染色体やプラスミド上のDNAの一部が，ほかの部位に自由に移動することをいう．

- この可動性の短いDNA断片のことをトランスポゾン（転位性遺伝因子；別名，動く遺伝子）という．
- ほかの染色体あるいは同じ染色体内の別の位置にランダムに移動するので，複雑な染色体の再編成を引き起こす．
  - 転位は，生物を最も急速に進化させる要因と考えられている．
- レトロウイルスは，トランスポゾンとしての機能をもつ．
  - RNA型ウイルスであるレトロウイルスは，感染後，逆転写酵素で自身のRNAからDNAをつくり，これを宿主ゲノムのランダムな位置に挿入する．
  - 真核細胞がもつトランスポゾンの多くは，レトロウイルス型である．
  - ヒトに感染するレトロウイルスには，エイズウイルスと成人T細胞白血病ウイルスがある．

第9章 遺伝子と遺伝情報の発現

9-6 ● 基本設計図に誤った箇所がある
遺伝性疾患

染色体異常（ダウン症）

花いちもんめ（減数分裂）のときに21番染色体だけがうまく別れず，21番染色体を2本もつ配偶子ができてしまうことがある

この配偶子が受精すると21番染色体を3本（トリソミー）もつ体細胞をもった子が生まれる．これがダウン症である

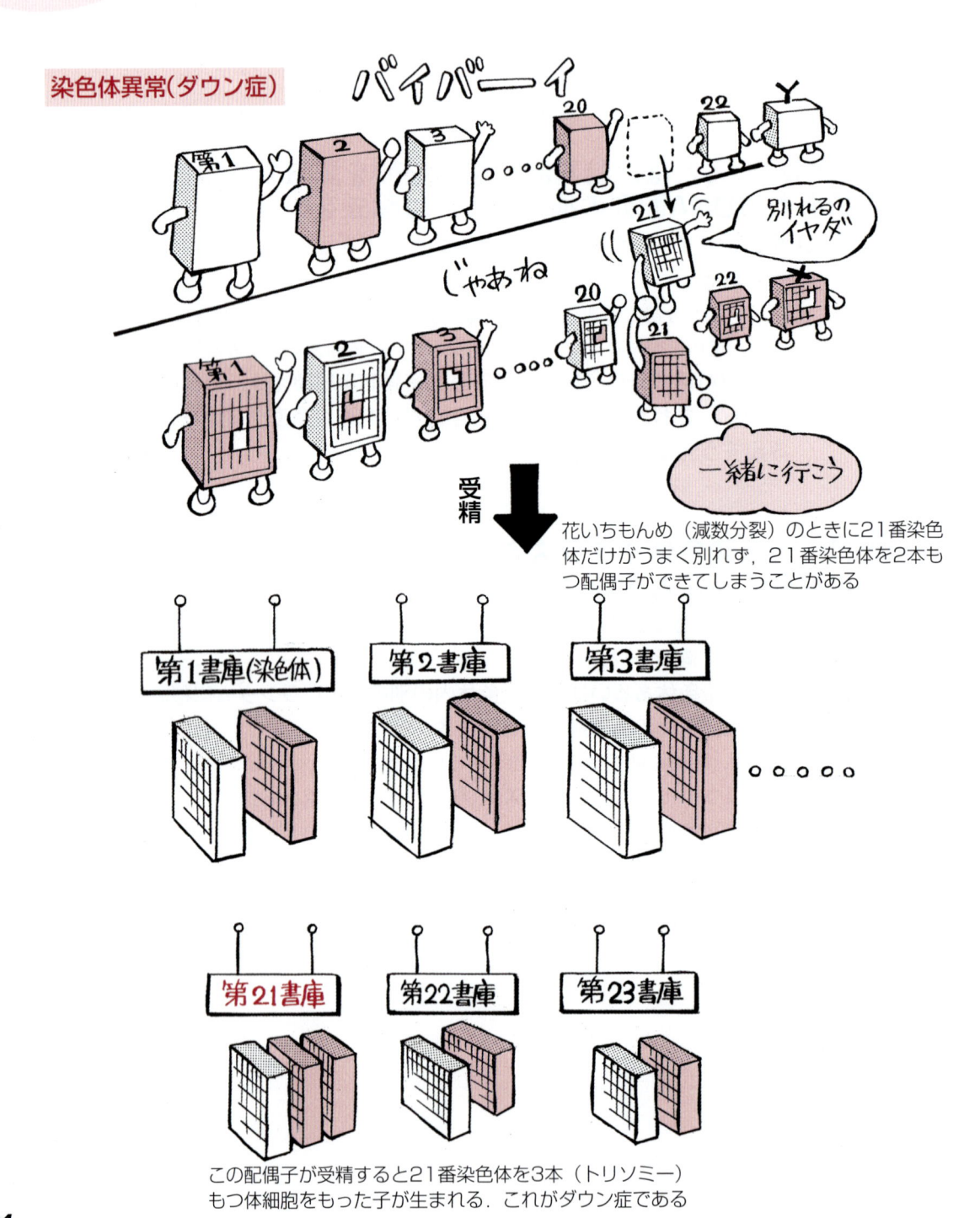

遺伝性疾患は，染色体異常，単一遺伝子異常（分子病），多遺伝子病に大別される．

- 遺伝性疾患の種類は6,000以上ある．
- どのような遺伝的異常があるかで症状はさまざまである．
  - ほとんどの場合が酵素の欠損という形をとり，中枢神経機能障害を伴うことが多い．
- 症状は出生後一定期間を過ぎてから，遅い場合は成人になってから出現することもある．
  - 当然，致死的な遺伝子異常がある場合は，出生早期の死亡や死産であることも多い．

染色体異常とは，染色体数が多すぎたり少なかったり，一部の染色体に欠失があったりすることをいう

- 生殖細胞の減数分裂時に，一対の相同染色体が均等に分離・分配されないことに起因することが多い．
- 遺伝子が関与する疾患ではあるが，遺伝する疾患ではない．
- 常染色体異常による疾患には，21番染色体を3本もつダウン症候群などがある．
  - ダウン症候群は，出生数600〜1,000人に対して1人の割合で出現し，高齢出産で発生頻度が高くなる．
  - ダウン症候群に特有の蒙古人顔貌，心臓奇形，知能障害などがみられる．
- 性染色体異常による疾患には，女性だけにみられるX染色体が1本しかないターナー症候群などがある．
  - 低身長，無月経，乳房発育不全がみられ，大動脈奇形，腎奇形などを伴う．
  - ターナー症候群は，2,000人に1人の発症頻度である．

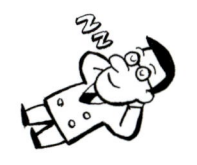

第9章　遺伝子と遺伝情報の発現

●基本設計図に誤った箇所がある −その2−
遺伝性疾患

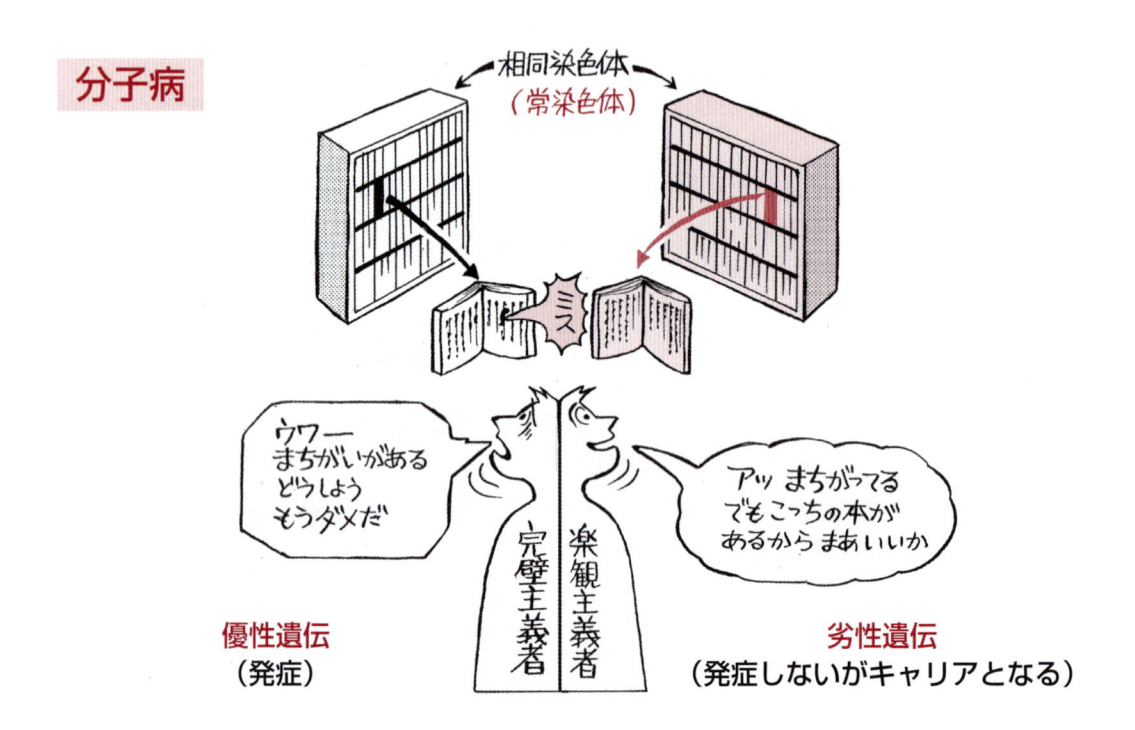

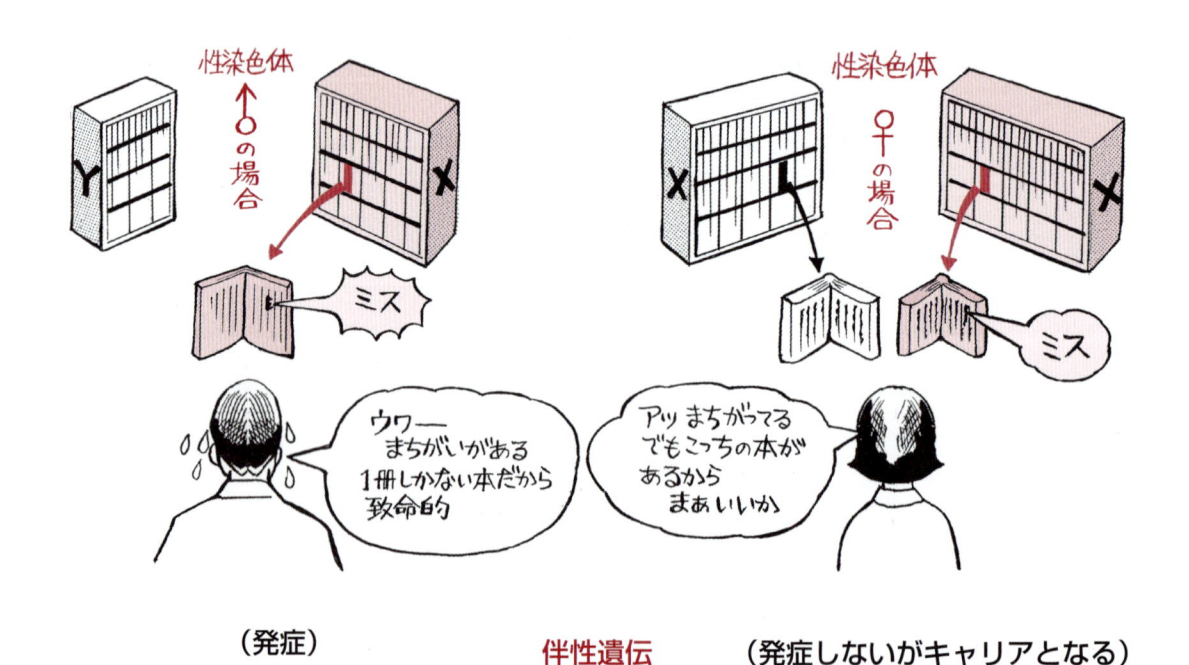

分子病

相同染色体（常染色体）

完璧主義者：「ウワー まちがいがある どうしよう もうダメだ」
楽観主義者：「アッ まちがってる でもこっちの本があるから まあいいか」

優性遺伝（発症）　　　劣性遺伝（発症しないがキャリアとなる）

性染色体 ♂の場合　　Y / X
「ウワー まちがいがある 1冊しかない本だから致命的」

性染色体 ♀の場合　　X / X
「アッ まちがってる でもこっちの本があるから まあいいか」

（発症）　　伴性遺伝　　（発症しないがキャリアとなる）

分子病は狭義の遺伝病で，単一の遺伝子異常により発症し，遺伝する疾患である．

- ○ 分子病は，遺伝形式から，劣性遺伝病，優性遺伝病，伴性遺伝病に分類される．
  - ・分子病の多くは劣性遺伝形式をとる．
- ○ **劣性遺伝**は，両親に由来する双方の**対立遺伝子**に異常がある場合に発症する．
  - ・いずれか一方のみの異常の場合は発症しないが，病因遺伝子のキャリア（保有者）となる．
  - ・**フェニルケトン尿症**は劣性遺伝病で，フェニルアラニンからチロシンを生成する酵素の異常により発症し，放置すると知的障害などが起こる．フェニルアラニン制限食療法を早期から10歳ころまで続ければ，順調に発育する．（→P82）
- ○ **優性遺伝**は，対立遺伝子のいずれか一方に異常があれば発症する．
  - ・両親のいずれかが優性遺伝病であれば，その子供の発症率は50%となる．
  - ・**ハンチントン病**（舞踏病）は優性遺伝病で，運動神経の異常により踊るような動きや痴呆をきたす神経疾患が起こる．
- ○ **伴性遺伝**は，X染色体上の遺伝子異常により発症する．
  - ・X染色体を1つしかもたない男性のみで発症し，女性はキャリアとなるケースが多い．
  - ・**血友病**や**重症筋ジストロフィー**は伴性遺伝病で，前者は血液凝固因子が欠乏し止血が困難になる疾患で，後者は筋組織の変性・萎縮が進行し，随意運動が困難になる疾患である．

多遺伝子病は，複数の**遺伝子異常**と**環境因子**の複合要因で発症する．

- ○ 2型糖尿病と本態性高血圧が代表的である．
- ○ **2型糖尿病**は，インスリン抵抗性を主な病因とする．
  - ・糖尿病全体の90%を占め，遺伝素因のほかに，エネルギーの過剰摂取や栄養の偏った食生活，運動不足，ストレスなどの環境要因が大きくかかわっており，中高年以降で発症することが多い．
- ○ **本態性高血圧**は，血圧上昇の原因が特定できない高血圧である．
  - ・高血圧全体の90%以上を占め，遺伝的な素因をもつ人でも，塩分の制限，節酒，肥満の改善，適度の運動など環境要因の改善により，発症を抑えることができる．

多遺伝子病

ふつうの生活をしているときは，家屋にさまざまな損傷（遺伝子異常）があっても，実際の生活に支障をきたすことはないが，台風などが来ると（環境要因），生活に大きなダメージを受ける（発症）

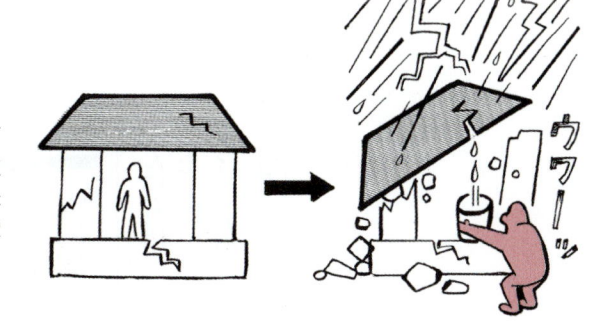

第9章　遺伝子と遺伝情報の発現

9-7 ●基本設計図のチェックと矯正
遺伝子診断と遺伝子治療

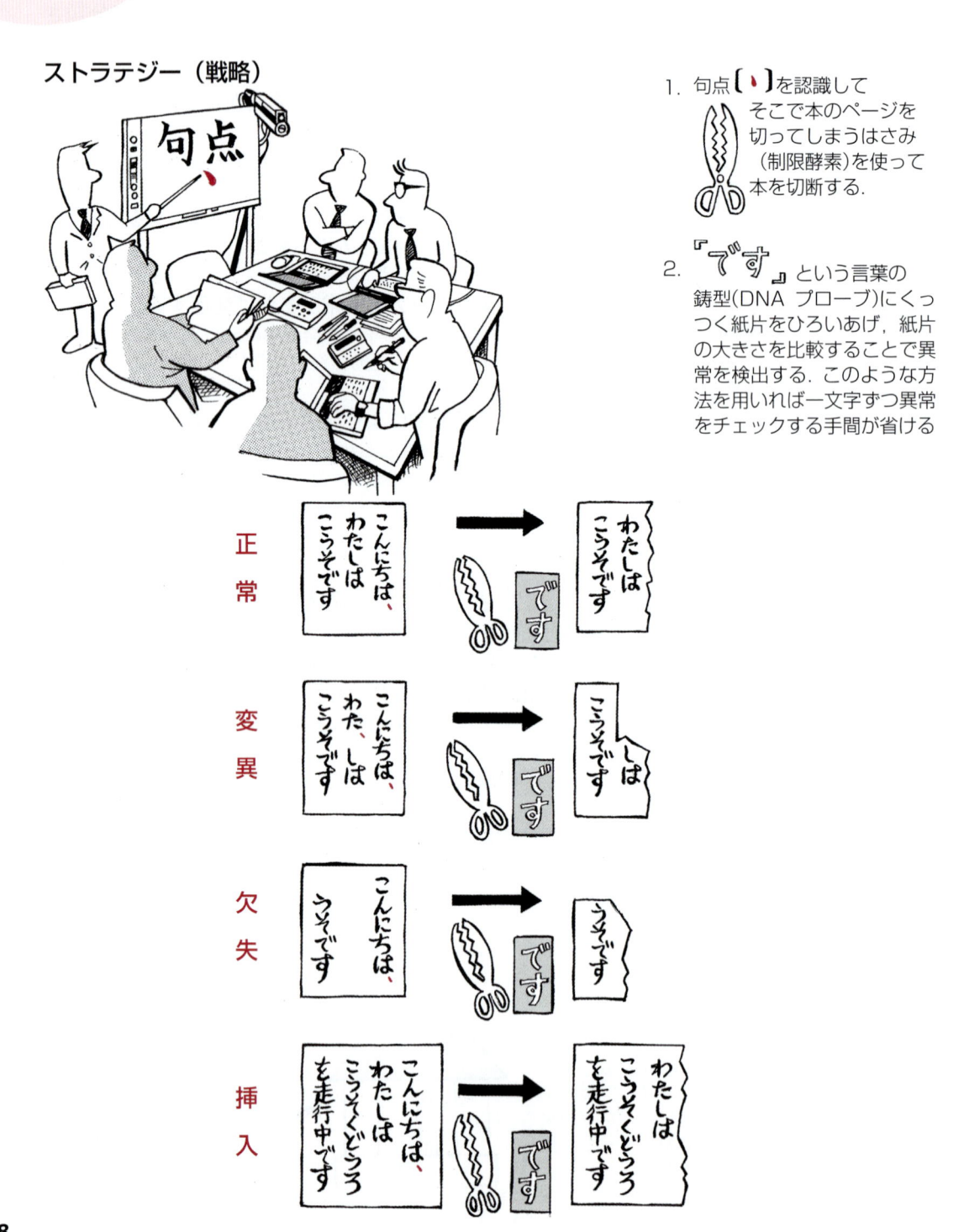

ストラテジー（戦略）

1. 句点（、）を認識してそこで本のページを切ってしまうはさみ（制限酵素）を使って本を切断する．

2. 『です』という言葉の鋳型（DNA プローブ）にくっつく紙片をひろいあげ，紙片の大きさを比較することで異常を検出する．このような方法を用いれば一文字ずつ異常をチェックする手間が省ける

正常

変異

欠失

挿入

病因遺伝子の有無，遺伝子の異常などを直接検査して，疾患を診断することを**遺伝子診断**（**DNA診断**）という．

- ○ 実際の検査は，患者から採取したDNAを適当な制限酵素で切断し，生じるDNA断片の分子量の変化を調べることで行われる．
  - 病因となる遺伝子が既にわかっている場合は，その遺伝子の正常な塩基配列を基に異常を直接調べることができる．
  - 病因遺伝子が不明な場合は，各個体間での制限酵素による認識部位の違い（RFLP；制限酵素断片長多型性）を利用して，異常遺伝子の有無が推測される．
  - 遺伝子診断には，静脈血の末梢白血球，皮膚小片の線維芽細胞，頬粘膜の上皮細胞，毛髪の毛根細胞など容易に採取できる検体が使われる．
- ○ 遺伝子診断は，DNAレベルで病因の存在を特定できるので，病名の確定，予後や治療効果の予測に有効である．
  - 将来罹患しやすい疾病を予測したり，テーラーメード医療とよばれる患者の遺伝体質に合わせた薬や治療を決定するのに役立つ．
- ○ 反面，遺伝子診断は，遺伝的な素因の有無や発症の可能性を明確にすることで，社会的差別や生の選択を招く危険性があり，実施にあたっては，倫理的な配慮，患者の同意，診断後のケアなどが重要である．
- ○ 羊水や胎盤絨毛を用いて染色体異常や酵素タンパク質の異常を調べ，胎児が遺伝病であるか否かを診断することを出生前診断という．
  - 夫婦に染色体異常や単一遺伝病がある場合，羊水穿刺による胎児の遺伝子診断や，体外受精時の4分割受精卵の1つを用いて出生前診断を行うことができる．
- ○ 遺伝子診断は，遺伝性疾患のみならず，癌の診断や感染症での病原菌の同定にも利用される．
- ○ 先天性代謝異常の診断は，血液や尿中の代謝産物の測定，あるいは細胞・組織などの酵素活性の測定によっても行われる．

第9章　遺伝子と遺伝情報の発現

●基本設計図のチェックと矯正 —その2—
遺伝子診断と遺伝子治療

遺伝子治療

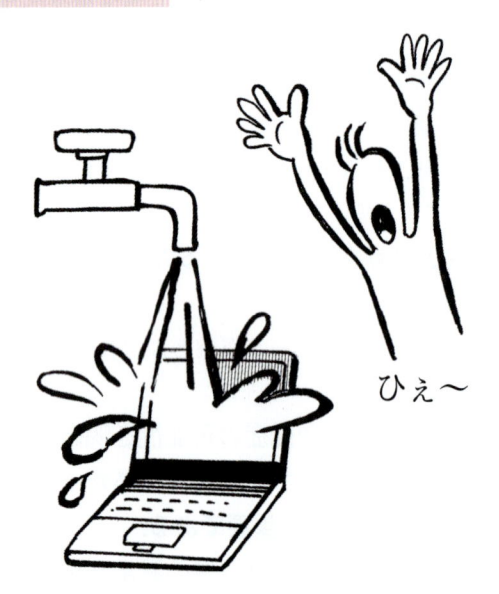

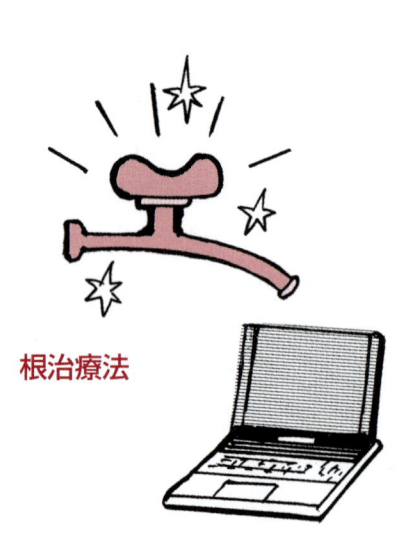

ひぇ～

根治療法

対症療法

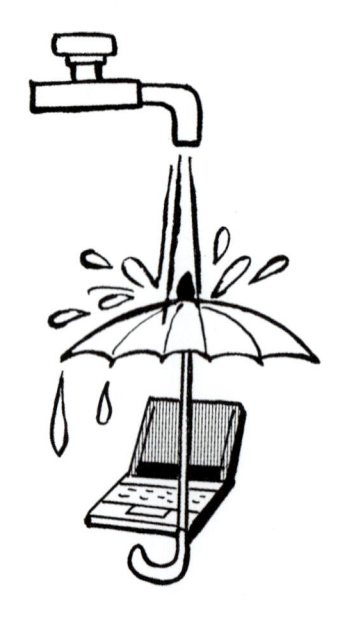

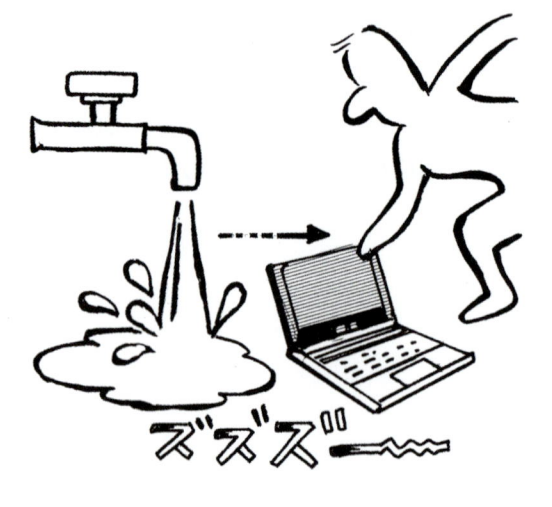

ズズズーーー

遺伝子治療には対症療法と根治療法がある．

- ○ **対症療法**には，食事成分の制限（欠失した酵素の基質となる物質を患者に与えない）や，欠失した代謝産物や酵素を補充するなどの方法がある．
  - フェニルケトン尿症の新生児にはフェニルアラニンを含まないミルクを与える．
  - 血友病患者には凝固因子（酵素タンパク質）を含む血液製剤を与える．
  - この血液製剤がHIVで汚染されていたため，非加熱製剤の投与を受けた患者がAIDS（後天性免疫不全症候群）に感染し，大きな社会問題となった．
- ○ **根治療法**には，異常な遺伝子のはたらきをとめる，異常な遺伝子を正常な遺伝子と交換する，正常遺伝子を新たに追加する（現在，実際に行われている）などの方法がある．
  - 重症の免疫不全により易感染性となり，肺炎などを起こして若年で死亡するアデノシンデアミナーゼ（ADA）欠損患者（→P145）に対して，正常なADA遺伝子を患者リンパ球のDNAに組み込み，機能を回復させることに成功している．
- ○ 現在行われている遺伝子治療は，体細胞のDNAを対象としており，治療効果が子孫にまで及ぶことはない．
- ○ 遺伝子治療は分子病の治療のみならず，多遺伝子病や癌についても多くの試みがなされている．

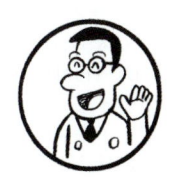

第9章 遺伝子と遺伝情報の発現

9-8 ● 絶対の掟
タンパク質合成

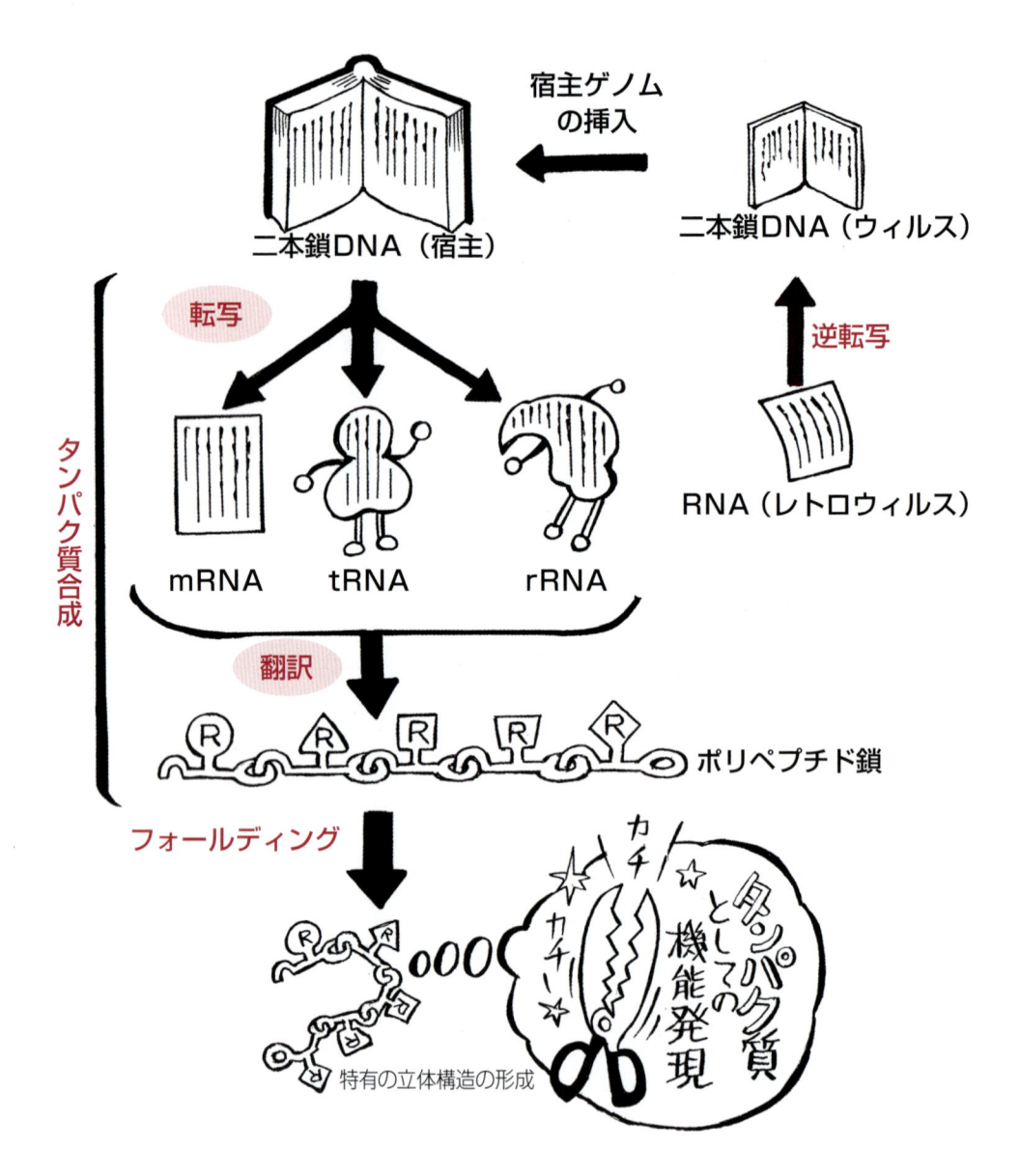

遺伝子情報の発現は，DNA（生物の基本設計図）がもつ情報のRNAへの転写，3種類のRNAの共同作業によるポリペプチド鎖の合成（翻訳），ポリペプチド鎖を特有の立体構造に形成し（フォールディング），タンパク質としての機能を発現させる各段階を経て行われる．
このDNA→RNA→タンパク質という流れをセントラルドグマという．
DNA型ウイルスは，自身のもつDNAを宿主のDNAに挿入して遺伝情報の発現をはかる．
RNA型ウイルス（レトロウイルス）は，自身がもつRNAから掟破りの逆転写によりDNAを合成し，これを宿主DNAに挿入して，遺伝情報を発現する

遺伝子(DNA)からタンパク質が合成されることを遺伝情報の発現という．

- ○ DNA上の塩基配列として記録(コード)されている情報は，mRNAに写しとられ，これがアミノ酸配列を規定して，タンパク質の一次構造が決定される．
- ○ DNA→RNAの過程を転写，RNA→タンパク質の過程を翻訳という．
  - ・ DNAからタンパク質の設計図に相当するメッセンジャーRNA(mRNA)が転写され，この設計図にしたがってタンパク質の材料となるアミノ酸がトランスファーRNA(tRNA)によって運ばれ，リボソームRNA(rRNA)を構成成分としてもつリボソーム上でアミノ酸が連結されていくという過程を経て，タンパク質は合成される．
  - ・ これらの3種類のRNAは，すべて核内で合成され，細胞質に出てはたらく．
- ○ DNA→RNA→タンパク質という一方向への流れは，生物の基本的ルールであることからセントラルドグマといわれる．
- ○ レトロウイルスなどではRNAが遺伝子として機能しており，RNAから一本鎖DNAが合成された後，二本鎖DNAが合成され，宿主細胞のゲノムに組み込まれる．
  - ・ このようなRNA→DNAの過程を逆転写といい，これを触媒する酵素を逆転写酵素という．
  - ・ この酵素を利用して，RNAから相補鎖DNA(cDNA)を人工的に合成することが，遺伝子操作として広く行われている．

合成されたポリペプチド鎖が，固有の立体構造を形成することをフォールディングあるいは折りたたみという

- ○ 立体構造の形成は，タンパク質の機能発現にきわめて重要な過程である．
- ○ タンパク質の立体構造の形成は，必ずしも自律的に起こるとは限らず，生体内では分子シャペロンとよばれるタンパク質の手助けを得て行われる．
  - ・ 分子シャペロンの多くは，ストレスによって誘導される熱ショックタンパク質である．

第9章 遺伝子と遺伝情報の発現

9-9 ● タンパク質の設計図をコピーする
転写

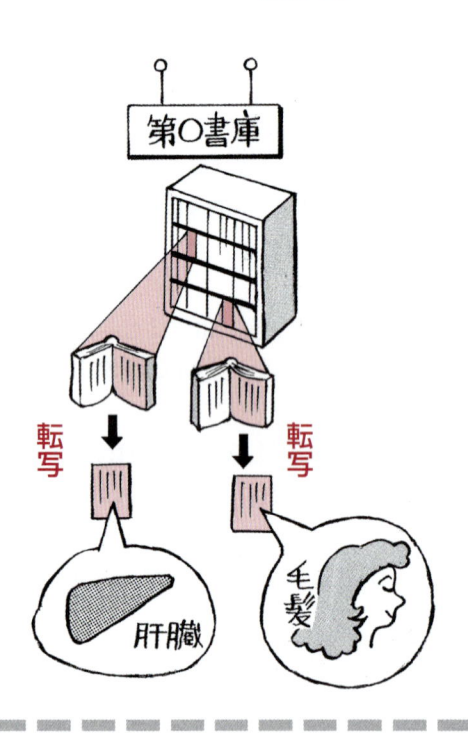

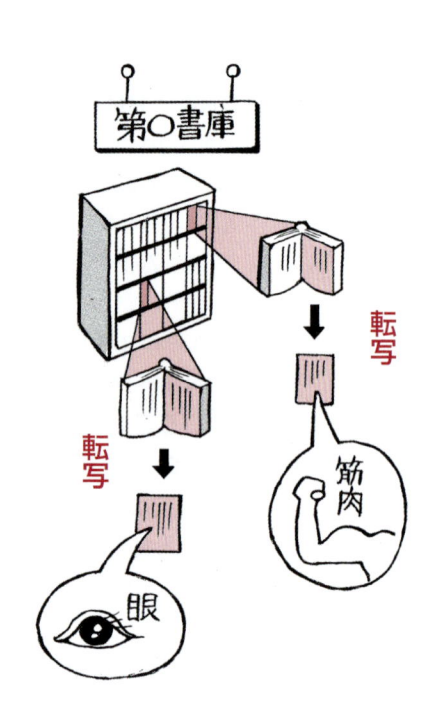

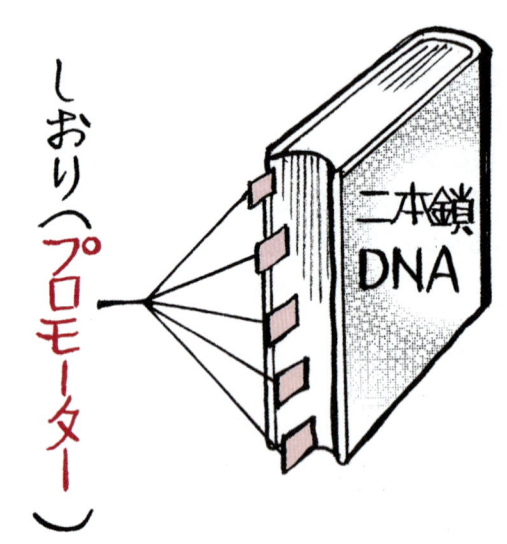

RNAポリメラーゼは，目的の章のしおり（プロモーター）を見つけると，そこで本のページを開き，転写を開始する．

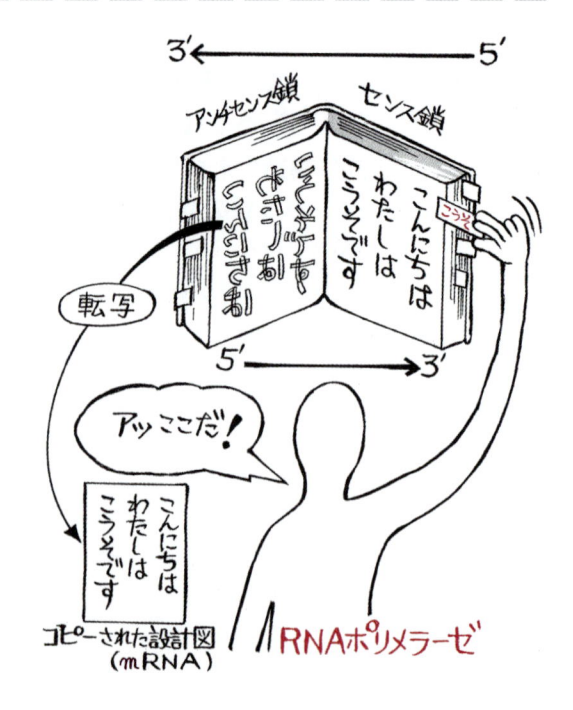

転写とは，DNA中の特定の遺伝子の情報（塩基配列）を写し取ってRNAをつくる過程をいう．

- 通常，転写はmRNAがつくられることをいう．
- 転写により合成されるRNAには，mRNA以外にも，タンパク質合成の材料となるアミノ酸を運搬するtRNAや，タンパク質合成装置のリボソームを構成するrRNAがある．
  - 合成の割合は，mRNAが2～5％，tRNAが15％，rRNAが80％程度である．
  - rRNAをコードする遺伝子は，DNA上にきわめて多数存在し，その転写も活発である．
  - tRNAやrRNAは，mRNAのようにタンパク質に翻訳されることはなく，RNA分子自体が機能する．

RNAポリメラーゼが，DNA上のプロモーターとよばれる塩基配列に結合することによって転写は開始する．

- ヒトを含めた真核生物には，3種類のRNAポリメラーゼ（I，II，III）が存在する．
  - IはrRNA，IIはmRNA，IIIはtRNAとrRNAの合成を担当する．
- プロモーターは，転写される遺伝子の上流（より5´末端側）に存在する．
  - プロモーター領域内部の5´末端側に転写開始点がある．
  - DNA上の基準とする位置から5´末端側を上流，3´末端側を下流という．
- RNAポリメラーゼがプロモーターに結合すると，プロモーター領域でDNAがほどけRNAの合成が開始する．
  - RNAポリメラーゼはDNAの二重らせんを部分的に開き，鋳型（アンチセンス鎖）となる塩基配列を露出させる．
  - 鋳型となる塩基配列は2本のDNA鎖のいずれか一方にあり，どちらの鎖にあるかは遺伝子ごとに異なる．
  - プロモーターは，結合するRNAポリメラーゼの向きを決定するので，プロモーターによって2本鎖のいずれが実際に転写されるかが決まる．

●タンパク質の設計図をコピーする−その２−
転写

成熟mRNAの生成

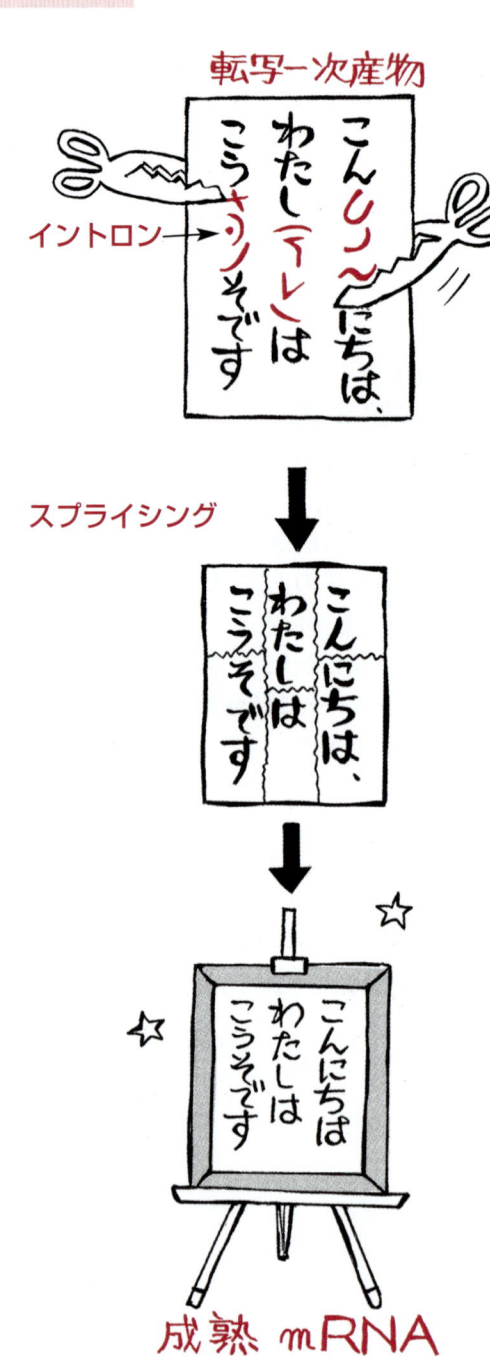

転写一次産物

イントロン→

スプライシング

成熟 mRNA

実際にコピーされた文章（転写一次産物）には，意味のない箇所（イントロン）が交互に並んでいるので，これを切断・除去し意味のある箇所（エキソン）をつなぎ合わせる作業（スプライシング）が行われる

意味のわかる文章ができたら，すぐに破れてしまわないようにガラス板の額（キャップ構造）に入れ，さらにタンパク質合成装置（リボソーム）に設置しやすいように，額立て（ポリA鎖）にのせて完成品（成熟mRNA）ができあがる

RNAの合成も5′末端 → 3′末端方向に進む．

- RNAポリメラーゼは，DNA上を5′→3′の方向に移動しながら，リボヌクレオチド3-リン酸(ATP，GTP，UTP，CTP)を材料として，DNAの鋳型鎖と相補的な塩基対を形成するようにヌクレオチドを1つずつつなげていく．
  - DNA合成の材料となるのはデオキシリボヌクレオチド3-リン酸であるが，RNA合成ではリボヌクレオチド3-リン酸が使われる．
  - RNAはチミン(T)のかわりにウラシル(U)を構成塩基としてもつので，TとUを置き換えればDNAのセンス鎖と合成されたRNAの塩基配列は同じになる．
- RNAポリメラーゼが3′末端に存在する転写の終結に必要なターミネーター部位に到達すると，RNAポリメラーゼと合成されたRNAは遊離して，DNAは元の二本鎖にもどる．

実際のタンパク質の設計図となる成熟mRNAは，スプライシングなどの修飾を経て完成する．

- 真核細胞の遺伝子には，遺伝情報として意味のある塩基配列(エキソン)と意味のない塩基配列(イントロン)が交互に存在するため，RNAスプライシングとよばれる過程を経てイントロンは除去される．
  - RNAポリメラーゼIIは，イントロンを含むすべての塩基配列(転写一次産物)を転写するため，タンパク質への翻訳に際しては不要なイントロンが除去される．
  - 原核細胞の遺伝子にはイントロンが存在しないので，スプライシングは起こらない．
- 5′末端でのキャップ構造，3′末端へのポリA鎖の付加〔アデニル酸(AMP)が200個程度つながったヌクレオチド鎖〕などのプロセシングを経て，成熟mRNAは完成する．
  - キャップ構造とポリA鎖は，mRNAとリボソームとの結合や核外への搬出に重要であるとともに，mRNAの安定化に役立つ．

分化とは，一部の遺伝情報だけが特異的に発現されている状態といえる．

- これは主に転写の調節によって行われる．

9-10 ● 設計図にしたがいタンパク質をつくる
翻訳

数ある中からピッタリのお相手を見つけてさし上げるのが私のお仕事よ

こちらは20種類のアミノ酸

かたや約60種類あるtRNA

アミノアシルtRNA合成酵素

タンパク質合成装置

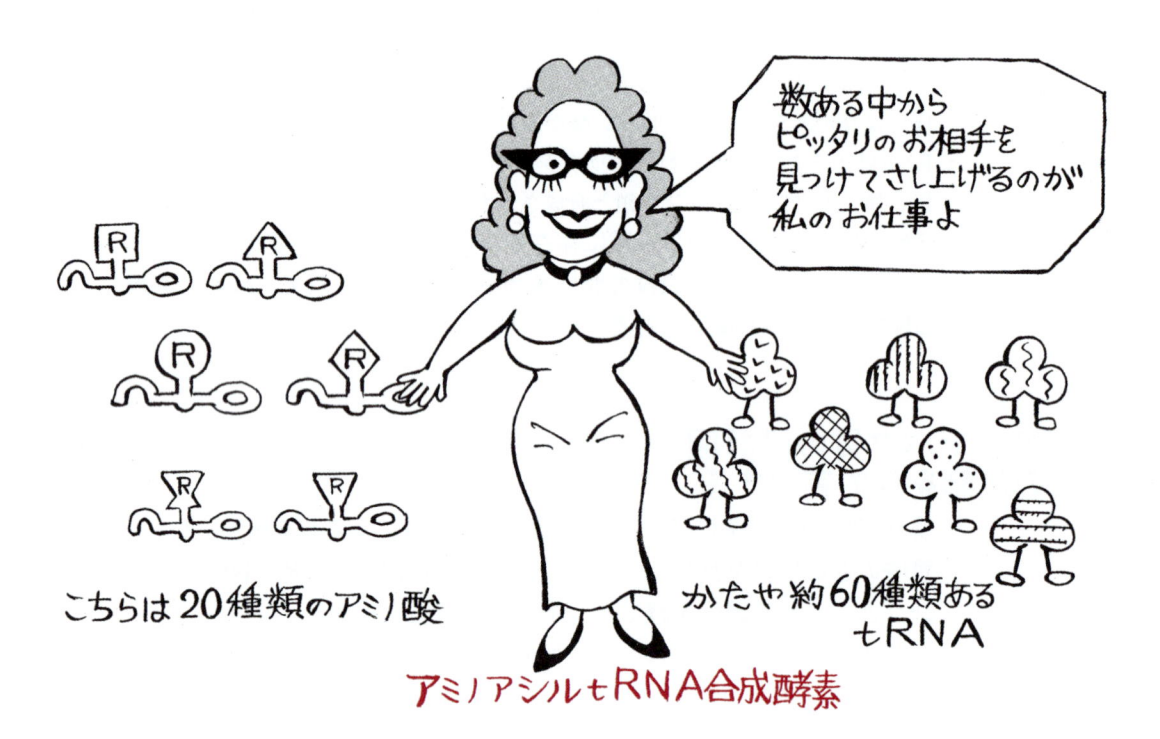

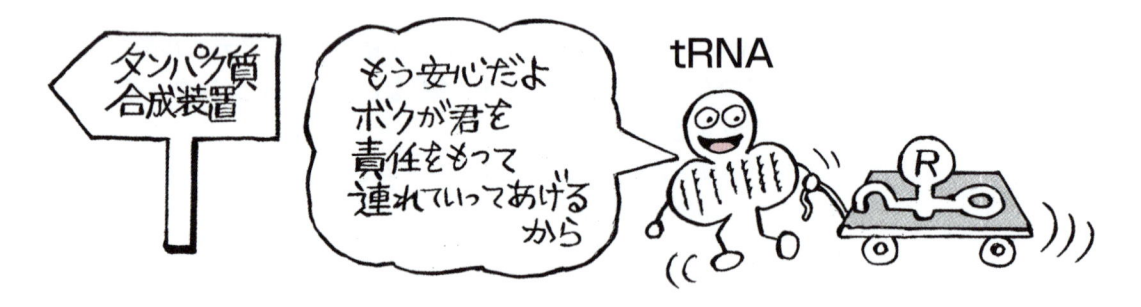

もう安心だよ ボクが君を責任をもって連れていってあげるから

tRNA

○ アミノアシルtRNA合成酵素により，各tRNAに特異的なアミノ酸が付加される．
- この酵素は，アミノ酸の側鎖の認識部位とtRNA認識部位をもつ．
- この酵素の作用により，活性化されたアミノ酸が生成し，これをそのアミノ酸に特異的なtRNAに結合して，アミノアシルtRNAが生成する．
- 1つのアミノ酸に対して，アミノアシルtRNA合成酵素は1種類しか存在しない（一方，tRNAは複数存在する）．

翻訳とは，mRNAの塩基情報をタンパク質のアミノ酸配列に変換する過程をいう．

- mRNAの塩基配列は，アミノ酸を指定する暗号となっている．
- 4種類ある塩基(U，C，A，G)の3つの並び方で示される暗号(コドン)は64種類で，そのうち61コドンが20種類のアミノ酸と対応し，3コドン(UAA，UAG，UGA)が翻訳作業の停止を示す終止コドンとなっている．
  - ほとんどのアミノ酸に複数のコドンが存在するが，メチオニンとトリプトファンだけは1つのコドンしか存在しない．
  - コドンの3番目の塩基はあまり重要でないと考えられている．
  - 各コドンの使用頻度は生物種によって異なり，頻繁に使われるコドンもあれば，ほとんど使用されないものもある．
- 核内でつくられた成熟mRNAは，細胞質でリボソームと結合する．
  - 1本のmRNA上には複数のリボソームが結合し，同時に効率よく翻訳作業が行われる．
- 翻訳は，mRNA上の開始コドン(メチオニンに対するコドンでもある)から始まり，終止コドン(3種類のいずれか)で終了する．
  - 開始コドンから正確に翻訳が始まることは，mRNAの塩基配列の読み枠(どこから3つずつ塩基配列を読んでいくか)を正しく選択する上で重要である．
  - mRNA上に多数のメチオニンを指定するコドンがあったとしても，5´側から最初に現れるメチオニンのコドンを開始点とするので，それ以降に現れるメチオニンのコドンから翻訳が開始されることはない．
  - タンパク質の合成直後に，開始コドンでもあるN末端のメチオニンは，アミノペプチダーゼという酵素により除去されることが多いので，タンパク質のN末端は必ずしもメチオニンというわけではない．

tRNAは，mRNAの塩基情報に従って，特定のアミノ酸をリボソームに運搬する．

- 各アミノ酸を専門に運ぶtRNAは1つあるいは複数あり，全部で約60種類のtRNAが存在する．
- tRNAには，mRNA上のコドンと塩基対を形成するアンチコドンと，アミノ酸結合部位がある．
  - 各tRNAでその塩基配列(70-100塩基)は異なるが，大多数の塩基が互いに水素結合を形成し，二次構造はクローバー葉状，三次構造はL字型の共通構造をしている．
  - 3´末端にあるCCA配列(3´受容末端)のAにアミノ酸が共有結合し，ループ領域の1つにアンチコドンが存在する．
  - アンチコドンの1番目の塩基は，対応するコドンの3番目がどんな塩基であっても水素結合を形成できる(塩基対合のゆらぎ)．

●設計図にしたがいタンパク質をつくる —その2—
翻訳

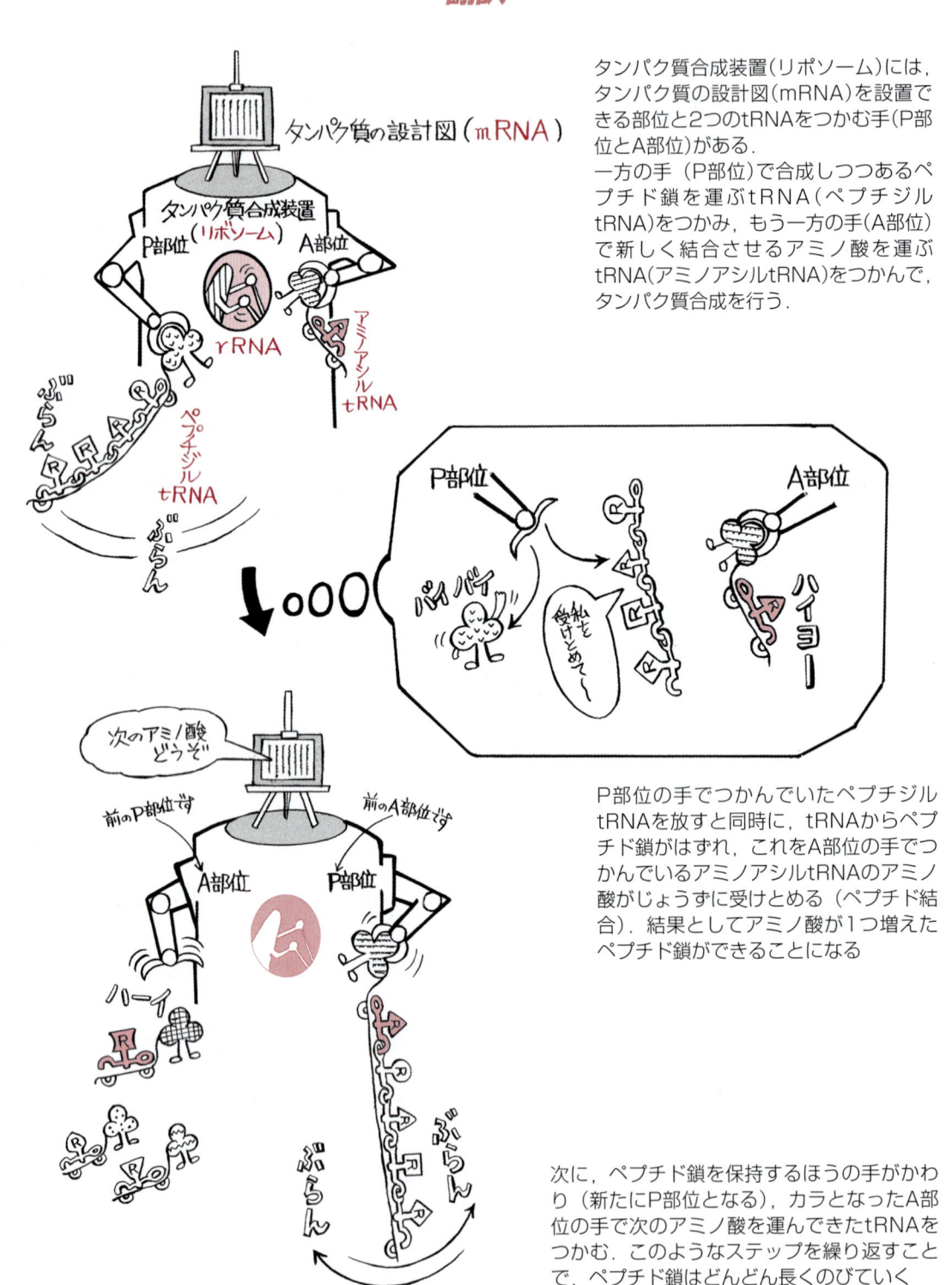

タンパク質合成装置（リボソーム）には，タンパク質の設計図（mRNA）を設置できる部位と2つのtRNAをつかむ手（P部位とA部位）がある．
一方の手（P部位）で合成しつつあるペプチド鎖を運ぶtRNA（ペプチジルtRNA）をつかみ，もう一方の手（A部位）で新しく結合させるアミノ酸を運ぶtRNA（アミノアシルtRNA）をつかんで，タンパク質合成を行う．

P部位の手でつかんでいたペプチジルtRNAを放すと同時に，tRNAからペプチド鎖がはずれ，これをA部位の手でつかんでいるアミノアシルtRNAのアミノ酸がじょうずに受けとめる（ペプチド結合）．結果としてアミノ酸が1つ増えたペプチド鎖ができることになる

次に，ペプチド鎖を保持するほうの手がかわり（新たにP部位となる），カラとなったA部位の手で次のアミノ酸を運んできたtRNAをつかむ．このようなステップを繰り返すことで，ペプチド鎖はどんどん長くのびていく

実際のタンパク質合成の場は，rRNAが組み込まれたリボソーム上である．

- リボソームは，大小2つのサブユニットからなる，rRNAとタンパク質の複合体である．
- リボソームには，1つのmRNA結合部位と2つのtRNA結合部位（P部位とA部位）がある．
  - P部位には合成されつつあるペプチド鎖を保持したペプチジルtRNAが結合し，A部位には合成材料となるアミノ酸を保持したアミノアシルtRNAが結合する．
- リボソーム上でのポリペプチド鎖の伸長は3つのステップを経て行われる．
  - 新たなアミノアシルtRNAがA部位に結合し，P部位に結合しているペプチジルtRNAからポリペプチド鎖がはずれて，アミノアシルtRNAのアミノ酸とペプチド結合を形成する．
  - リボソームが3´末端側へ3ヌクレオチド移動することに伴い，A部位で新たに生成したペプチジルtRNAがP部位に移動する．
  - この結果，A部位はカラとなり，新たなアミノアシルtRNAが結合できるようになる．
  - このステップは1/20秒で繰り返され，ペプチド鎖は伸長していく．
- タンパク質合成において，リボソームは5´→3´方向へmRNA上を動き，タンパク質はN末端からC末端へと合成される．
- 翻訳過程で生じるミスを校正する機構が存在する．
  - アミノアシルtRNA合成酵素は，tRNAに異なるアミノ酸が結合しそうになると，これを分解・除去してしまう．
  - mRNAが指定する暗号と異なるアミノアシルtRNAが間違って結合すると，形成されるコドンとアンチコドンの塩基対が不安定となり，リボソームからはずれてしまう．

コラム

抗生物質
▶抗生物質は，競合するほかの微生物の生育を阻止する目的で菌類が産生する物質で，DNAからタンパク質合成に至る過程の特定の段階を阻害する．▶細菌のような原核細胞と高等生物の真核細胞では，核酸やタンパク質の合成機構が異なるため，抗生物質は，これを利用して選択的に細菌の増殖（DNAの複製）を抑制したり，その生存を阻止する（タンパク質の合成阻害）ことで，感染症の治療などに利用される．

第9章　遺伝子と遺伝情報の発現

9-11 ● いま必要なのは，どの設計図？
遺伝子発現の調節

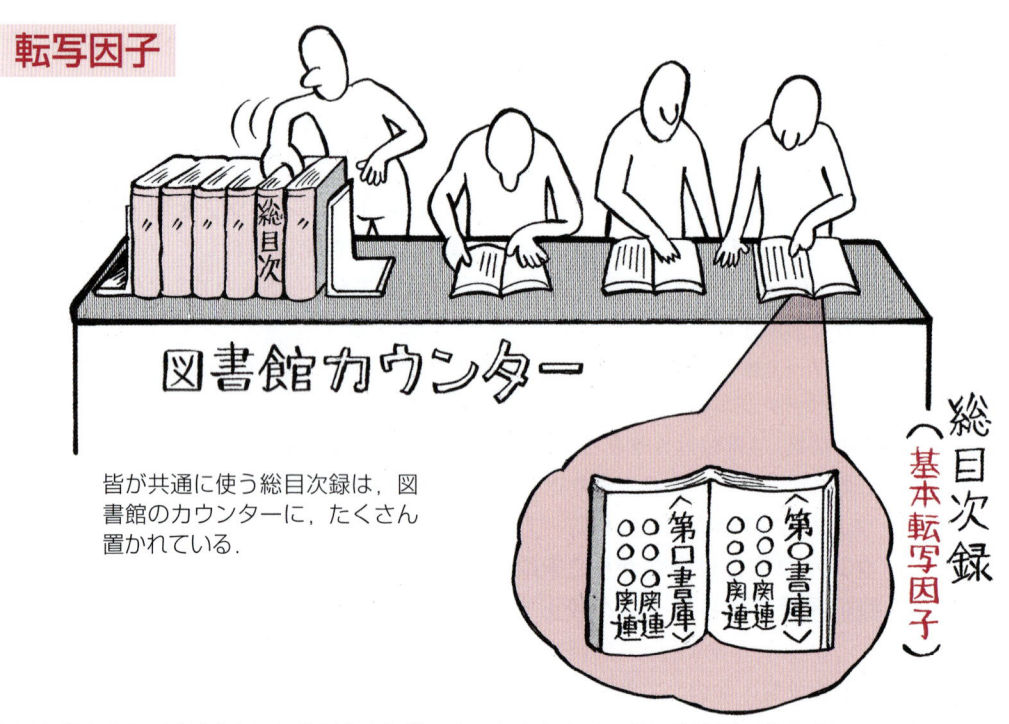

転写因子

皆が共通に使う総目次録は，図書館のカウンターに，たくさん置かれている．

総目次録（基本転写因子）

RNAポリメラーゼが書庫にあるぼう大な数の本のなかから，目的の章（遺伝子）を適切に選び出すためには，本が置かれてある場所を迅速に見つけ出す必要がある．本の探索には2種類の目次録が使われ，まず総目次録で目的の本が置かれている書庫を探し，次に各書庫にある項目別目次録（各章のしおりのタイトルが書かれている）を使って正確に本の位置を探し出す．

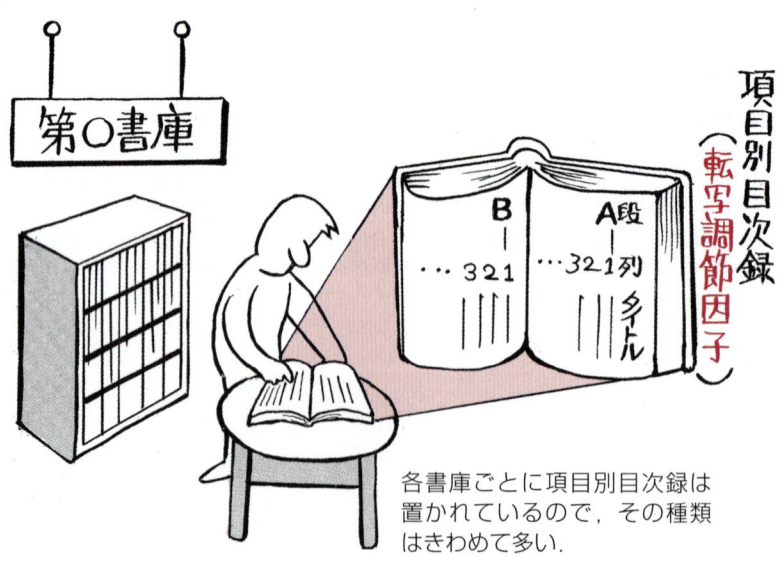

第○書庫

項目別目次録（転写調節因子）

各書庫ごとに項目別目次録は置かれているので，その種類はきわめて多い．

遺伝子発現の調節で，最も重要なのは最初の段階である**転写開始の制御**である．

- 遺伝情報の発現は，DNAからの転写に始まり，合成されたタンパク質の活性調節に至るまでのさまざまな段階で調節される．
- 転写の開始は，**転写因子**とよばれるタンパク質群により制御される．
  - 転写因子は，RNAポリメラーゼのプロモーターへの結合の制御，あるいはプロモーターに結合したRNAポリメラーゼの転写開始の制御にかかわる．
- 転写因子には，**基本転写因子**と**転写調節因子**がある．
  - 基本転写因子はすべての遺伝子に共通の転写開始に必要な因子で，転写調節因子は各個別の遺伝子の転写開始に必要な因子である．
  - 基本転写因子は，その種類は少ないが細胞内に多量に存在し，転写調節因子は，その種類はきわめて多いがごく微量しか存在しない．
  - **基本転写因子**は，プロモーター上でRNAポリメラーゼとタンパク質複合体を形成する．
  - 細胞分化に伴う独自の形態あるいは機能の発現は，細胞内の多数の**転写調節因子**の作用により導かれる．
  - **ホメオティック遺伝子**は，すべての真核生物に共通する体の基本形式を生み出す転写調節因子群をコードしている．
- **プロモーター**には基本転写因子が結合する**塩基配列**があり，その上流には転写調節因子が結合する各遺伝子に固有の**調節エレメント**とよばれる塩基配列があり，また，かなり遺伝子から離れた位置に**エンハンサー**とよばれる転写を増強させる塩基配列がある．
  - プロモーターにはTATAボックス〔チミン（T）とアデニン（A）が豊富な部分〕やCAATボックス，GCボックスとよばれる**プロモーター活性**に影響を与える塩基配列が存在する．
  - **ステロイドホルモン**などは標的細胞内の受容体と結合して複合体を形成し，これらが転写調節因子として調節エレメントに結合して，その下流に存在する遺伝子の転写を促進する．
  - DNAがループを形成することで，プロモーターからかなり離れたエンハンサーに結合した因子が，**転写活性**に影響を与えることができる．
- 核内の**クロマチン構造**は，ゲノムの広い範囲に及ぶDNAの転写調節にかかわる．
  - 雌がもつ2本のX染色体のうち，一方の凝縮したX染色体（**バー小体**）は，DNAがより高密度につめ込まれており，DNA全体の転写が抑制され，恒常的に不活化されている．

第9章 遺伝子と遺伝情報の発現

●いま必要なのは，どの設計図？ −その2−
遺伝子発現の調節

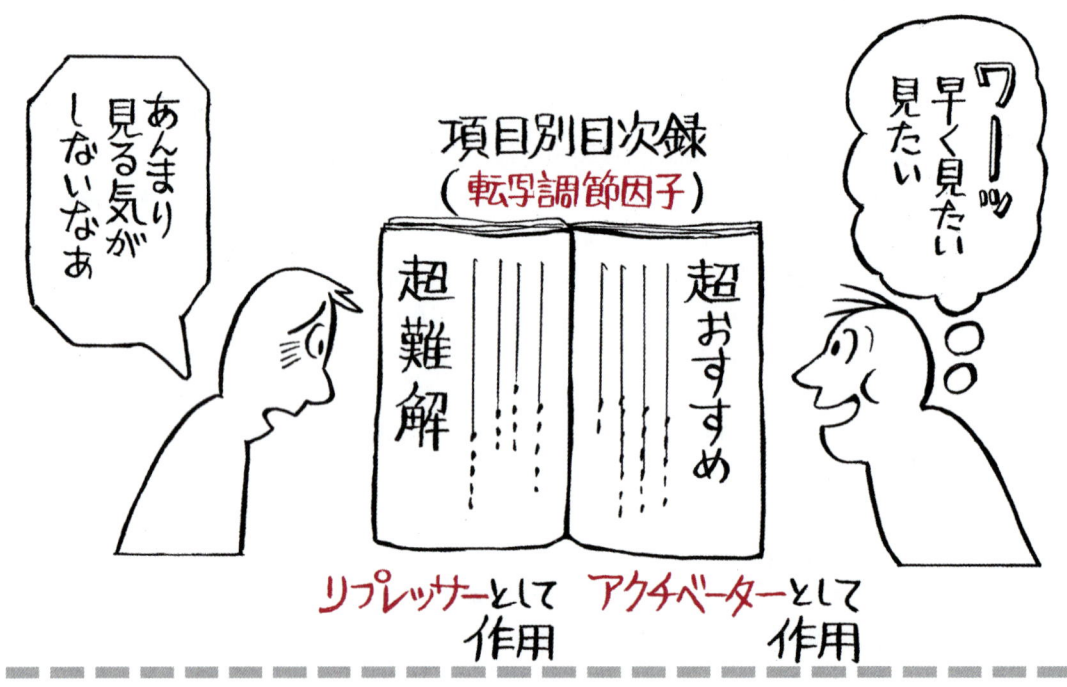

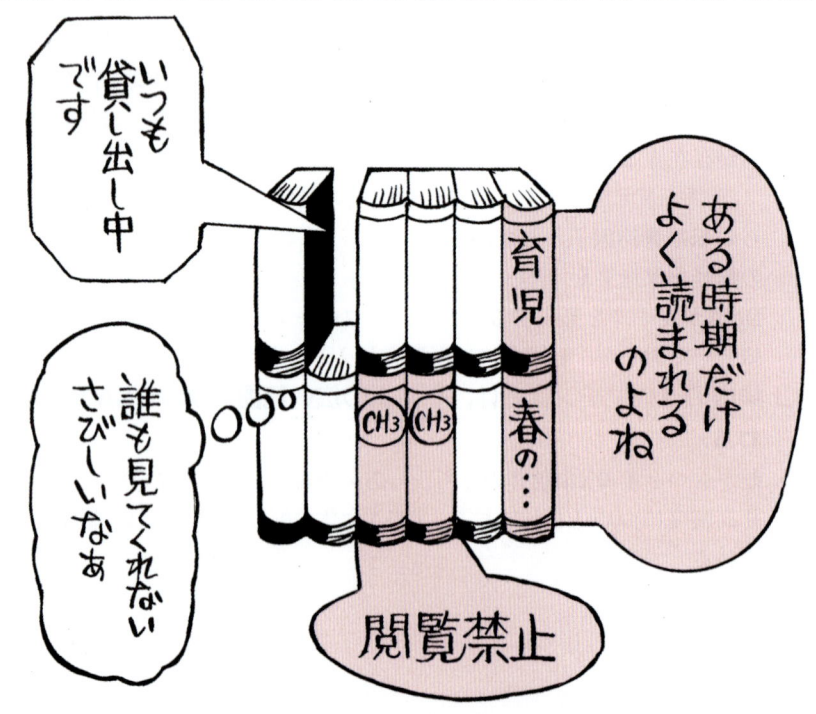

転写調節因子には，転写を促進するもの（アクチベーター）と抑制するもの（リプレッサー）がある．

- **アクチベーター**は，正の調節エレメント（塩基配列）に結合し，プロモーターへのRNAポリメラーゼの結合を助けることにより，**転写を促進**する．
  - 真核細胞の転写調節因子の多くは，アクチベーターとして機能する．
- **リプレッサー**は，真核細胞の場合，アクチベーターの調節エレメントへの結合と競合したり，アクチベーターを不活化したり，転写因子の会合を阻害することにより**転写を抑制**する．
  - 原核細胞の場合は，プロモーターへのRNAポリメラーゼの結合を競合的に阻害することで転写を抑制する．
- 同一の転写調節因子が，ある転写は促進し，別の転写は阻害することがある．
- 複数の転写調節因子が複合体を形成し，協同して作用することがある．
  - 複合体を構成する個々の因子の組合せにより，アクチベーターとして機能する場合とリプレッサーとして機能する場合がある．
  - 複数の調節エレメントに結合する複数の転写調節因子が，1つのプロモーターを調節することがある．
- 細胞内の転写調節因子の多くは**不活性型**として存在し，ほかのシグナル（たとえばリン酸化）により活性化される．
- 転写調節因子は，DNA上の調節エレメントと特異的に結合するための**DNA結合ドメイン**をもつ．
  - このDNA結合ドメインは，限られたいくつかの**モチーフ**（ヘリックス－ターン－ヘリックス，ジンクフィンガー，ロイシンジッパーなど）からできている．
  - これらは，二重らせんの溝とぴったりかみ合う構造になっているので，調節エレメントに結合するのに，二重らせんが開かれる必要はない．

生体内には恒常的に発現している遺伝子と，必要に応じて発現する遺伝子がある．

- 個体を構成するすべての細胞で転写・翻訳されている**ハウスキーピング遺伝子**と総称される遺伝子群がある一方で，特定の発生段階や特定の組織で選択的に発現される遺伝子がある．
- 脊椎動物では，DNAの4つの塩基のうち**シトシン**（C）が**メチル化**（$-CH_3$）されることで，活性な遺伝子と不活化された遺伝子を区別するしくみがある．
  - 細胞分裂時にもメチル化のパターンは，維持メチラーゼという酵素の作用により娘細胞に継承される．

第9章　遺伝子と遺伝情報の発現

9-12 ● どこに運ばれるかは体にきざまれている
タンパク質の細胞内輸送と修飾

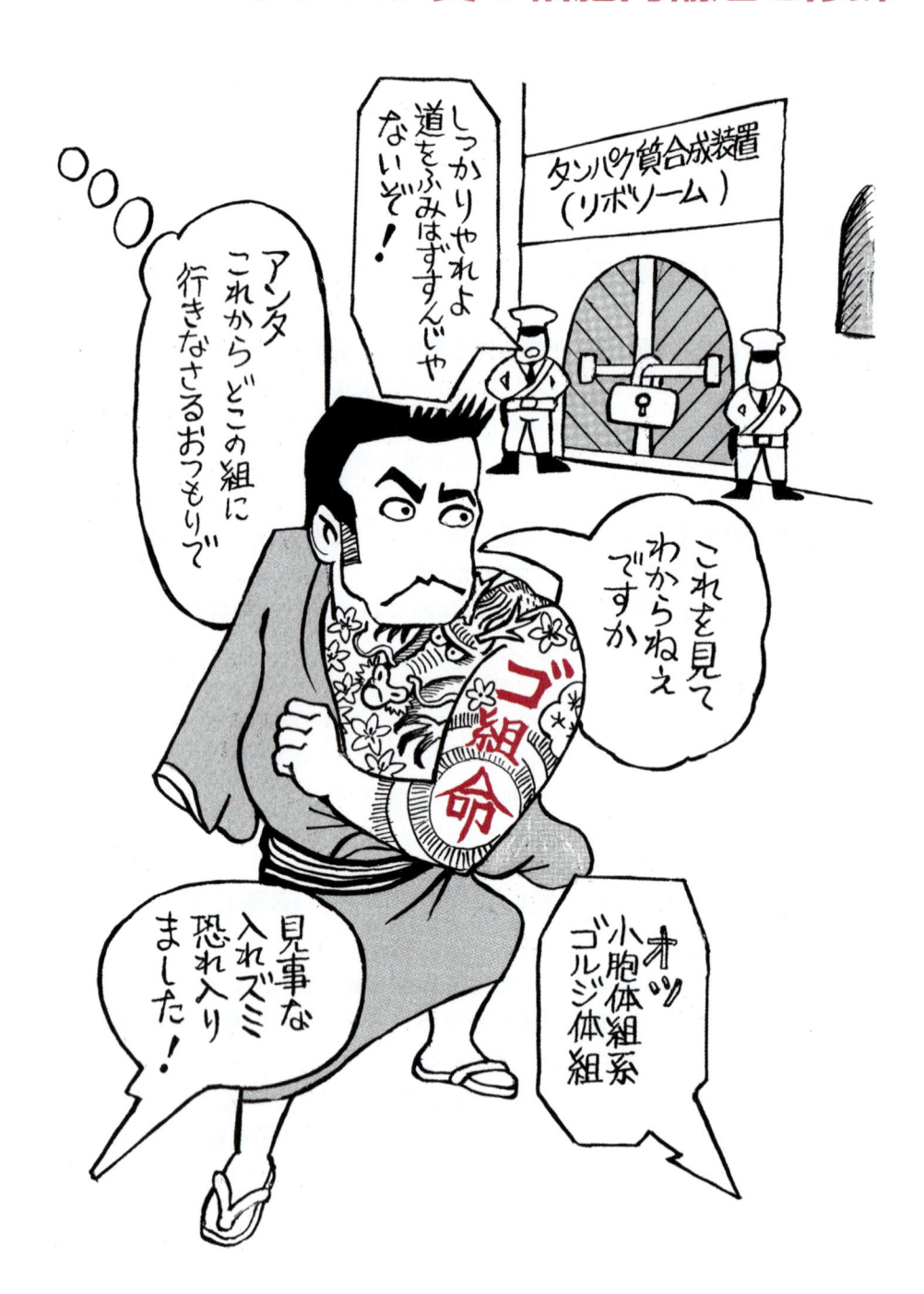

合成されたタンパク質の細胞内輸送は，小胞体を経由する経路と経由しない経路に大別される．

- 前者に属するタンパク質は，小胞体に結合したリボソームで合成される．
  - 細胞外分泌タンパク質や細胞膜，小胞体，ゴルジ体，リソソームに移行するタンパク質である．
- 後者に属するタンパク質は，遊離リボソームで合成される．
  - 核，ミトコンドリア，ペルオキシソームなどに移行するタンパク質である．
  - これらのオルガネラ（細胞内小器官）に移行しないタンパク質は，細胞質にとどまる．
- どのオルガネラに移行するかは，移行するタンパク質自身にシグナルペプチドとして書き込まれている．
  - 合成されたタンパク質が適切な場に輸送されることは，細胞機能の維持に必須である．
  - ペプチド鎖中のアミノ酸配列の一部が，細胞内の特定の器官・部位への輸送シグナルとなる場合をシグナルペプチド（配列）という．
  - シグナルペプチドの多くは，オルガネラに運ばれる過程で切断される．
- 分泌タンパク質は，小胞体に結合したリボソームで合成された後，小胞体に移行し，そこでシグナルペプチドが除去され，ゴルジ体内で小胞に包まれて，細胞膜と融合して細胞外に分泌される．

膜タンパク質や分泌タンパク質の多くは，ペプチド鎖の切断や糖鎖の付加による修飾を受ける．

- 消化にかかわるタンパク質分解酵素は，不活性な前駆体として分泌され，消化管内で一部のペプチド鎖断片が切断されることにより，活性型酵素となる．
- 糖鎖の付加は，ゴルジ体あるいは小胞体で行われる．（→P130）

9-13 ● 基本設計図を操作して じょうずに利用する
遺伝子操作

組換えDNA

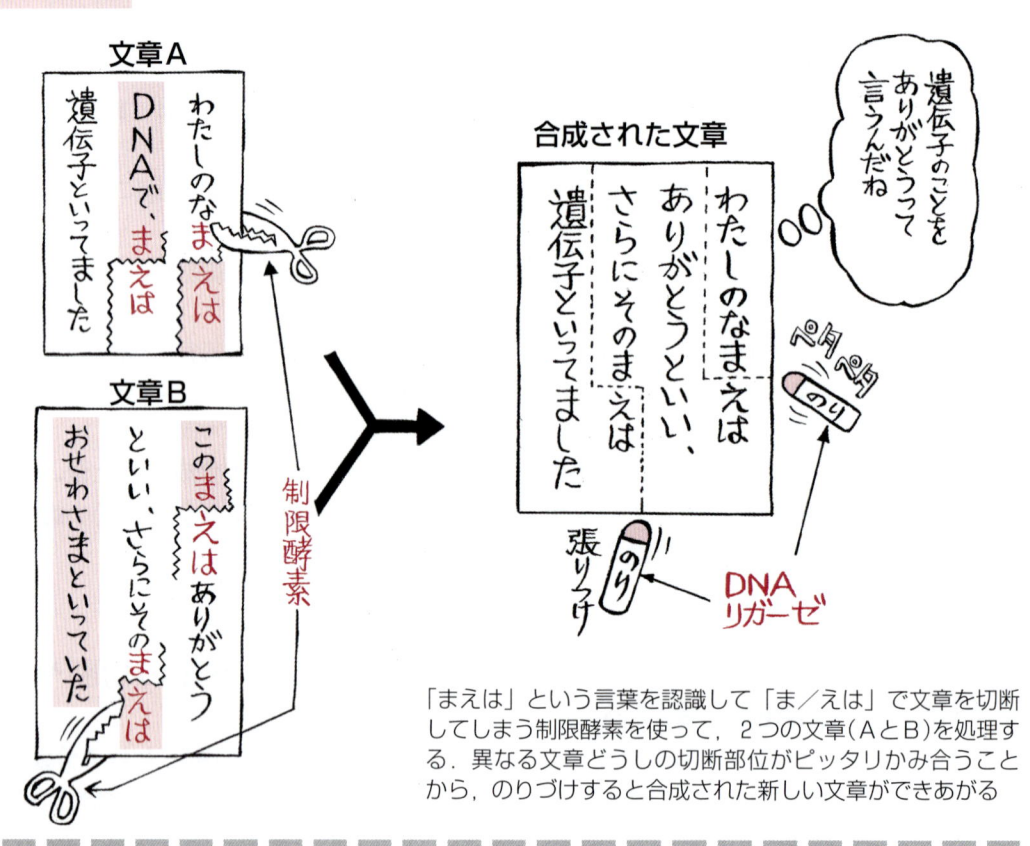

「まえは」という言葉を認識して「ま／えは」で文章を切断してしまう制限酵素を使って，2つの文章（AとB）を処理する．異なる文章どうしの切断部位がピッタリかみ合うことから，のりづけすると合成された新しい文章ができあがる

塩基配列の決定（ジデオキシヌクレオチド法）

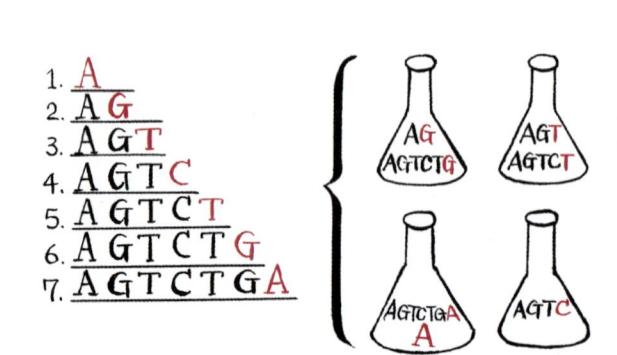

1. A
2. AG
3. AGT
4. AGTC
5. AGTCT
6. AGTCTG
7. AGTCTGA

DNAの構成塩基（A,G,T,C）にそれぞれ対応したジデオキシヌクレオチド（A,G,T,C）を少量含む各反応液中でDNA合成を行う．ジデオキシヌクレオチドが取り込まれた時点でDNA合成が停止することから，生成したDNA鎖を鎖長の短い順に並べると塩基配列がわかる

遺伝子操作の基盤技術に，相補的塩基対形成と制限酵素の利用がある．

- 相補的塩基対は，一定条件下で自発的に形成される(ハイブリダイゼーション)．
  - 2本鎖DNAを高温(95-100℃)で加熱，あるいは強アルカリで処理すると，1本鎖に解離する(DNAの変性)が，これを徐冷し60℃程度で保温すると，再び2本鎖DNAとなる．
  - ハイブリダイゼーションは塩基間で相補性があれば，DNA-DNA間のみならず，DNA-RNA間，RNA-RNA間でも起こるので，この性質を利用して特定の塩基配列をもつDNAやRNAを検出することができる．
- DNA上の特定の塩基配列(4～8塩基)を認識し，この部位でDNAを切断する制限酵素や，DNA断片をつなぎ合わせるリガーゼという酵素を用いて，DNAを自由に切り貼りすることができる．
  - 同じ種類の制限酵素で切断された部位は，互いに相補的な塩基配列となっているので，その部位に別のDNAを組込むことができる．
- 組換えDNA実験の安全性を確保するため，組換え体を実験施設から外部環境に漏れ出ないようにする物理的封じ込めと，組換え体の外部環境下での生育や伝搬性を制限する生物学的封じ込めが実施されている．

ゲノム解析とは，遺伝子レベルおよび分子レベルで生物の構造と機能を総体的に理解しようとする試みである．

- 2001年までにヒトゲノムの全塩基配列(約30億塩基対)が解読された．
  - 膨大な塩基配列情報は，国際的なデータベースとして蓄積され，ネットワークを介して世界中の研究者に提供されている．
- 各種生物のゲノムを比較することにより，生物機能の普遍性や種の多様性，そして進化の過程を解明することもゲノム解析の重要な意義である．
- 塩基配列を決定する方法の1つに，ジデオキシヌクレオチドを用いるサンガー法(Sanger法)がある．
  - サンガー法は，DNAの構成塩基にそれぞれ対応して人工的に合成された4種類のジデオキシヌクレオチドをそれぞれ少量含む反応溶液中でDNA合成を行い，これらの特殊なヌクレオチドが導入された時点でDNA合成が停止することから，電気泳動で分離された生成DNAの塩基配列を鎖長の短い順番に読むことで，塩基配列を調べる方法である．
  - DNA自動シークエンサーは，原理的にはジデオキシヌクレオチド法を用い，生成した蛍光標識されたDNA鎖を蛍光検出し，DNAバンドパターンをコンピュータで自動解析する．

第9章 遺伝子と遺伝情報の発現

●基本設計図を操作してじょうずに利用する −その2−
遺伝子操作

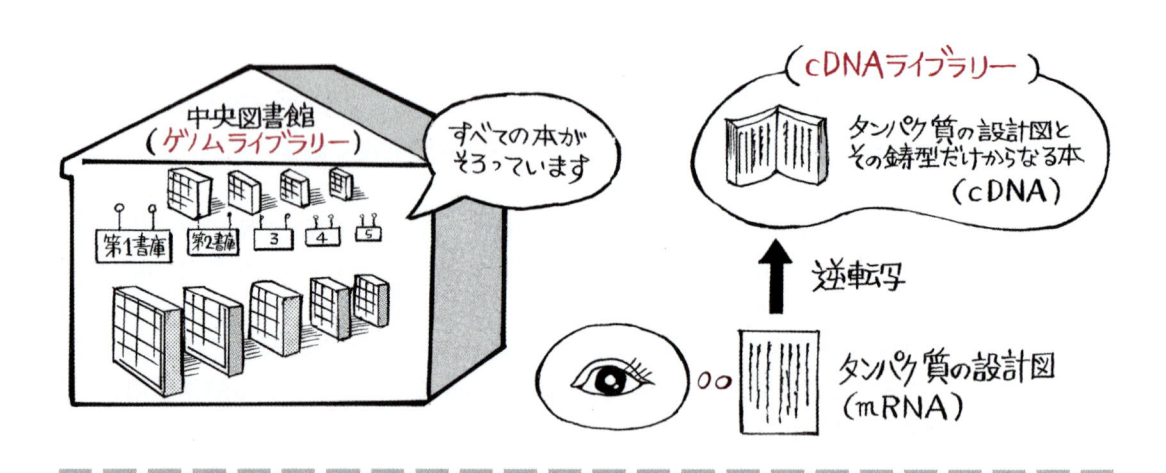

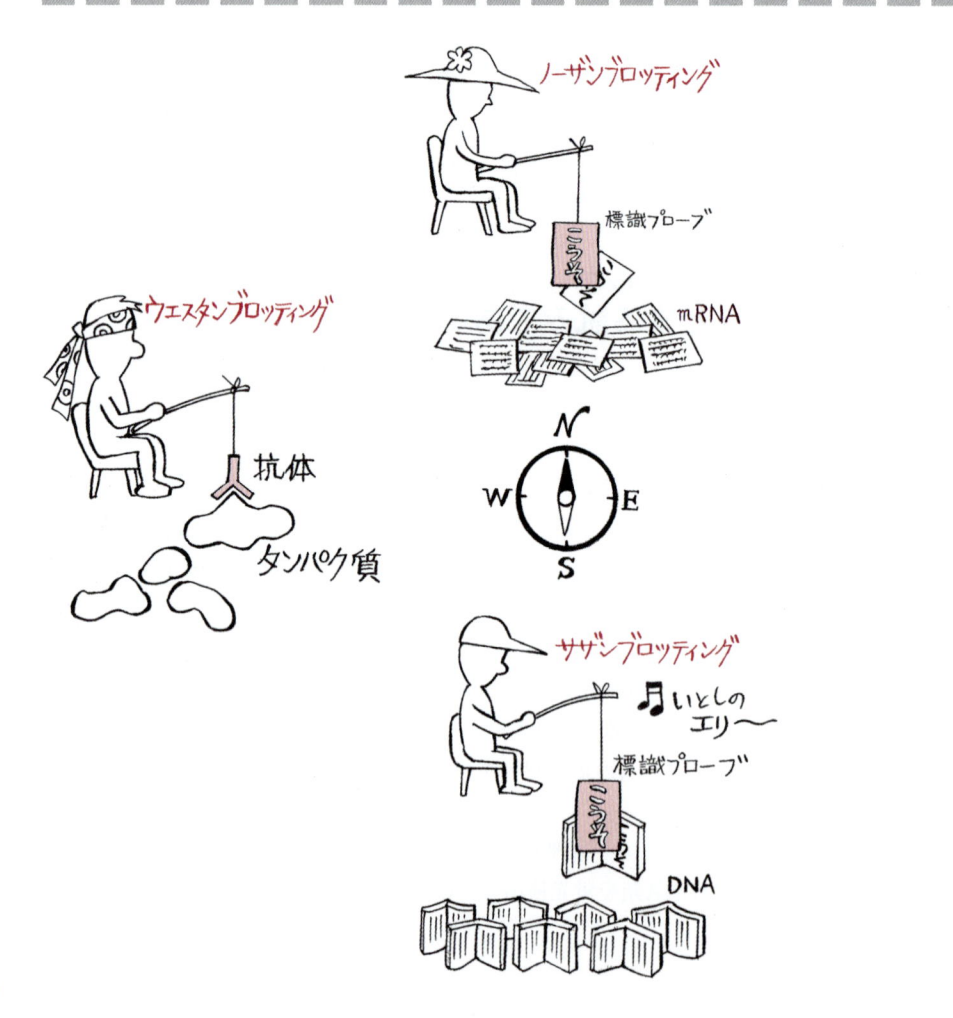

中央図書館（ゲノムライブラリー）
「すべての本がそろっています」
第1書庫　第2書庫　3　4　5

cDNAライブラリー
タンパク質の設計図とその鋳型だけからなる本（cDNA）

↑ 逆転写

タンパク質の設計図（mRNA）

ノーザンブロッティング
標識プローブ
mRNA

ウエスタンブロッティング
抗体
タンパク質

サザンブロッティング
♪いとしのエリ〜
標識プローブ
DNA

ゲノム（DNA）ライブラリーには，ある生物の全DNAが保管されており，cDNAライブラリーには，ある特定の細胞や組織で特異的に発現している遺伝子が保管されている．

- これらは，目的とする遺伝子や未知の遺伝子の検索に利用される．
- ライブラリーの実体は，保管すべきDNAをいくつかの断片に分け，それぞれをベクターに組み入れて，細菌（大腸菌など）のDNAに導入したものである．
- ゲノムライブラリーには，タンパク質をコードする部分以外に，調節領域の塩基配列やイントロンも含まれる．
- cDNAライブラリーは，タンパク質をコードする塩基配列のみを含む．
  - 目的とする細胞・組織に含まれるmRNAから逆転写酵素を用いて相補的なcDNAを作成し，これをDNAポリメラーゼで2本鎖DNAにして，宿主DNAに組み込む．
- 外来性遺伝子を宿主の細胞へ運び込むための自己増殖性のDNAのことを，ベクターという．
  - 多くの細菌は自身の染色体以外に，プラスミドとよばれる小さな環状DNAをもっており，これは抗生物質に対する耐性付与などに役立っている．
  - ある目的の遺伝子を細胞に導入するために開発されるベクターは，細菌に感染・増殖するプラスミドやファージなどのDNAを人為的に改造してつくられる．

目的とする遺伝子などの探索は，ハイブリダイゼーションを利用して行われる．

- 目的遺伝子の塩基配列の一部がわかれば，これと塩基対を形成する標識プローブを作成して，このプローブとハイブリダイゼーションする目的遺伝子をライブラリー中から釣り上げることができる．
  - この方法は，類似の塩基配列をもつ未知遺伝子の探索にも有用である．
- ゲノムライブラリーから目的遺伝子を選択する方法に，コロニーハイブリダイゼーション法がある．
  - ライブラリーを構成する細菌群を培養して多数のコロニーをつくらせ，これらを膜に移して溶菌し，露出したDNAに標識プローブを反応させ，ハイブリダイゼーションするものを選び出すという方法である．
- 目的とするDNA断片を検出する方法をサザンブロッティング，同様の方法をRNA（mRNA）の検出に用いる場合をノーザンブロッティング，タンパク質の検出に用いる場合をウエスタンブロッティングという．
  - サザンブロッティングは，種々のDNA断片を電気泳動し，分離したDNA断片をナイロン膜に移し，これを放射性標識した相補的な塩基配列をもつプローブで処理して，結合する膜上のDNA断片を検出する方法である．
  - ウエスタンブロッティングによるタンパク質の検出には，プローブのかわりに目的タンパク質を特異的に認識する抗体を用いる．

第9章 遺伝子と遺伝情報の発現

●基本設計図を操作してじょうずに利用する —その3—
遺伝子操作

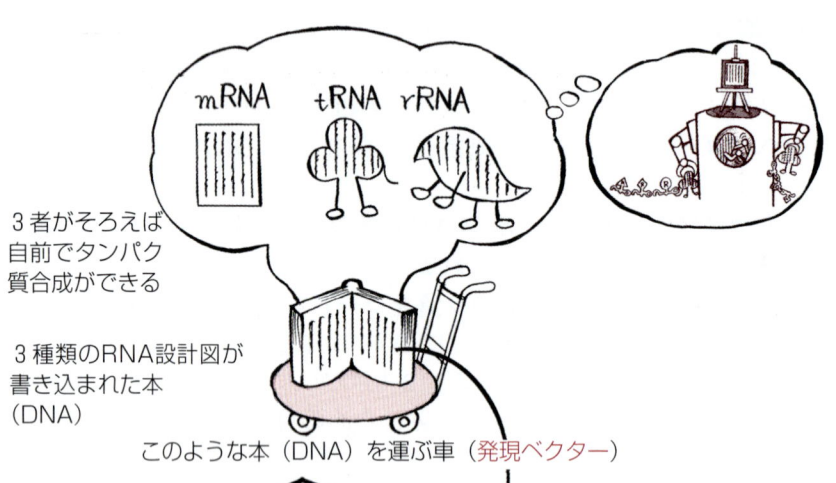

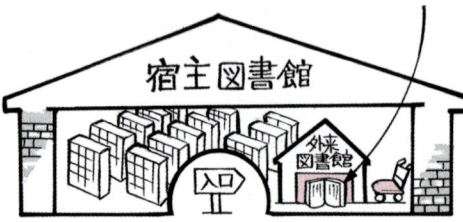

3者がそろえば自前でタンパク質合成ができる

3種類のRNA設計図が書き込まれた本（DNA）

このような本（DNA）を運ぶ車（発現ベクター）

宿主図書館

ひさしを貸して母屋をのっとられる
本来の図書館（宿主DNA）の中に勝手に別の図書館（外来DNA）をつくってしまうようなもので，しかもこの外来図書館のほうが宿主図書館よりも利用しやすくしてしまう

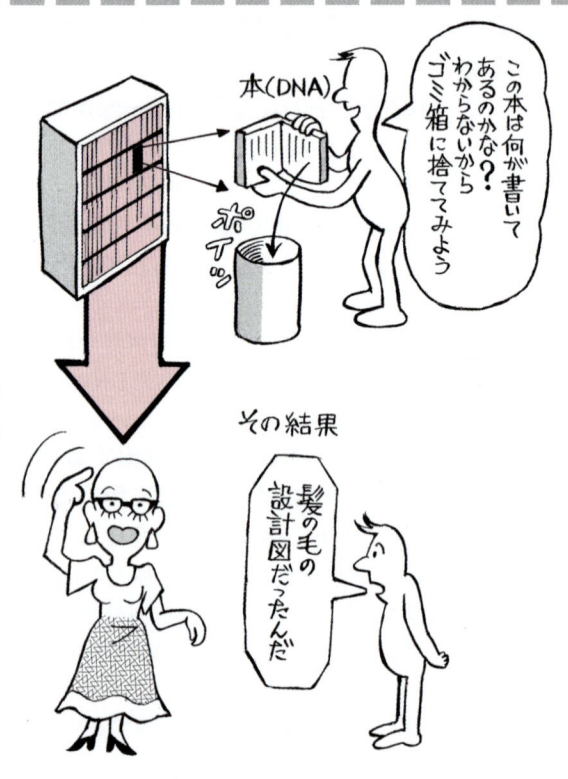

この本は何が書いてあるのかな？わからないからゴミ箱に捨ててみよう

本（DNA）

個体レベルでの各遺伝子の機能を解明する目的で，ある特定の遺伝子機能を喪失させることを遺伝子ターゲッティング（ノックアウト）という

その結果

髪の毛の設計図だったんだ

目的とするタンパク質は，発現ベクターを用いて特異的に大量に合成することができる．

- ある遺伝子を含むDNA断片の均一な集団をクローンとよび，それを単離することをクローニング（クローン化）という．
  - 目的とするDNA断片をベクターに組み込み，大腸菌などに注入（トランスフェクション）して増殖させ，菌体から抽出し精製する．
- 宿主細胞内に遺伝子を運び込むだけでなく，導入された遺伝子からmRNAを合成（転写）し，さらにタンパク質を合成（翻訳）するしくみをもつベクターを発現ベクターという．
  - 発現ベクターを用いることで，特定の遺伝子にコードされたタンパク質を比較的容易にかつ大量に合成することができる．
  - 現在，インスリン，インターフェロン，成長ホルモン，B型肝炎ワクチンなどが，こうした方法で大量生産され，医薬品として使用されている．

個体レベルでの遺伝子操作は，標的遺伝子の個体レベルでの機能解明，種々の疾患モデルの作製，有用動物の生産，再生医療などに利用されている．

- 目的とする遺伝子の機能を喪失あるいは変化させた動物を作成する技術を，遺伝子ターゲッティング法という（詳細はコラム参照）．
  - とくに，本来の遺伝子を破壊することを遺伝子ノックアウトという．
- クローン動物の作成技術は，生殖過程を経ずに全く同じ形質をもった動物の再生産を可能にし，産業上有用な畜産動物の大量・安全生産，希少動物の保存，臓器移植および再生医療に有効とされる．

コラム

遺伝子ターゲッティング
▶標的遺伝子に人工的に変異を加え，この遺伝子を導入したＥＳ細胞を発生中の胚に入れ，その胚を仮親の子宮に移植する．▶誕生する個体は，本来の胚の細胞とＥＳ細胞に由来する細胞が混じったキメラ個体になるので，これらの中からターゲッティングされたＥＳ細胞由来の生殖細胞をもつ個体を選別し，これらを交配させることで変異遺伝子のヘテロやホモの個体を得ることができる．▶ホモの個体では，標的遺伝子が完全にノックアウト（機能喪失）されており，このような個体を解析することは，標的遺伝子の個体レベルでの本来の機能の解明，種々の疾患モデル動物の創出，新しい医薬品の開発などにきわめて有用である．

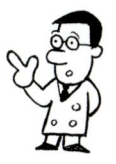

第9章 遺伝子と遺伝情報の発現

●基本設計図を操作してじょうずに利用する —その4—
遺伝子操作

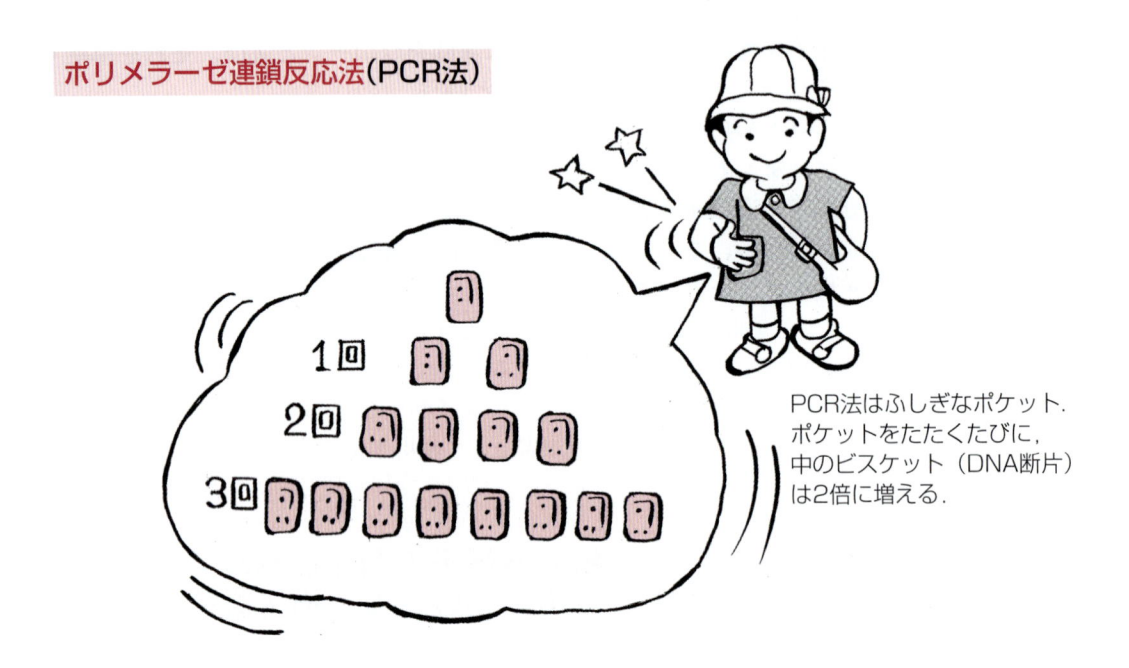

ポリメラーゼ連鎖反応法（PCR法）

PCR法はふしぎなポケット．ポケットをたたくたびに，中のビスケット（DNA断片）は2倍に増える．

コラム

ポリメラーゼ連鎖反応法（PCR法）
▶目的のDNA断片を人工的に無限に複製することができる技術で，高い特異性と感度を併せもつので，試料中に含まれるごく微量のDNA断片を使って，遺伝子診断やDNA鑑定などをすることができる．▶実際の操作は，1）試料中の2本鎖DNAを95℃で加熱して1本鎖DNAに解離させ（DNAの変性），2）これにあらかじめ合成したDNA鎖の両端の一部と相補的な塩基対を形成する各プライマー（20～30塩基程度）を55℃でハイブリダイズさせ（アニーリング），3）さらに72℃に保温してDNAポリメラーゼで両プライマーを起点としてプライマーを伸長させ，相補的なDNA鎖を合成させる　という手順で行われる．▶新たに合成されたDNA鎖は，次のサイクルでは鋳型として利用され，このようなサイクルが繰り返される．▶1サイクルごとに目的のDNA断片は倍増されるので，nサイクルで2^n分子に増幅することになる（実際には20～30サイクル行う）．サイクルごとの反応液の温度制御は，専用の機械で周期的に行うことで完全自動化できる．▶PCR法の特徴は，プライマーの設計に利用するDNA断片の両端の一部の塩基配列さえわかれば，増幅させたいDNA断片全体の塩基配列が必ずしもわかっていなくても増幅が可能な点である．

イラストでまなぶ生化学

第10章　ヘム代謝

第10章　ヘム代謝

10-1 ● 鉄はポルフィリンの"柵"に閉じ込めて利用
ヘモグロビン

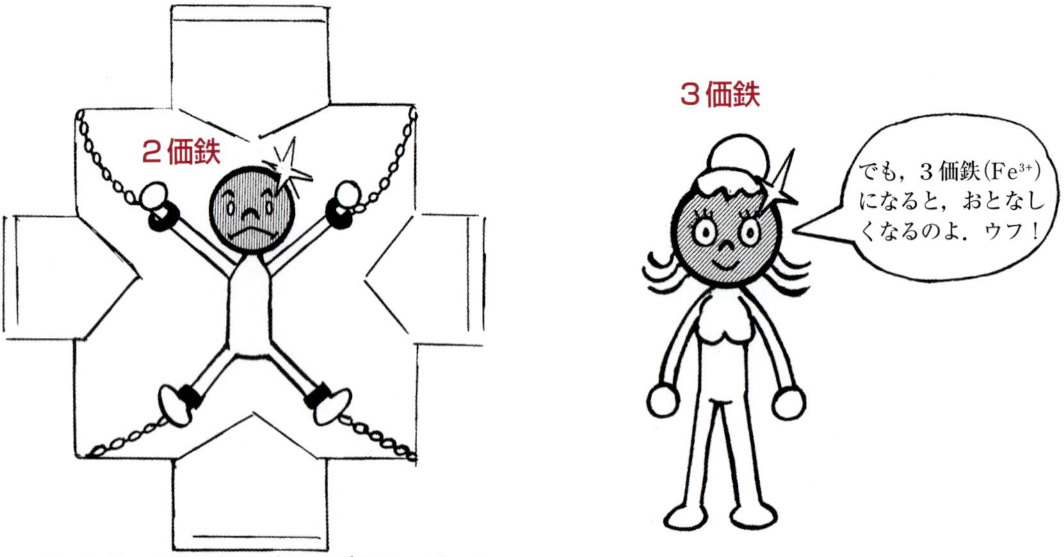

2価鉄

3価鉄

でも，3価鉄（Fe^{3+}）になると，おとなしくなるのよ．ウフ！

暴れん坊の2価鉄（Fe^{2+}）は，ポルフィリンの柵に閉じ込めて体内では利用されることが多い

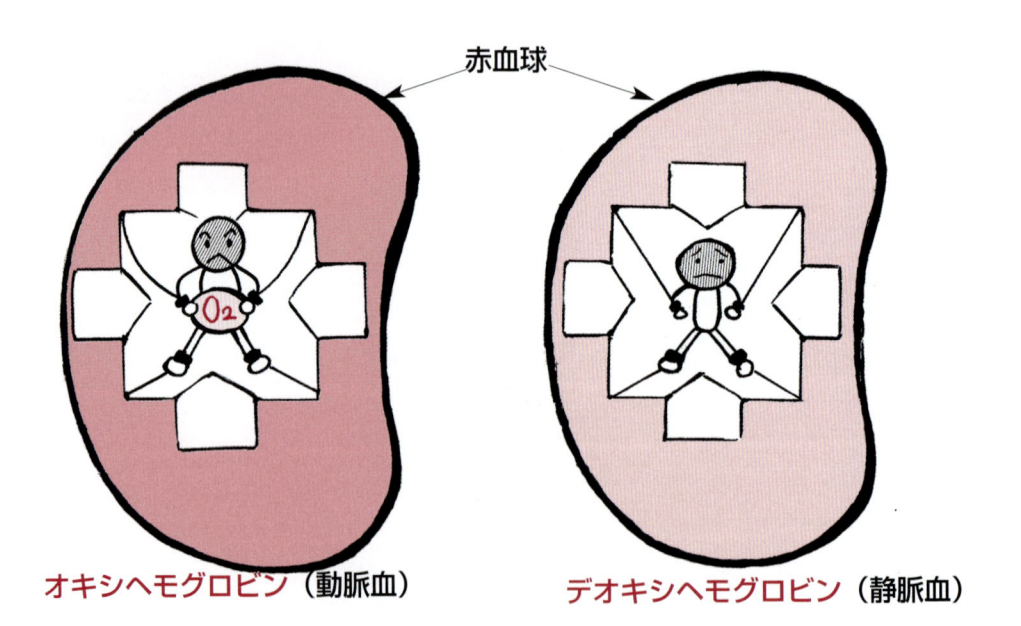

赤血球

O_2

オキシヘモグロビン（動脈血）　　　デオキシヘモグロビン（静脈血）

2価鉄に酸素分子（O_2）が結合している状態がオキシヘモグロビンで，結合していない状態がデオキシヘモグロビン

ポルフィリン環の中心に2価鉄（Fe^{2+}）が配位したものをヘムという．

- ポルフィリンは，4個のピロール環がメテン基（-CH＝）で結合した環状構造をもつ．
- 2価鉄はきわめて強い酸化力をもつため，体内ではポルフィリン環の中に閉じ込められて利用されることが多い.
  - 体内鉄（3～5g）の約8割がヘム鉄として存在する．
- ヘムを構成成分としてもつヘムタンパク質には，ヘモグロビン，ミオグロビン，カタラーゼ，シトクロムP-450など酸素分子の運搬や酸化還元反応にかかわるものが多い．

ヘムは主に骨髄と肝臓で合成される．

- ヘムはアミノ酸のグリシン（8個）とクエン酸回路のメンバーであるスクシニルCoA（8個）から合成され，最後に鉄が挿入される．
  - ヘム合成の初期と終期段階はミトコンドリア内で行われ，中間段階は細胞質内で行われる．
  - ヘム合成の律速段階は，グリシンとスクシニルCoAが反応して5-アミノレブリン酸（ALA）を生成する初発反応で，この反応は最終生成物であるヘムにより抑制されるため，通常ではヘムが過剰に合成されることはない．
- 合成されたヘムは骨髄ではヘモグロビン合成に利用され，肝ではシトクロムP-450などのヘムタンパク質の補欠分子族として利用される．

赤血球に含まれるヘモグロビンは，血中で酸素を運搬する役割を担う．

- ヘモグロビンのヘム鉄に酸素分子が結合しているものをオキシヘモグロビン（動脈血の鮮紅色），結合していないものをデオキシヘモグロビン（静脈血の暗赤色）という．
  - ポルフィリンやヘムは一般に赤色を呈する．
  - ヘムの2価鉄が毒物や酸化剤と接触して3価鉄（メトヘモグロビン）になると，酸素分子との結合能を失う．
  - 2価鉄と親和性の高いシアン（CN）や一酸化炭素（CO）は，ヘモグロビンと酸素分子との結合を妨害することなどにより，呼吸麻痺を引き起こす．
- ヘモグロビンの構成タンパク質であるグロビンは，2種類（αとβ）のポリペプチド鎖2本ずつからなる4量体タンパク質である．
  - ヘモグロビンは4量体構造をとることでアロステリック効果により，酸素分圧の高い肺では酸素分子と結合しやすく，酸素分圧の低い末梢組織では酸素分子を解離しやすくなる．
  - 黒人に多発する鎌状赤血球症は，グロビンタンパク質のアミノ酸配列に異常（β鎖の6番目のアミノ酸がグルタミン酸からバリンに置換している）があるため，赤血球が変形し，溶血や貧血などを起こす遺伝性疾患である．
  - グロビンタンパク質の遺伝的な合成障害により起こる病的状態をサラセミアという．

第10章 ヘム代謝

10-2 ● 使い終わった"柵"は廃物利用
ビリルビン

ヘムの分解

やっと解放された

またかよ

新しいヘムとして再利用

勝終です

赤血球

ポルフィリンの柵の運命

グルクロン酸（浮き袋）

非抱合型ビリルビン

抱合型ビリルビン

血液の海に沈まないように浮き袋がつけられる

腸内細菌のはたらきで抱合型ビリルビンはウロビリノーゲンにかわる

肝　循環　腸

ウロビリノーゲン

ウロビリノーゲンは腸肝循環を繰り返し，胆汁成分として有効利用されるが，最終的に尿や糞便として体外に排泄される

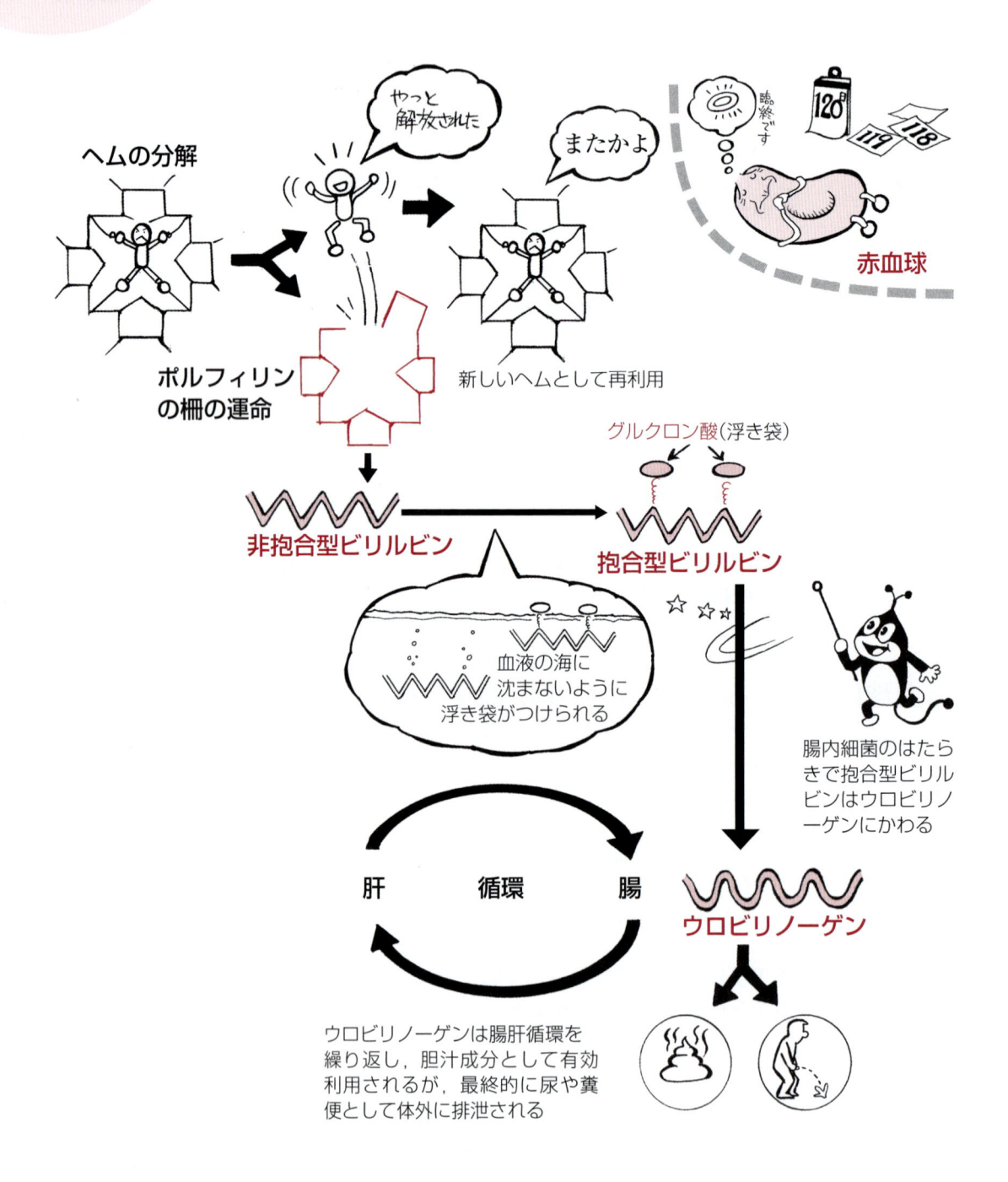

ヘモグロビンは，脾，骨髄，肝などの細網内皮系細胞で分解される．

- 赤血球の生理的寿命は約120日で，老化すると主に脾臓の細網内皮系で処理される．
- 赤血球の中身のヘモグロビンも分解され，鉄を失ったポルフィリン部分はビリルビンとなる．
  - 毎日，約8gのヘモグロビンが分解されている．
  - 毎日，300mg程度のビリルビンが生成するが，その3/4がヘモグロビン由来で，残りはほかのヘムタンパク質由来である．
- ヘモグロビンは，血管内溶血が起こった場合は肝で処理され，大量の溶血の場合は腎でも処理される．
- 皮下などでの体内出血の場合は，マクロファージのような食細胞により処理される．

ヘムは，ビリベルジンと鉄，一酸化炭素（CO）に分解される．

- 哺乳動物ではビリベルジンはさらに分解されビリルビン（黄色）となる．
  - 鳥類や両生類ではビリベルジン（緑色）のまま排泄される．
- ヘムから遊離した鉄の大部分は，新しいヘムの生合成に再利用される．
- COは血管では弛緩作用を，肝では微小循環を調節する役割を果たす．

ビリルビンには，非抱合型（間接）と抱合型（直接）がある．

- ヘモグロビン分解により生成した疎水性のビリルビン（非抱合型）は，血中でアルブミンと結合して肝に運ばれ，そこでグルクロン酸抱合を受けて親水性（抱合型）となる．
  - ビリルビンを定量する試薬との反応で，抱合型ビリルビンはそのまま（直接）反応して赤い色素を生成するのに対して，非抱合型ビリルビンは疎水性なのでアルコールを加えることによって（間接）はじめて反応する．
- 抱合型ビリルビン（胆汁色素）は胆管に運ばれ，胆汁成分として十二指腸に排泄される．
  - 胆汁色素にはラジカル消去能があり，酸化ストレスに対する生体防御に重要な役割を担っている．
- 腸内に排泄されたビリルビンの大部分は，腸内細菌により還元されウロビリノーゲンになる．

ウロビリノーゲンの一部は胆汁として再利用されるが，最終的に糞便や尿として体外に排泄される．

- ウロビリノーゲンの一部は腸管から吸収されて血中に入り，肝を経て再び胆汁中へ排泄される（腸肝循環）．
- 大部分のウロビリノーゲン（無色）は糞便中に排泄され，そこで酸化されてステルコビリン（橙紅色）などになる．
- 一部は尿中へ排泄され，そこで酸化されてウロビリン（黄色）となる．
  - 尿中ウロビリノーゲンは肝機能障害により増加し，胆管閉塞により消失する．

第10章 ヘム代謝

10-3 ●黄色くなるには理由がある
ポルフィリン代謝異常と黄疸

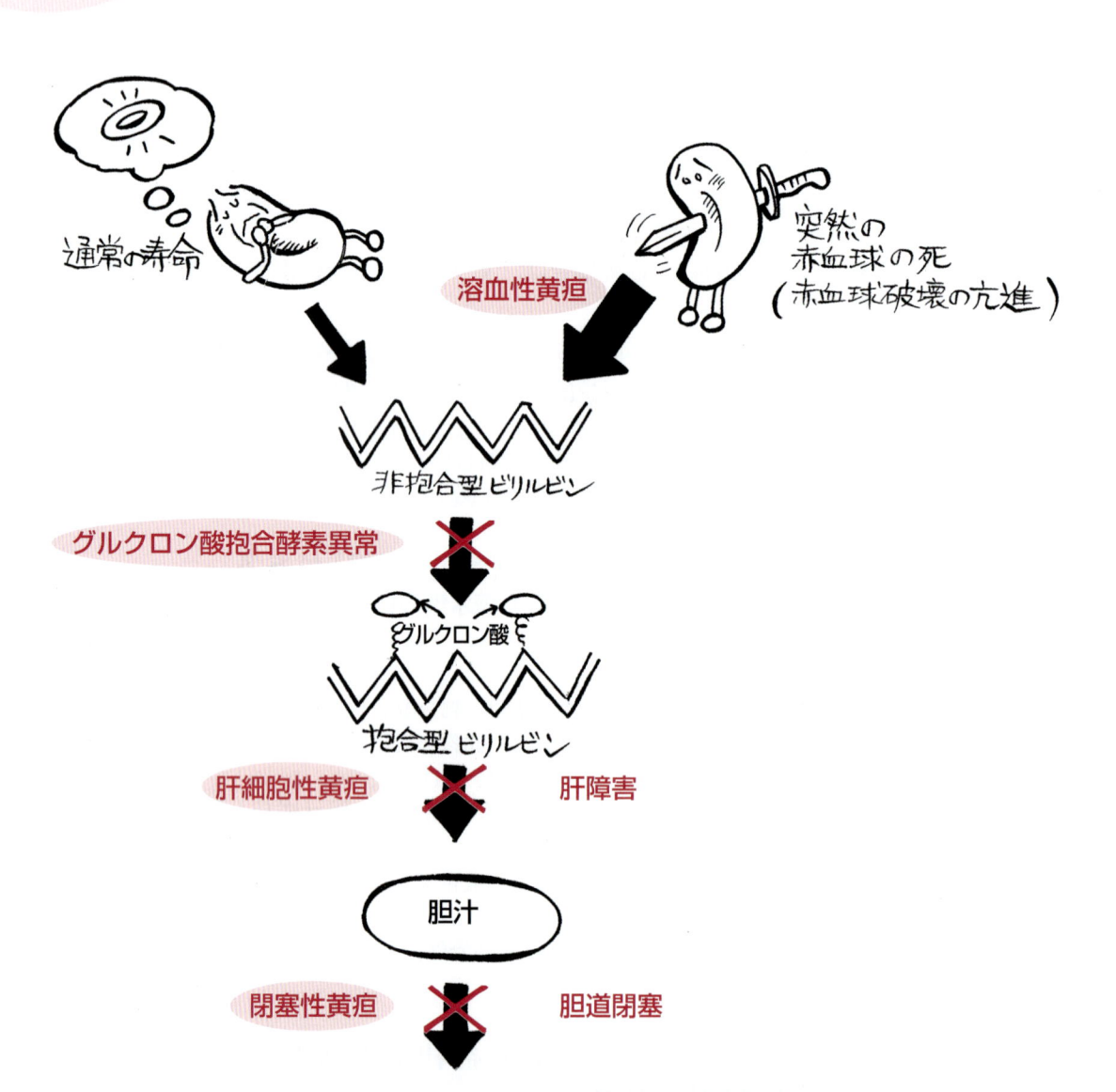

通常の寿命

溶血性黄疸

突然の赤血球の死（赤血球破壊の亢進）

非抱合型ビリルビン

グルクロン酸抱合酵素異常 ✗

グルクロン酸

抱合型ビリルビン

肝細胞性黄疸 ✗ 肝障害

胆汁

閉塞性黄疸 ✗ 胆道閉塞

黄疸	非抱合型ビリルビン	抱合型ビリルビン
溶血性黄疸	↑	
グルクロン酸抱合酵素異常	↑	
肝細胞性黄疸		↑
閉塞性黄疸		↑

ヘム合成の障害による疾病をポルフィリン症という．

- ポルフィリンおよびその前駆体物質の尿中への排泄が異常に高まる．
  - 日光皮膚炎を起こしやすい．
- その原因に，ヘム合成にかかわる酵素の遺伝的異常（先天性）と，薬物などによる後天性のものがある．
- **先天性ポルフィリン症**には，肝性と骨髄性のものがある．
  - 臨床症状から急性ポルフィリン症と皮膚ポルフィリン症に分類されることもある．
  - 急性間欠性ポルフィリン症は，5-アミノレブリン酸（ALA）合成酵素の発作的亢進により起こる．
- **後天性ポルフィリン症**は，鉛中毒や薬物中毒による肝障害が原因である．

黄疸とは，血中ビリルビンが高値となり皮膚や粘膜に沈着する症状をいう．

- ビリルビンの血中濃度の基準値は0.2～1.2mg/dlで，2～3mg/dl以上を高ビリルビン血症という．
- その原因として，赤血球破壊の亢進（溶血性黄疸），肝臓でのビリルビン処理能力の低下（肝細胞性黄疸），結石やがんによる胆道閉塞（閉塞性黄疸）などがある．
- その判定には，血中で増加するビリルビンが抱合型か非抱合型かを調べることが有効である．
- 胆道閉塞や肝障害では抱合型ビリルビンが増加する．
- 溶血性黄疸やグルクロン酸抱合酵素異常による黄疸では，非抱合型ビリルビンが増加する．
  - 遺伝的にグルクロン酸抱合酵素に異常があるクリグラー–ナジャー症候群では，疎水性の非抱合型ビリルビンが脳血管関門を透過して重篤な中枢神経症状を呈する（核黄疸）．
  - 日本を含むアジア人に多発する（人口の2～5％）ジルベール症候群は，遺伝的な非抱合型ビリルビンの肝への転送障害を原因とするが，良性である．
- 新生児に生理的にみとめられる黄疸（新生児黄疸）では，肝でのグルクロン酸抱合が未熟なため，非抱合型ビリルビンが血中で増加する．

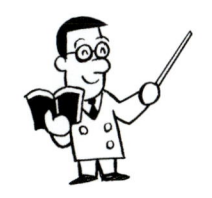

イラストでまなぶ生化学

第11章 情報伝達

第11章 情報伝達

11-1 ●情報伝達の成否は受け手で決まる
情報伝達物質と細胞間情報伝達

情報伝達物質

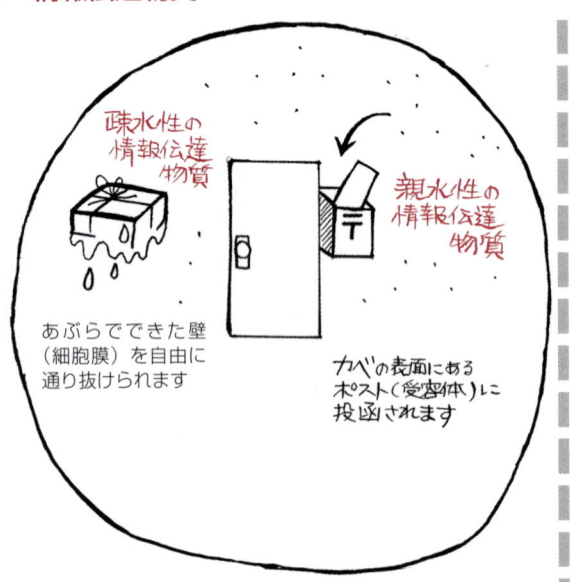

疎水性の情報伝達物質

親水性の情報伝達物質

あぶらでできた壁（細胞膜）を自由に通り抜けられます

カベの表面にあるポスト（受容体）に投函されます

細胞間情報伝達のいろいろ

シナプス分泌型

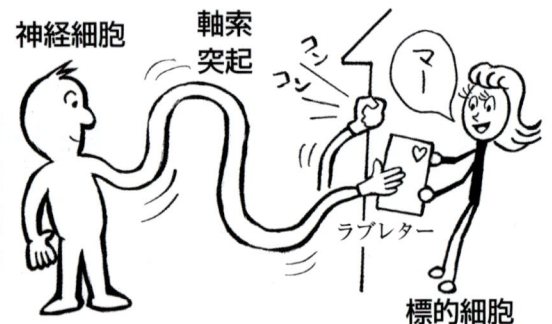

神経細胞　軸索突起　ラブレター　標的細胞

内分泌型

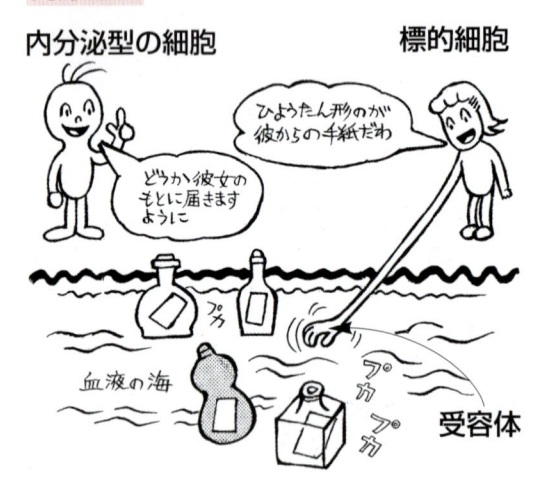

内分泌型の細胞　標的細胞

どうか彼女のもとに届きますように

ひょうたん形のが彼からの手紙だわ

血液の海　受容体

傍分泌型

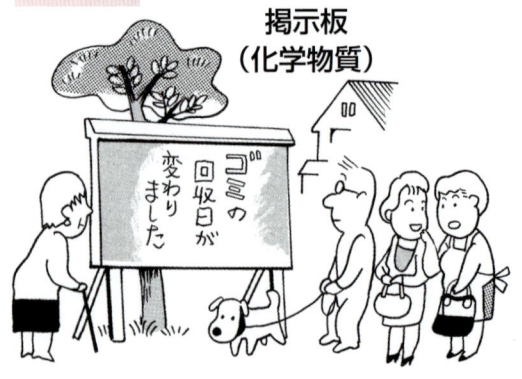

掲示板（化学物質）

ゴミの回収日が変わりました

町内の人たち（近傍の細胞）

細胞間の情報伝達は，発信された情報伝達物質が受け手の細胞に存在する，これに特異的な受容体と結合することにより行われる．

- 情報伝達物質の多くは，細胞外に分泌された化学物質である．
  - これらの化学物質をファーストメッセンジャー，あるいは受容体に結合するという意味で，リガンドあるいはアゴニストという場合もある．
  - 情報発信細胞の膜タンパク質や細胞外マトリックスを構成する分子が，シグナルとして機能する場合もある．
- 親水性の情報伝達物質は細胞膜上の受容体を介して，疎水性の情報伝達物質は細胞内（細胞質あるいは核内）に存在する受容体を介して情報を伝達する．
  - 親水性の情報伝達物質であるペプチドホルモンの受容体は細胞膜上に，疎水性の情報伝達物質であるアミノ酸誘導体ホルモン（チロキシン）では核内に，ステロイドホルモンでは細胞質中に受容体が存在する．
- 受容体を介さない細胞間情報伝達は，隣接する細胞間でチャネルが形成され，細胞内のイオンなどを直接交換することによって行われる．

細胞間の情報伝達は，その伝達のしくみによりシナプス分泌型，内分泌型，傍分泌型に分類される．

- シナプス分泌型の情報伝達は，神経細胞が軸索突起を標的細胞の近傍まで伸ばし，神経を伝播した活動電位がシナプスや神経終末からの神経伝達物質の放出を促し，これが標的細胞の膜上に存在する特異的受容体と結合することにより行われる．
  - 神経伝達物質には，アセチルコリン，カテコールアミン，ヒスタミン，セロトニン，γ-アミノ酪酸，ニューロテンシン，サブスタンスP，エンケファリンなどがある
  - 神経伝達物質が近接する標的細胞に作用するのではなく，血管系に入る場合もある（神経内分泌）．
- 内分泌型の情報伝達は，内分泌系の細胞で合成・分泌されたホルモンが血液循環に入った後，そのホルモンに特異的な受容体をもつ細胞と結合することにより行われる．
  - 内分泌とは，腺細胞により産生されたホルモンが血液を介して遠隔の標的細胞へと運ばれることをいい，外分泌とは，個体の外表面や消化管などの内腔に，導管を通して汗や消化液などが分泌されることをいう．
- 傍分泌型の情報伝達は，細胞から分泌された化学物質が近傍のほかの細胞（パラクライン）あるいは自身（オートクライン）に受容体を介して結合することにより行われる．
  - 傍分泌型情報伝達物質には，アミノ酸由来（ヒスタミンやセロトニンなど），ペプチド性（アンギオテンシン，血漿キニンなど），アラキドン酸由来（プロスタグランジン，トロンボキサン，プロスタサイクリン，ロイコトリエン）などがある．
  - ホルモンや神経伝達物質であっても周囲の細胞に作用する場合がある（傍分泌）．

第11章　情報伝達

11-2 ● 血液の海を渡ってやってくる情報
ホルモン

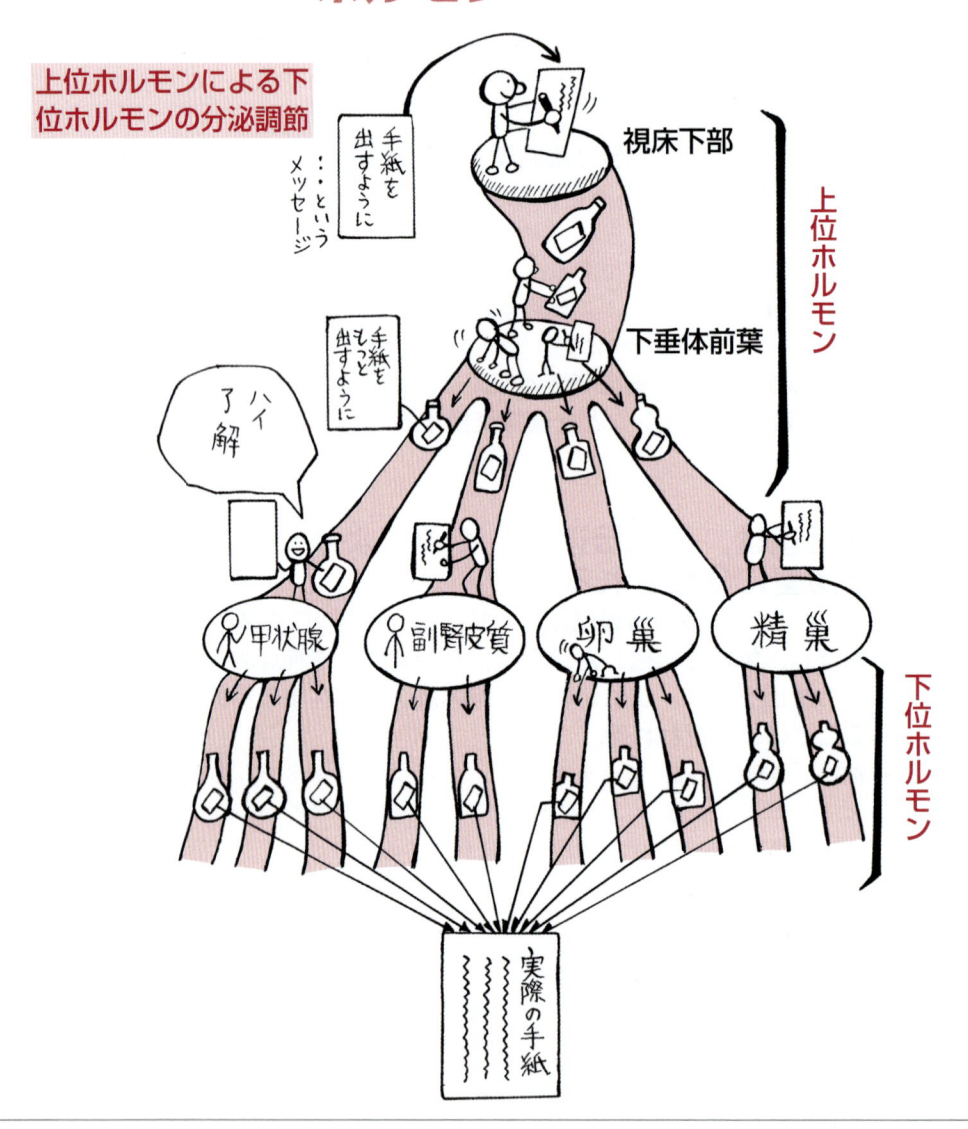

上位ホルモンによる下位ホルモンの分泌調節

視床下部
下垂体前葉
上位ホルモン

甲状腺　副腎皮質　卵巣　精巣
下位ホルモン

実際の手紙

コラム

環境ホルモン（内分泌撹乱物質）
▶産業化学物質や農薬など環境中に放出された化学物質のなかで，生物体内に取り込まれ，内分泌機能に影響を及ぼす可能性があるものをいう．▶現在，内分泌撹乱作用が疑われている化学物質は約70種類あり，これらは性ホルモンや甲状腺ホルモン，副腎皮質ホルモンなどと類似の作用を有することが知られている．▶環境ホルモンが人体に及ぼす影響は，そのホルモン類似作用の強さだけではなく，環境残留性や生物濃縮性なども考慮する必要があり，とくに生殖機能への影響は次世代にまで及ぶことなどから，その影響を予測することはむずかしいといわれている．

ホルモンは，体内環境を一定に維持する（ホメオスタシス）役割を担う内分泌型情報伝達物質である．

- ホルモンを合成・分泌する内分泌細胞は，内分泌腺あるいは内分泌器官とよばれる細胞集団を形成し，全身の各部に分散して存在する．
- ホルモンは，体液や血中に入ってそれぞれのホルモンに対する特異的な受容体をもつ遠く離れた臓器や細胞に作用する．
- ホルモンはタンパク質の活性を調節したり，タンパク質合成を制御することで，その作用を発現する．
- ホルモンの分泌異常（亢進あるいは低下）は重篤な疾患をまねく．
  - 血液を経由して作用するホルモンはごく微量で効果を発揮し，血中濃度がわずかに変化するだけでも体に大きな影響を与える．

ホルモンは，ペプチドホルモン，アミノ酸誘導体ホルモン，ステロイドホルモンに分類される．

- ペプチドホルモンは，3〜200個程度のアミノ酸が連結した親水性のペプチドで，標的細胞の細胞膜受容体に結合することにより作用を発現する．
  - 糖を含むもの（糖タンパク質）もある．
- アミノ酸誘導体ホルモンには，副腎髄質などから分泌されるカテコールアミン（アドレナリンやノルアドレナリンなど）や，甲状腺ホルモンがある．
  - 親水性のカテコールアミンは細胞膜受容体に，疎水性の甲状腺ホルモンは細胞核内受容体に結合することにより作用を発現する．
  - 同一の分子がホルモンとしても神経伝達物質としても機能する（アドレナリンやノルアドレナリン）場合がある．
- ステロイドホルモンはコレステロールから合成され，血中では輸送体タンパク質と結合して運搬され，多くは標的細胞の細胞質内受容体と結合して複合体を形成した後，核内へ移行して作用を発現する．

ホルモンの分泌は，外界や内部環境の変化に加え，ホルモン自身によっても階層的に調節される．

- 内分泌器官相互には機能的に上位あるいは下位といった階層的な関係があり，ホルモン分泌の自律的な調節機構を形成している．
- ホルモン自身による調節には，上位ホルモンによる下位ホルモンの分泌調節と，下位ホルモンによる上位ホルモン分泌のフィードバック調節がある．
  - 上位ホルモンには，下位ホルモンの分泌を促進する刺激ホルモンや，分泌を低下させる抑制ホルモンがある．
  - 下位ホルモンの血中濃度が一定範囲を逸脱すると，そのホルモンの分泌をコントロールする上位ホルモンの分泌が制御され，正常範囲にもどるようにはたらく（負のフィードバック）．
  - 排卵時に見られるような恒常性が破綻して次の新しい状態に移行する時には，下位ホルモンを分泌し続けるように上位ホルモンの分泌が制御される（正のフィードバック）．

第11章　情報伝達

11-3 ● ホルモン分泌をコントロールするホルモン
上位ホルモン

GH放出ホルモン
TSH放出ホルモン
ACTH放出ホルモン
ゴナドトロピン放出ホルモン
PRL放出ホルモン

視床下部

ソマトスタチン
ドーパミン

⇨ 促進　⬇ 抑制

下垂体前葉

下垂体後葉

バゾプレッシン　オキシトシン

GH　TSH　ACTH　LH　FSH　PRL

肝 → 成長因子
甲状腺 → 甲状腺ホルモン
副腎皮質 → 副腎皮質ホルモン
性腺 → 性ホルモン

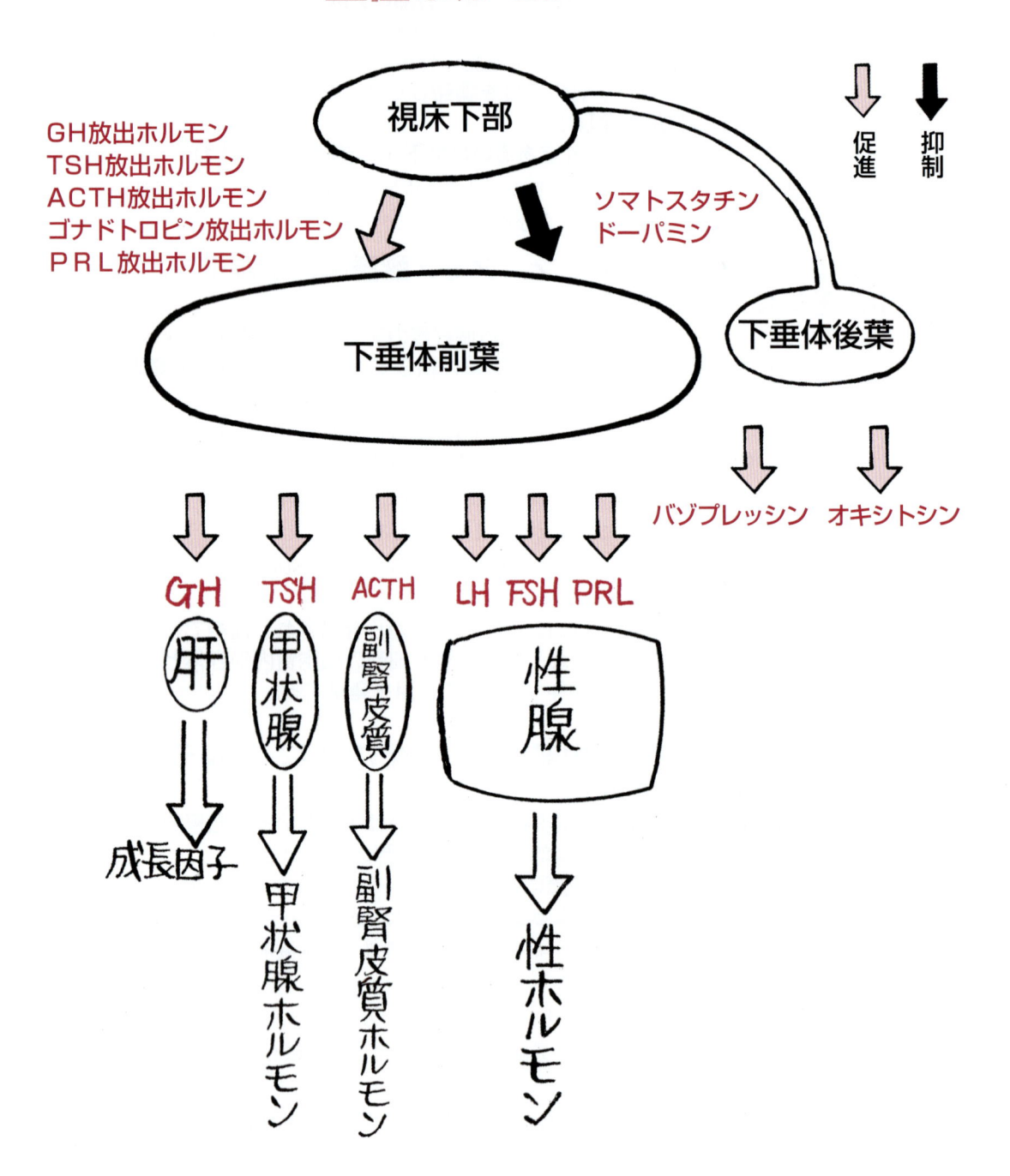

- **視床下部ホルモン**は，下垂体前葉からのホルモン分泌を促進したり抑制したりする．
  - 下垂体前葉からのホルモン分泌を促進するホルモンには，成長ホルモン放出ホルモン，甲状腺刺激ホルモン放出ホルモン，副腎皮質刺激ホルモン放出ホルモン，性腺刺激ホルモン（ゴナドトロピン）放出ホルモン，プロラクチン放出ホルモンがある．
  - 下垂体前葉からのホルモン分泌を抑制するホルモンには，ソマトスタチンとドーパミンがある．
    - ソマトスタチンは，成長ホルモンと甲状腺刺激ホルモンの分泌を抑制する．
    - ドーパミンはプロラクチンの分泌を抑制する．
  - 視床下部ホルモンの分泌は，末梢ホルモンによるフィードバック機構と，視床下部神経から放出される神経伝達物質により調節される．
  - 視床下部から神経軸索が下垂体後葉まで伸張し，バゾプレッシンとオキシトシンが分泌される．
    - 両ホルモンは実際には視床下部で合成されるが，下垂体後葉ホルモンに分類される．

- **下垂体前葉**からは，成長ホルモン（GH），甲状腺刺激ホルモン（TSH），副腎皮質刺激ホルモン（ACTH），黄体形成ホルモン（LH），卵胞刺激ホルモン（FSH），プロラクチン（PRL）が分泌される．
  - GHはソマトメジン（インスリン様成長因子）の産生（主に肝）を促進する．
    - GH分泌過剰（腫瘍）により末端肥大，高血圧，耐糖能異常をきたす末端肥大症になる．
    - GH分泌不全により低身長をきたす下垂体性低身長症になる．
  - TSHは甲状腺ホルモンの分泌を促進する．
  - ACTHは副腎皮質ホルモンの分泌を促進する．
    - ACTH分泌過剰（腫瘍）により中心性肥満，筋萎縮，高血圧，耐糖能異常をきたすクッシング病になる．
  - LHは，女性では黄体形成の促進や排卵の誘発，男性ではテストステロン産生を促進する．
  - FSHは，女性では卵胞の発育と卵胞からのエストロゲン産生を促進し，男性では精子の成熟を促す．
  - PRLは乳腺の発育と乳汁産生，および黄体からのプロゲステロン産生を促進するとともに，性腺抑制作用を有する．
    - PRL分泌過剰（腫瘍）により乳汁漏出，無月経，性欲減退をきたす．
  - 下垂体後葉から分泌されるバゾプレッシン（ADH）は，腎での水の再吸収を促進し，血圧を上昇させる（抗利尿作用）．
    - バゾプレッシンの分泌低下あるいは作用不全により，希釈尿を大量に排泄する尿崩症になる．
    - バゾプレッシンの過剰分泌により水分貯留，低ナトリウム血症をきたす（ADH分泌異常症候群）．
  - 同じく下垂体後葉から分泌されるオキシトシンは，子宮収縮作用や乳汁射出作用を有する．
    - オキシトシンは分娩促進剤として利用される．

第11章 情報伝達

11-4 ●現場ではたらくホルモン
下位ホルモン

甲状腺ホルモン

甲状腺機能亢進 ↑ ↓ 甲状腺機能低下

眼球突出
発汗
甲状腺肥大
動悸
バセドウ病

アー落ちこむな…
寒
ガタガタ
クレチン病

肝臓 — グリコーゲンとして貯蔵
分解 / 合成
グルコース
血液の海
糖新生 / 解糖
グリセロール
アミノ酸
ピルビン酸

→ インスリン（膵ランゲルハンスB）
← グルカゴン（膵ランゲルハンスA）

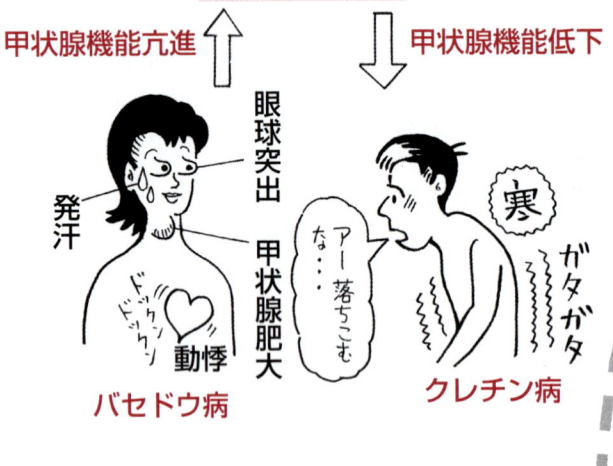

血清カルシウム濃度の調節

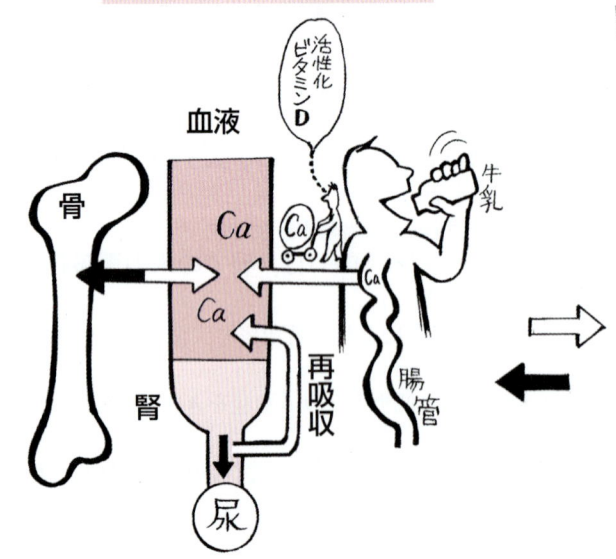

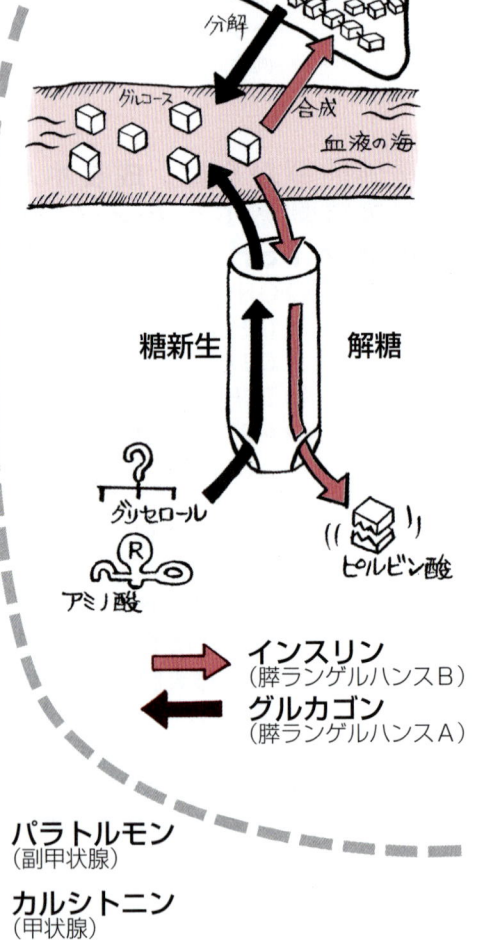

血液
骨
Ca
活性化ビタミンD
牛乳
腸管
腎
再吸収
尿

⇒ パラトルモン（副甲状腺）
← カルシトニン（甲状腺）

甲状腺から分泌されるホルモンは，トリヨードチロニン(T3)とチロキシン(T4)，カルシトニンである．

- **甲状腺ホルモン**(通常T3とT4をさす)は，基礎代謝(酸素消費量，熱産生，心拍数)の亢進，糖新生や脂肪分解促進作用などがある．
  - 甲状腺ホルモンはアミノ酸のチロシンから生合成され，T3は分子内に3個のヨード原子を，T4は4個のヨード原子をもつ(体内ヨードの約9割が甲状腺に存在する)．
  - 甲状腺からはT3よりもT4のほうが多く分泌されるが，ホルモン作用はT3のほうが強く，ほとんどのT4は末梢組織でT3に変換されてから作用を発揮する．
  - **甲状腺機能亢進症**では動悸，神経過敏，易疲労感，発汗，体重減少，眼球突出，甲状腺腫大などをきたす．若い女性の発症率が高い**バセドウ病**は，甲状腺にある甲状腺刺激ホルモン(TSH)の受容体に対して自己抗体ができ，これがTSHと同様に甲状腺を刺激し続けるため，甲状腺ホルモンの分泌が過剰となる．
  - **甲状腺機能低下症**には，徐脈，耐寒性低下，皮膚乾燥，精神的・肉体的な活動性の低下をきたす**クレチン病**がある．
- **カルシトニン**は骨や腎臓に作用して，血清カルシウム濃度を低下させる．

副甲状腺(上皮小体)から分泌される副甲状腺ホルモン(パラトルモン；PTH)は，血清カルシウム濃度を増加させる．

- **パラトルモン**と**カルシトニン**は拮抗的に作用して，血清カルシウム濃度を一定に保つようにはたらく．
  - 血清カルシウム濃度は，カルシウムの骨からの放出(骨吸収)，腎での再吸収，ビタミンD_3の活性化による腸管からの吸収，などの促進あるいは抑制を介して調節される．
  - 副甲状腺機能亢進で**高カルシウム血症**，機能低下で**低カルシウム血症**に伴うしびれやテタニー(硬直性けいれん)発作が生じる．

膵臓のランゲルハンス島からは，グルカゴン(A細胞)，インスリン(B細胞)，ソマトスタチン(D細胞)，膵ポリペプチド(PP細胞)が分泌される．

- **インスリンは血糖を低下させる．**
  - インスリンは主にグルコースにより分泌が刺激され，細胞へのグルコースの取り込み，グリコーゲン合成，タンパク質合成，中性脂肪合成を促進し，糖新生，ケトン体生成，脂肪分解を抑制する．
  - インスリン分泌不全または作用不全により**糖尿病**になる．
  - インスリン分泌過剰(腫瘍)により**低血糖**をきたす(**高インスリン血症**)．
- **グルカゴンは血糖を上昇させる．**
  - グルカゴンはインスリンと逆の作用をし，グルコースにより分泌が抑制される．
  - インスリンとグルカゴンは拮抗的に作用し，血糖値を一定に保つようにはたらく．

第11章　情報伝達

●現場ではたらくホルモン －その２－
下位ホルモン

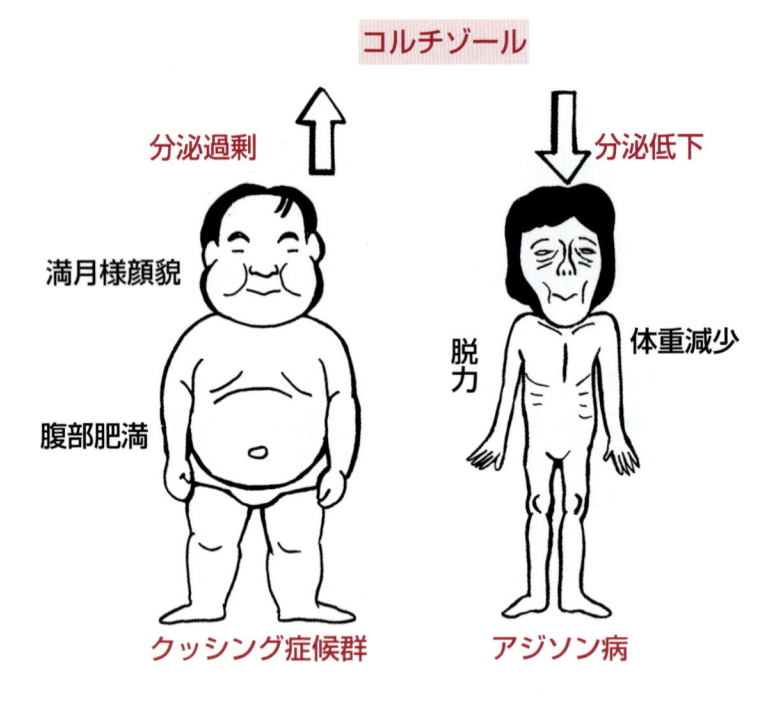

コルチゾール

分泌過剰 ↑　　↓ 分泌低下

満月様顔貌

腹部肥満

脱力　　体重減少

クッシング症候群　　アジソン病

副腎皮質からは，コレステロールを材料としてステロイドホルモンが合成・分泌される．

- ステロイドホルモンは，鉱質（ミネラル）コルチコイド系，糖質（グルコ）コルチコイド系，アンドロゲン系に分類される．
- 鉱質コルチコイドは電解質代謝を調節する．
  - アルドステロンは，腎でのナトリウムの再吸収とカリウムの排泄を促す．その分泌過剰は高血圧，低カリウム血症をまねく．
- 糖質コルチコイドのコルチゾールは，血糖上昇作用や抗炎症作用を有する．
  - コルチゾールの分泌過剰により，満月様顔貌，腹部肥満，筋萎縮，耐糖能異常などをきたすクッシング症候群になる（ACTH産生腫瘍が原因のものをクッシング病という）．
  - コルチゾールの分泌低下は脱力，体重減少，食欲不振，低血圧などをきたすアジソン病になる．
  - 抗炎症や免疫抑制の目的で使用されるステロイド剤（プレドニゾロンやデキサメタゾンなど）は，コルチゾールによく似た構造をもつ化学合成医薬品である．
- 副腎性アンドロゲンは，末梢組織でテストステロンに変換される．

副腎髄質からは，アドレナリン（エピネフリン）とノルアドレナリン（ノルエピネフリン）が分泌される．

- 外部ストレスに対して分泌され，心拍出量増加，血管の収縮・拡張，グリコーゲン分解の促進，消化管運動・分泌の抑制など生体を興奮状態に導く．
- アミノ酸のチロシンから→ ドーパ → ドーパミン → ノルアドレナリン → アドレナリンの順に生合成される．
  - アドレナリン，ノルアドレナリン，ドーパミンを総称してカテコールアミンという．
  - カテコールアミンは副腎髄質からはホルモンとして分泌されるが，神経末端からは神経伝達物質として分泌される（ドーパミンは副腎髄質からは分泌されない）．
  - 褐色細胞腫ではカテコールアミンが過剰に分泌され，頭痛，動悸，発汗，高血圧，耐糖能異常をきたす．

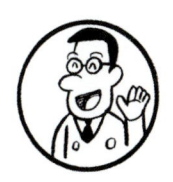

第11章　情報伝達

●現場ではたらくホルモン −その3−
下位ホルモン

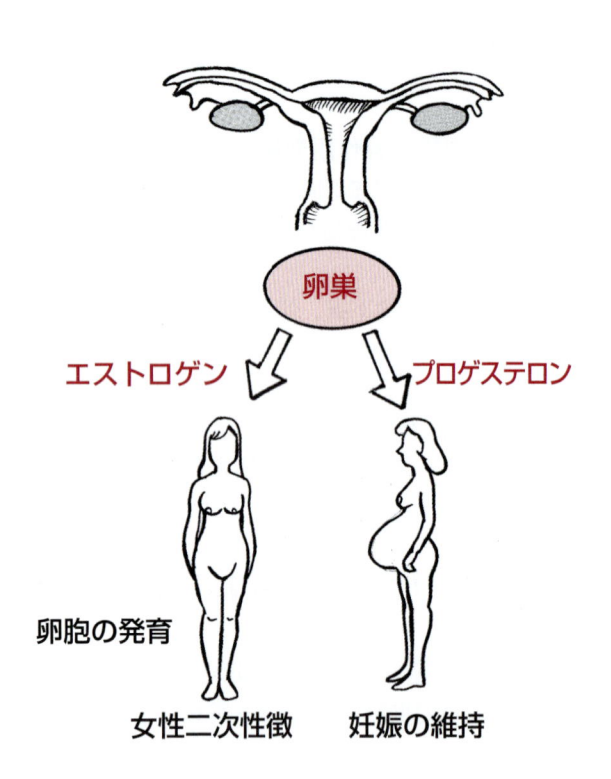

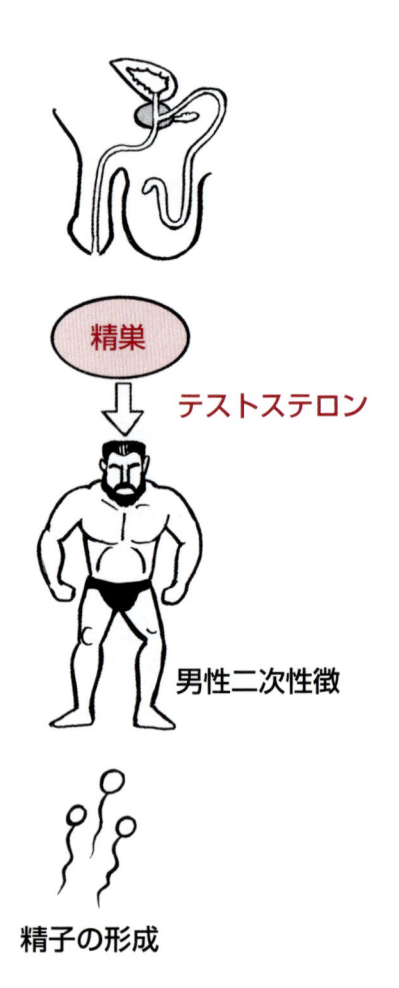

卵巣

エストロゲン　プロゲステロン

卵胞の発育

女性二次性徴　妊娠の維持

精巣

テストステロン

男性二次性徴

精子の形成

女性性腺(卵巣)からは卵胞ホルモン(エストロゲン)と黄体ホルモン(プロゲステロン)が,男性性腺(精巣)からはテストステロンが分泌される.

- エストロゲンは,女性の二次性徴や卵胞の発育を促す.
- プロゲステロンは,妊娠を維持するようにはたらく.
  - エストロゲンやプロゲステロンの経口摂取は,フィードバック機構によりゴナドトロピン分泌を抑制し,排卵が起こらなくなるため,経口避妊薬(ピル)として利用される.
- ライディヒ細胞から分泌されるテストステロンは,男性性徴や精子形成を促進する.

消化管ホルモンには,ガストリン,コレシストキニン(CCK),セクレチンなどがある.

- ガストリンは胃や十二指腸から分泌され,胃の壁細胞からの胃酸の分泌や壁細胞の増殖を促進する.
- CCKは十二指腸や空腸から分泌され,胆嚢の収縮および膵酵素の分泌を促進する.
- セクレチンは十二指腸や空腸から分泌され,膵からの重炭酸塩と水分の分泌を促進する.

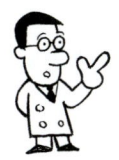

第11章 情報伝達

11-5 ●細胞膜のアンテナで受信される情報
細胞膜受容体

イオンチャネル型受容体

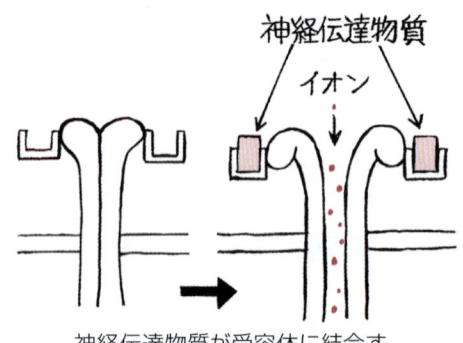

神経伝達物質が受容体に結合するとイオンの通り道がひらく

酵素共役型受容体

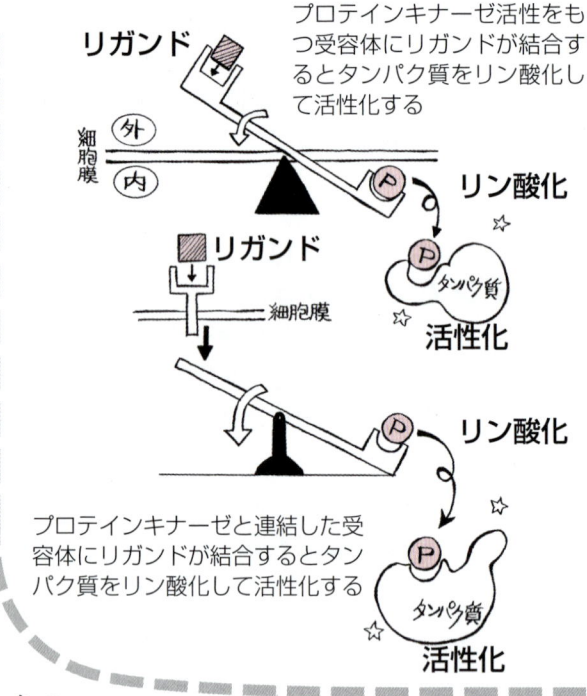

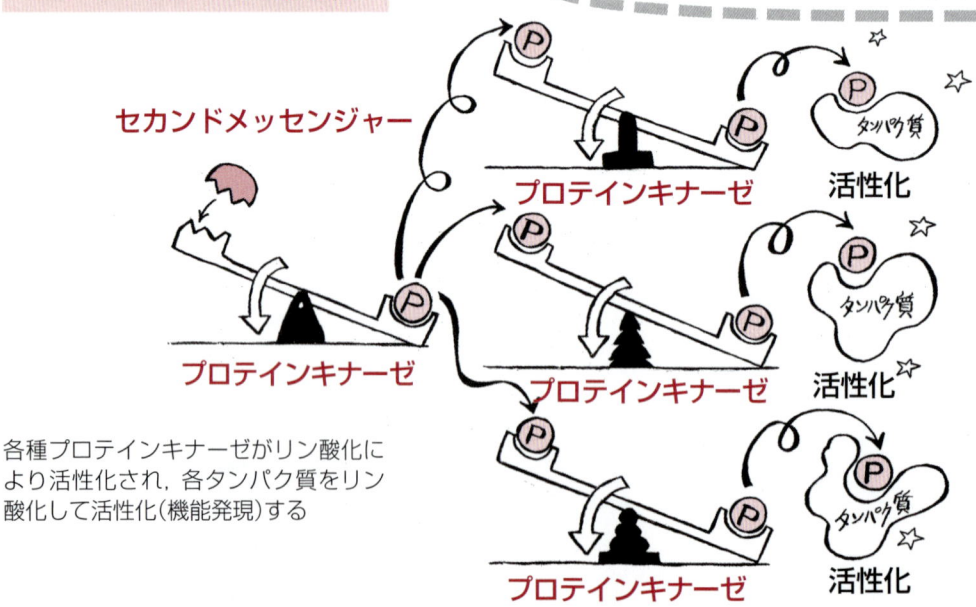

プロテインキナーゼ活性をもつ受容体にリガンドが結合するとタンパク質をリン酸化して活性化する

プロテインキナーゼと連結した受容体にリガンドが結合するとタンパク質をリン酸化して活性化する

セカンドメッセンジャーによるプロテインキナーゼの活性化

各種プロテインキナーゼがリン酸化により活性化され，各タンパク質をリン酸化して活性化(機能発現)する

細胞膜受容体は，イオンチャネル型，酵素共役型，Gタンパク質共役型に分類される．

- **イオンチャネル型受容体**に神経伝達物質が結合すると，受容体に内蔵されているイオンチャネルが開いてイオン透過性が高まり，膜に脱分極や過分極が起こることにより情報が伝達される．
  - 神経系のすばやい情報伝達に適している．
- **酵素共役型受容体**にリガンドが結合すると，受容体自身がもつキナーゼ活性あるいは受容体に連結した**プロテインキナーゼ**が活性化される．
  - それ自身がキナーゼ活性をもつ受容体には主に増殖因子が，タンパクキナーゼが連結する受容体には主にサイトカインが結合する．
  - 酵素共役型受容体は，リン酸化される標的分子や標的となるアミノ酸残基により，チロシンキナーゼ型，グアニル酸シクラーゼ型，セリン/スレオニンキナーゼ型に分類される．
  - 受容体は細胞膜を通常1回貫通するタンパク質でできている．
- **Gタンパク質共役型受容体**にリガンドが結合すると，**セカンドメッセンジャー**が生成し，これらは細胞内のさまざまなプロテインキナーゼを活性化する．
  - 多くのシグナル分子（神経伝達物質，ホルモン，成長因子など）がこの型の受容体と結合する．
  - 受容体は細胞膜を7回貫通するタンパク質でできている．

コラム

サイトカイン
▶免疫担当細胞あるいは炎症担当細胞が産生する免疫グロブリン以外のタンパク質性の生理活性物質の総称で，細胞増殖因子（線維芽細胞増殖因子，血小板由来増殖因子など），リンホカイン（インターロイキン，インターフェロンなど），造血因子（エリスロポエチンなど）に分類される．▶いずれも細胞膜受容体（多くは酵素共役型）を介したリン酸化カスケードによる転写活性調節により，その作用を発現する．▶サイトカインの特徴は，同一のサイトカインが異なる細胞に多様な機能を発現させたり，異なるサイトカインが同一の細胞で同様の機能を発現させる場合があることで，これはサイトカインの受容体群が，その一部の構造（サブユニット）を相互に共有するためであると考えられている．

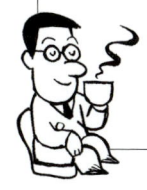

11-6 ● 細胞膜からどうやって情報は伝わる？
セカンドメッセンジャーを介した情報伝達機構

cAMPによるAキナーゼの活性化を介したタンパク質の機能発現

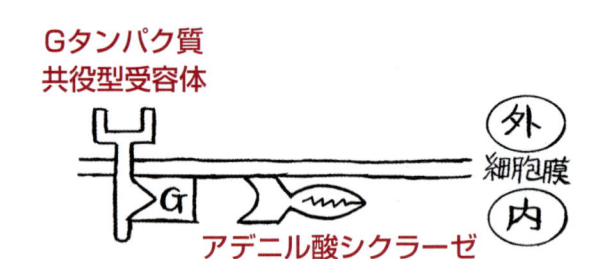

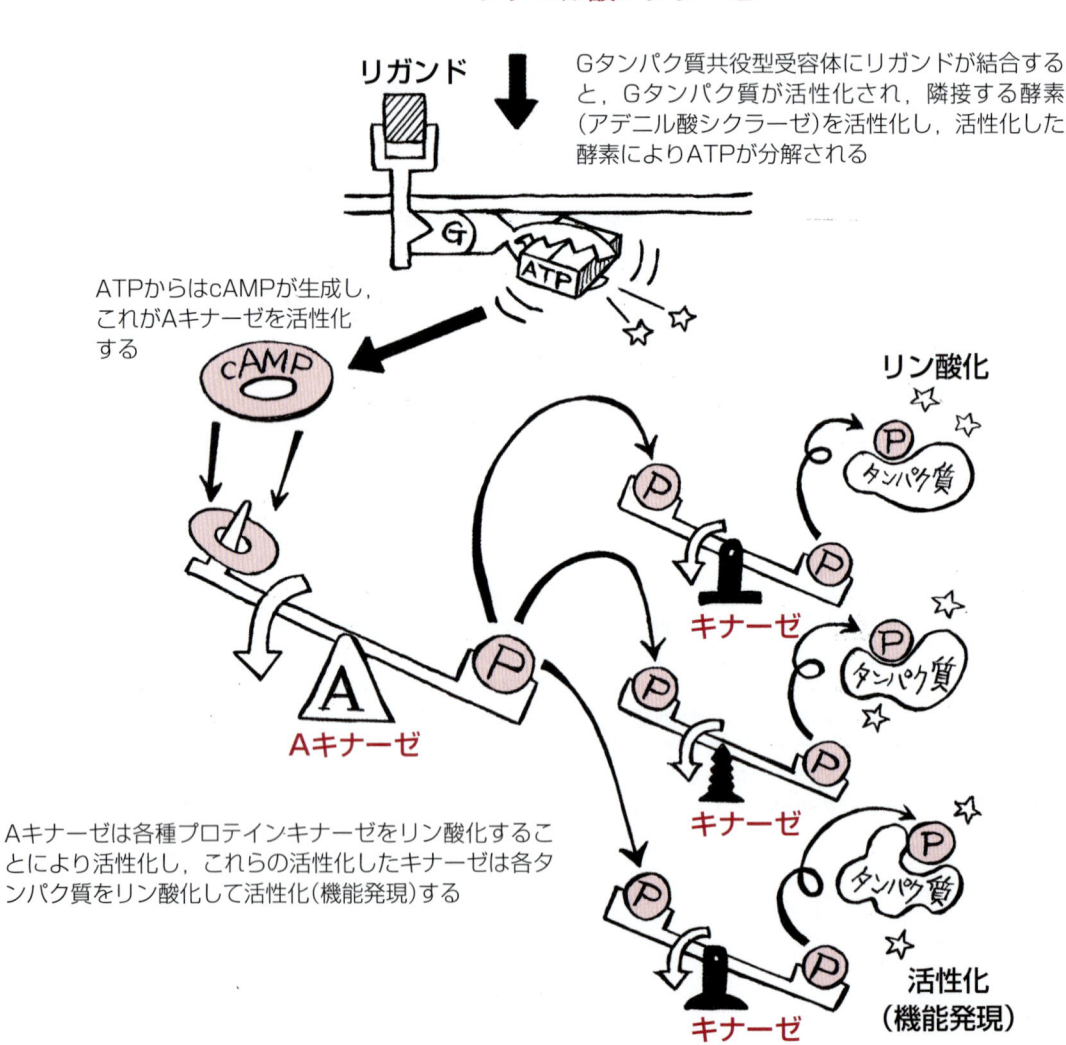

Gタンパク質共役型受容体にリガンドが結合すると，Gタンパク質が活性化され，隣接する酵素（アデニル酸シクラーゼ）を活性化し，活性化した酵素によりATPが分解される

ATPからはcAMPが生成し，これがAキナーゼを活性化する

Aキナーゼは各種プロテインキナーゼをリン酸化することにより活性化し，これらの活性化したキナーゼは各タンパク質をリン酸化して活性化（機能発現）する

● セカンドメッセンジャーは，Gタンパク質共役型受容体にリガンドが結合することにより生成する．

- ○ Gタンパク質は細胞膜の細胞質側に受容体と連結して存在し，受容体にリガンドが結合すると，GDPをGTPと交換して結合し，活性状態となる．
  - Gタンパク質は$α$，$β$，$γ$サブユニットからなるヘテロ三量体で，$α$サブユニットにGDP/GTP結合領域があり，受容体にリガンドが結合するとGDPをGTPと交換し，$β$，$γ$サブユニットから解離して活性型となる．
- ○ 活性化したGタンパク質は，隣接するアデニル酸シクラーゼまたはホスホリパーゼCなどを活性化する．
  - Gタンパク質にはいくつかの種類があり，活性化するとアデニル酸シクラーゼを活性化するものと，抑制するものがある．
  - コレラ毒素や百日咳毒素は互いの作用機序は異なるが，いずれもアデニル酸シクラーゼを過度に活性化する．
- ○ これらの活性化された酵素により，セカンドメッセンジャーが生成する．
  - セカンドメッセンジャーにはcAMP，DG，IP$_3$，Ca^{2+}などがある
  - アデニル酸シクラーゼは細胞内のATPから環状AMP（cAMP）を生成する
  - ホスホリパーゼCは，細胞膜中のホスファチジルイノシトール4,5-二リン酸（PIP$_2$）を分解して，イノシトール三リン酸（IP$_3$）とジアシルグリセロール（DG）を生成する．
  - IP$_3$は小胞体膜のCa^{2+}チャネルに結合して，これを開口しCa^{2+}を細胞質中に放出させる．

● セカンドメッセンジャーは，細胞内の各種プロテインキナーゼ（タンパク質リン酸化酵素）を活性化する．

- ○ プロテインキナーゼには，cAMP依存性プロテインキナーゼ（Aキナーゼ），cGMP依存性プロテインキナーゼ（Gキナーゼ），プロテインキナーゼC（Cキナーゼ），Ca^{2+}/カルモジュリン依存性プロテインキナーゼ（CaMキナーゼ）などがある．
- ○ cAMPはAキナーゼを活性化し，これが各種プロテインキナーゼをリン酸化することで活性化して，さらにこれらの活性化したプロテインキナーゼにより，種々のタンパク質がリン酸化され，機能発現が起こる．
- ○ cGMPはGキナーゼを活性化し，これによるタンパク質のリン酸化を介して血管拡張作用やナトリウム利尿作用が発現される．
  - 血管内皮細胞でNOシンターゼ（NOS）により産生される一酸化窒素（NO）は，血管平滑筋細胞中の可溶型グアニル酸シクラーゼを直接活性化し，細胞内cGMP濃度を上昇させることにより血管拡張作用を発現する．
- ○ ジアシルグリセロール（DG）はCキナーゼを活性化し，これが種々のタンパク質をリン酸化することによりさまざまな機能が発現される．
- ○ イノシトール三リン酸（IP$_3$）は，小胞体からCa^{2+}を細胞質内へ放出させることによりCaMキナーゼを活性化し，これが種々のタンパク質をリン酸化することでさまざまな機能が発現する．

第11章　情報伝達

●細胞膜からどうやって情報は伝わる？ーその2ー
セカンドメッセンジャーを介した情報伝達機構

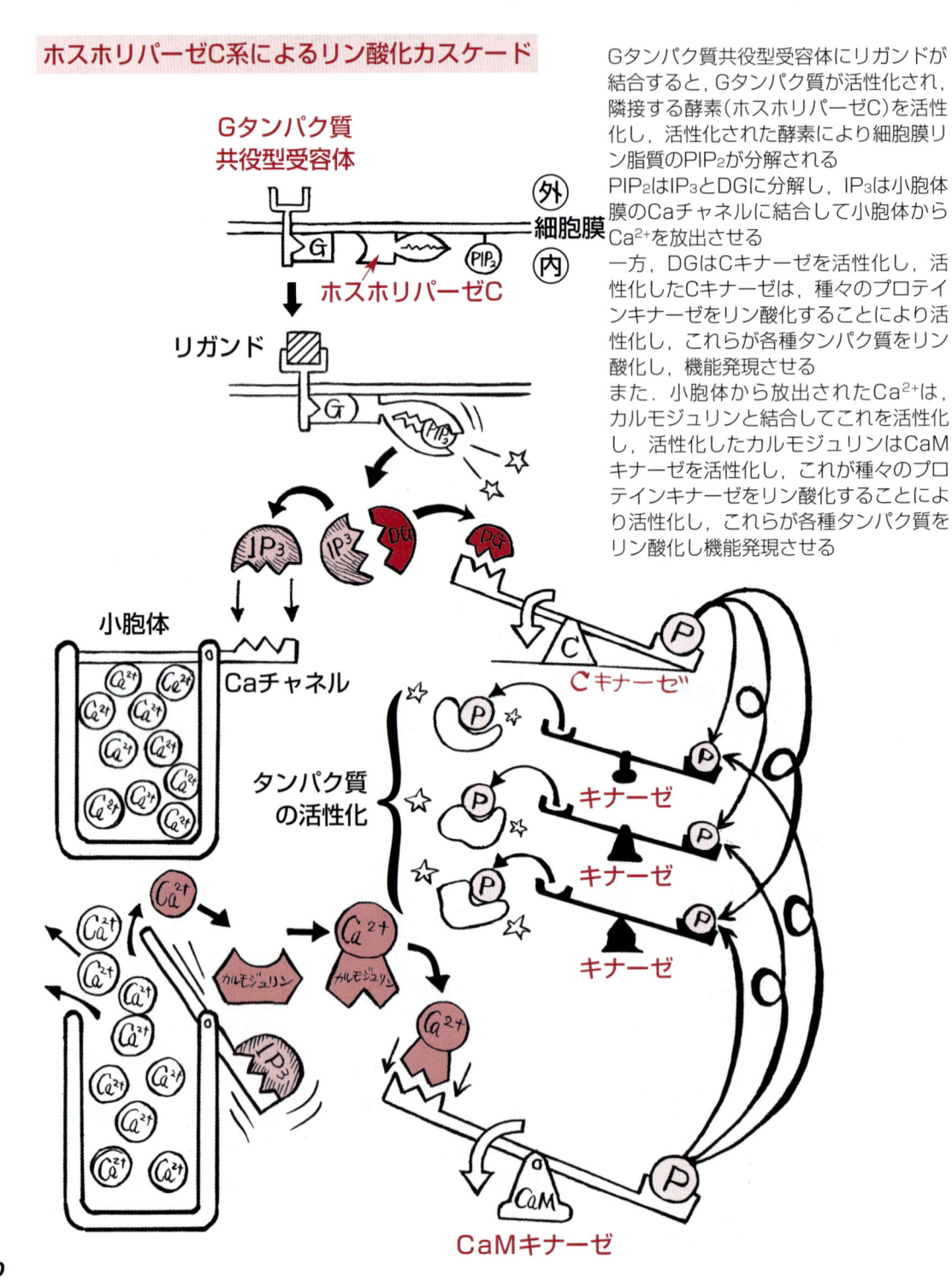

ホスホリパーゼC系によるリン酸化カスケード

Gタンパク質共役型受容体にリガンドが結合すると，Gタンパク質が活性化され，隣接する酵素（ホスホリパーゼC）を活性化し，活性化された酵素により細胞膜リン脂質のPIP_2が分解される

PIP_2はIP_3とDGに分解し，IP_3は小胞体膜のCaチャネルに結合して小胞体からCa^{2+}を放出させる

一方，DGはCキナーゼを活性化し，活性化したCキナーゼは，種々のプロテインキナーゼをリン酸化することにより活性化し，これらが各種タンパク質をリン酸化し，機能発現させる

また，小胞体から放出されたCa^{2+}は，カルモジュリンと結合してこれを活性化し，活性化したカルモジュリンはCaMキナーゼを活性化し，これが種々のプロテインキナーゼをリン酸化することにより活性化し，これらが各種タンパク質をリン酸化し機能発現させる

細胞内で上昇したCa²⁺はカルシウム結合性タンパク質と結合し，さまざまな細胞機能を発現させる．

- ⭕ Ca²⁺が結合して活性化されたカルモジュリンは，種々のCaMキナーゼを活性化する．
- ⭕ 細胞内Ca²⁺濃度は細胞外に比してきわめて低濃度に維持されている．
  - これは細胞膜を介した能動的なCa²⁺排泄（ATPのエネルギーを使ったCaポンプによる細胞外への汲みだしと，Na⁺－Ca²⁺交換）と小胞体への能動的なCa²⁺の溜め込みによる．
- ⭕ 受容体へのリガンドの結合により小胞体と細胞外からCa²⁺が動員され，一過性に細胞内Ca²⁺濃度は上昇する．
  - 細胞膜には膜電位依存型と受容体依存型のCa²⁺チャネルがある．
  - 小胞体にはリアノジン受容体とIP₃受容体を介したCa²⁺チャネルがある．
  - 細胞内で上昇したCa²⁺は，Ca²⁺ポンプを活性化して細胞外への汲み出しを促進させるため，細胞内Ca²⁺濃度の上昇は一過性となる．

プロテインキナーゼはリン酸化カスケードを引き起こし，さまざまな細胞機能を発現させる．

- ⭕ 活性化されたキナーゼが別のキナーゼをリン酸化することにより活性化し，さらにこれがまた別のキナーゼをリン酸化することにより活性化するという，タンパク質リン酸化の増幅過程をリン酸化カスケードという．
- ⭕ 細胞内にはこのようなリン酸化カスケードがいくつか存在し，相互に影響を及ぼしながら（クロストーク），細胞内の種々の代謝調節や遺伝子の転写制御に関与している．

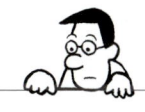

コラム　タンパク質のリン酸化

▶タンパク質機能の発現や活性は，リン酸化および脱リン酸化により調節されることが多い．▶これはタンパク質の特定部位がリン酸化されることによりタンパク質全体の立体構造が変化し，ある特定の基質との結合特性などに影響を与えるからである．▶リン酸化はキナーゼとよばれる酵素がATPからリン酸基を標的タンパク質に移すことによって行われ，逆の反応である脱リン酸化はホスファターゼによって行われる．▶タンパク質中のチロシン，セリン，トレオニン残基はキナーゼによるリン酸化の標的となる．▶ヒトの遺伝子の約1％がプロテインキナーゼをコードしており，細胞内の約1割のタンパク質がリン酸化されているといわれる．

第11章　情報伝達

11-7 ● 遺伝子に直接届く情報
疎水性情報伝達物質の伝達機構

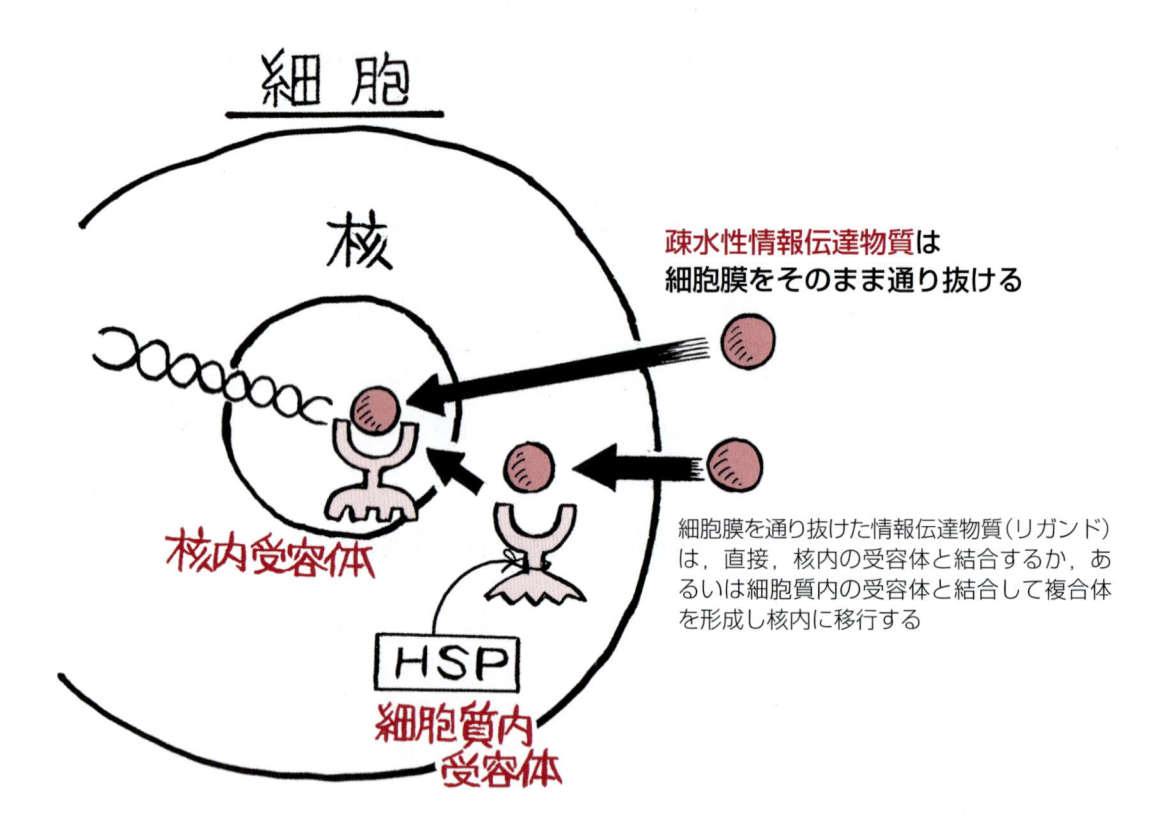

細胞

核

疎水性情報伝達物質は細胞膜をそのまま通り抜ける

核内受容体

HSP

細胞質内受容体

細胞膜を通り抜けた情報伝達物質（リガンド）は，直接，核内の受容体と結合するか，あるいは細胞質内の受容体と結合して複合体を形成し核内に移行する

核内へ移動したリガンド・受容体複合体は，DNAの転写調節部位に結合し，標的遺伝子の転写を活発にする

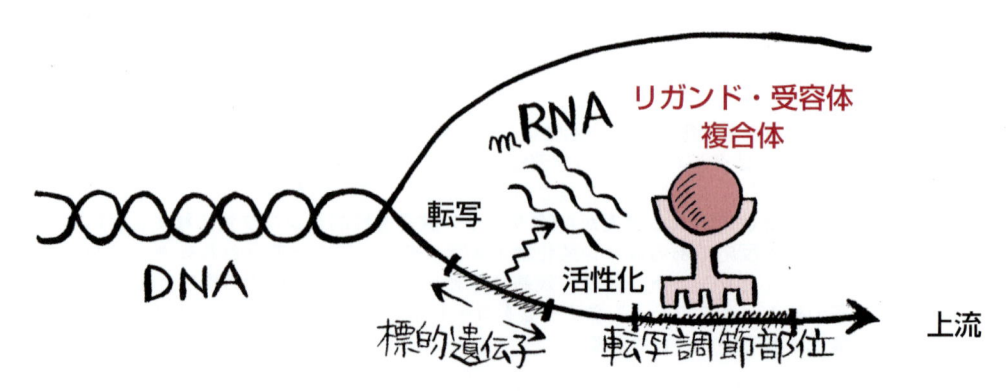

DNA

mRNA

リガンド・受容体複合体

転写

活性化

標的遺伝子　転写調節部位　上流

細胞膜を通り抜けた疎水性情報伝達物質は，細胞内に存在する受容体と結合して複合体を形成する．

- 疎水性情報伝達物質には，ステロイドホルモン，甲状腺ホルモン，活性型ビタミンD_3などがある．
- 疎水性情報伝達物質は，輸送タンパク質により血中を運搬される．
  - 輸送タンパク質と結合したホルモンは，体内安定性が高く，その効果が持続する．
- 細胞内受容体には，細胞質内受容体と核内受容体がある．
  - 細胞内受容体は，DNA結合ドメインとホルモン結合ドメインをもっている．
- ほとんどのステロイドホルモンは，細胞質内受容体と結合する．
  - 細胞質内受容体は熱ショックタンパク質（HSP）と結合して細胞質に局在し，ホルモンと結合すると熱ショックタンパク質から解離して核へと移行する．
- トリヨードチロニン，ビタミンD_3，レチノイン酸などは核内受容体と結合する．

情報伝達物質と受容体の複合体は，核内へ移行し，特定の遺伝子の発現を調節する転写因子としてはたらく．

- いずれの細胞内受容体も，情報伝達物質との結合により立体構造が変化し，標的遺伝子の上流域にある転写調節部位と結合できるようになり，転写速度を高める．

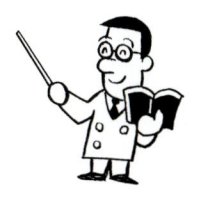

イラストでまなぶ生化学

第12章　ビタミン

第12章　ビタミン

12-1 ●体内でつくれない微量栄養素
ビタミン

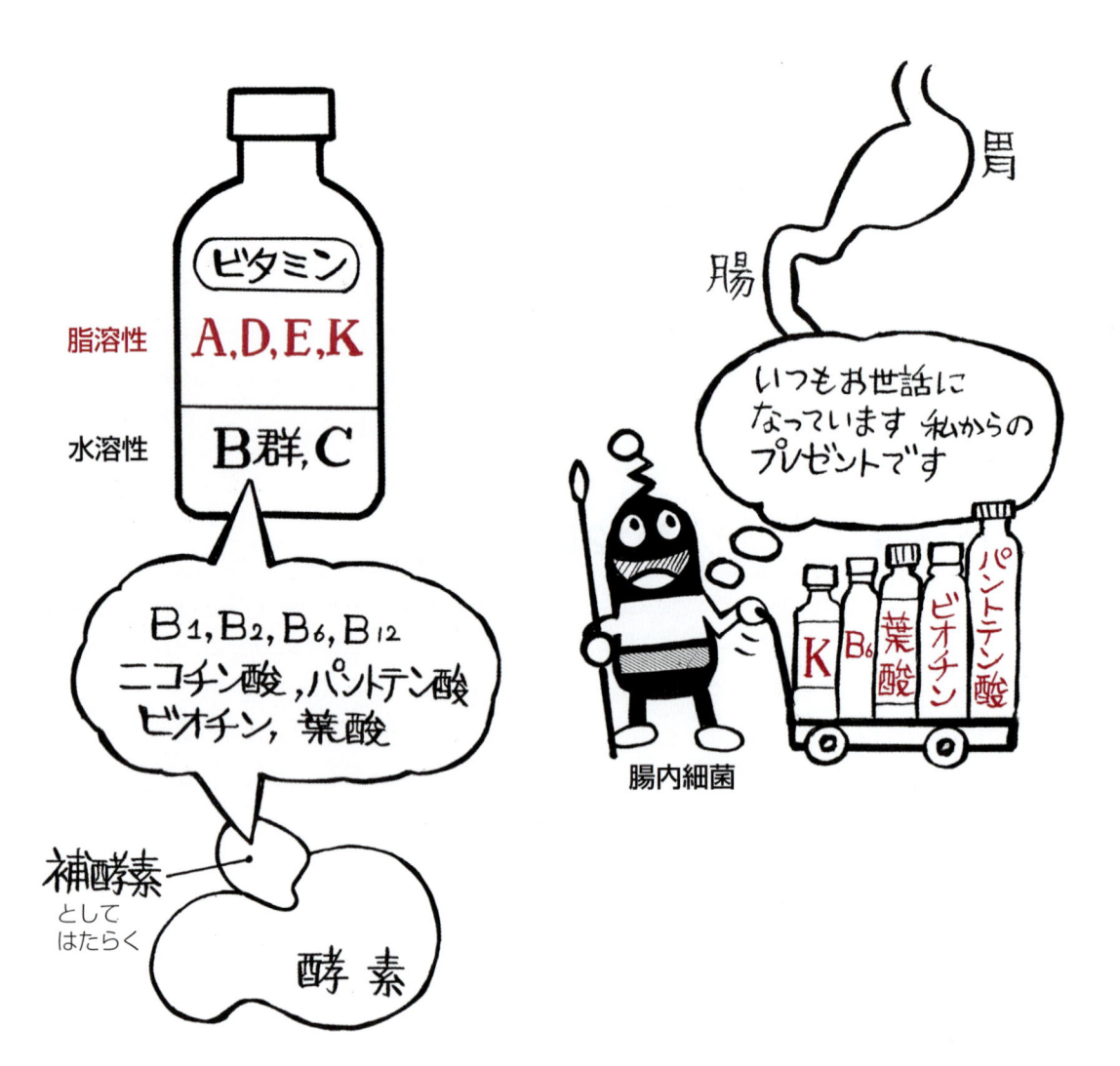

脂溶性　ビタミン A, D, E, K

水溶性　B群, C

B_1, B_2, B_6, B_{12}
ニコチン酸, パントテン酸
ビオチン, 葉酸

補酵素 としてはたらく

酵素

胃

腸

いつもお世話になっています　私からのプレゼントです

K　B_6　葉酸　ビオチン　パントテン酸

腸内細菌

ビタミンは体の正常な機能を維持するために，ごく微量必要な有機化学物質である．

- 体内では合成できないため，食物から摂取しなければならないものが多い．
  - プロビタミン（前駆体）として摂取し，体内で活性型ビタミンに変換されるものもある．
- 腸内細菌から供給されるもので，体内の必要量をまかなえるビタミンもある．
  - K，B_6，パントテン酸，ビオチン，葉酸などは，常在腸内細菌により合成されるが，新生児や抗生物質投与時には欠乏しやすい．
- 欠乏するとそのビタミン特有の病的症状（欠乏症）が起こる．

ビタミンには脂溶性と水溶性のものがある．

- １３種類のビタミンがある．
- ビタミンA，D，E，Kが脂溶性で，B群とCは水溶性である．
- ビタミンB群には，B_1，B_2，B_6，B_{12}，ニコチン酸，パントテン酸，ビオチン，葉酸がある．
- ビタミンB群は，補酵素として機能するものが多い．
- 脂溶性ビタミンは過剰に摂取すると体内に蓄積され，種々の障害を引き起こす．

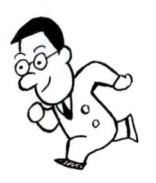

第12章 ビタミン

12-2 ● ビタミンB群とC
水溶性ビタミン

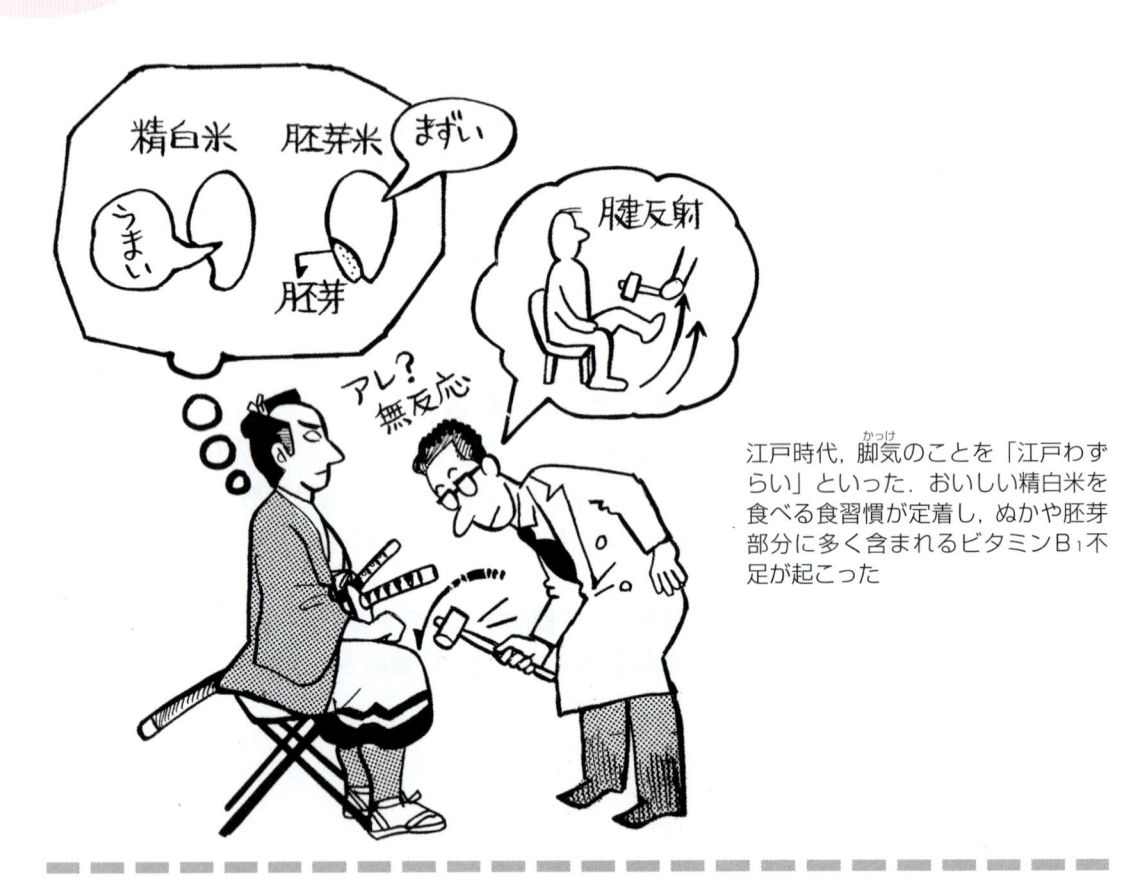

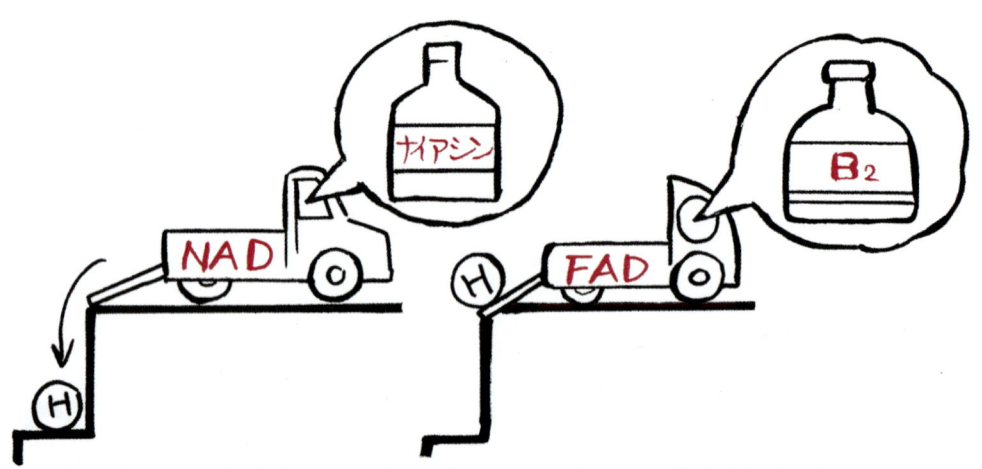

江戸時代，脚気のことを「江戸わずらい」といった．おいしい精白米を食べる食習慣が定着し，ぬかや胚芽部分に多く含まれるビタミンB_1不足が起こった

ナイアシンは補酵素NAD(H)の，ビタミンB_2はFAD(H)の構成成分である

ビタミンB₁(チアミン)は糖質代謝の補酵素として機能する.
- 体内でチアミンニリン酸(TPP)に変換され,糖質代謝においてアルデヒド基の転移反応に関与する.
- 欠乏症は,米を主食とする国では脚気(疲労感,食欲不振,腱反射消失,知覚鈍麻,心肥大など)となる.
  - 脚気は日本では,精白米を主食とするようになった江戸時代後半から20世紀前半まで国民病といわれた(胚芽部分にB₁は多く含まれるので).
- 小麦を主食とする欧米ではウエルニッケ脳症(眼球運動麻痺,歩行運動失調,精神障害など)となる.
  - アイノリナーゼ菌の保菌者は,この菌がB₁を破壊する酵素をもっているため,欠乏症状を示す.
- ビタミンB₁は,米ぬか,小麦胚芽,豚肉などに多く含まれる.

ビタミンB₂(リボフラビン)は酸化還元反応の補酵素として機能する.
- 体内でフラビンアデニンジヌクレオチド(FAD)やフラビンモノヌクレオチド(FMN)に変換され,ピルビン酸,脂肪酸,アミノ酸の酸化的分解や電子伝達系において重要な役割を果たす.
- 欠乏で,口角炎,口内炎,脂漏性皮膚炎などが起こる.
- ビタミンB₂は,やつめうなぎ,乾燥酵母,レバーなどに多く含まれる.

ビタミンB₆(ピリドキシン)はアミノ酸代謝の補酵素として機能する.
- 体内でピリドキサールリン酸(PLP)などに変換され,アミノ酸代謝酵素のアミノトランスフェラーゼの補酵素としてはたらく.
- 腸内細菌により供給されるので,欠乏は起こりにくいが,欠乏すると皮膚炎,けいれんなどが起こる.

ナイアシン(ニコチン酸)は酸化還元反応の補酵素として機能する.
- 体内でニコチンアミドアデニンジヌクレオチド(NAD)やニコチンアミドアデニンジヌクレオチドリン酸(NADP)に変換され,電子伝達系や脂肪酸合成などで重要な役割を果たす.
- 必須アミノ酸の1つであるトリプトファンから生合成される.
- 欠乏で,ペラグラ(皮膚炎,下痢,認知症など)が起こる.
- ナイアシンは,米ぬか,かつお,ほし椎茸などに多く含まれる.

●ビタミンB群とC −その2−
水溶性ビタミン

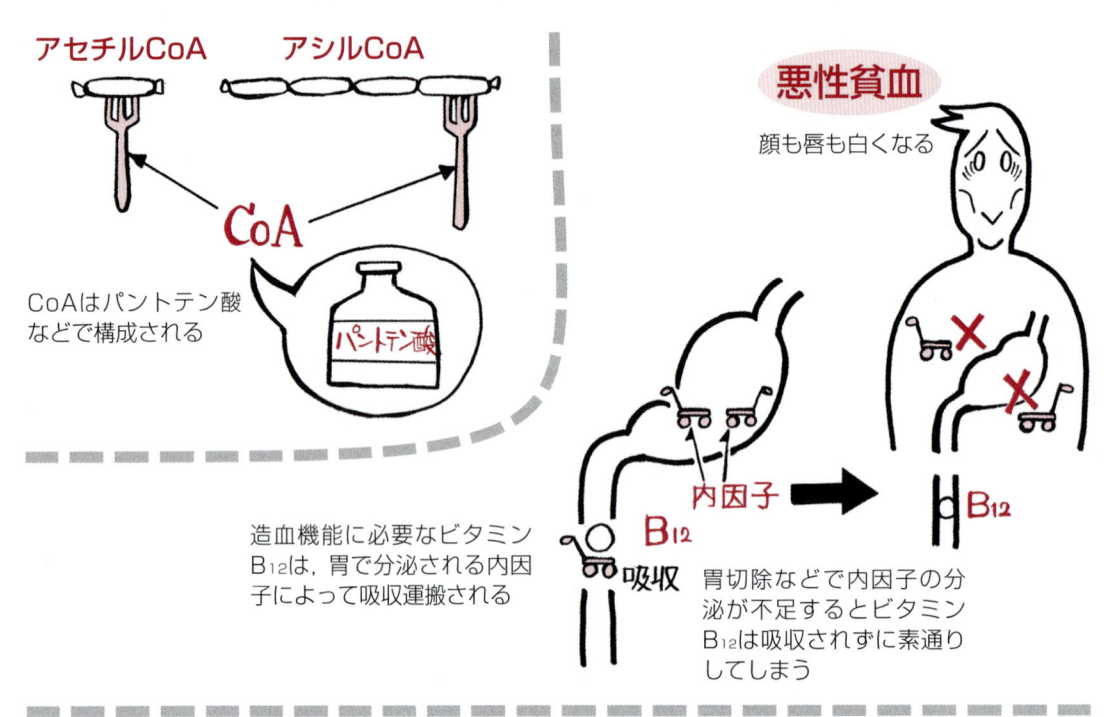

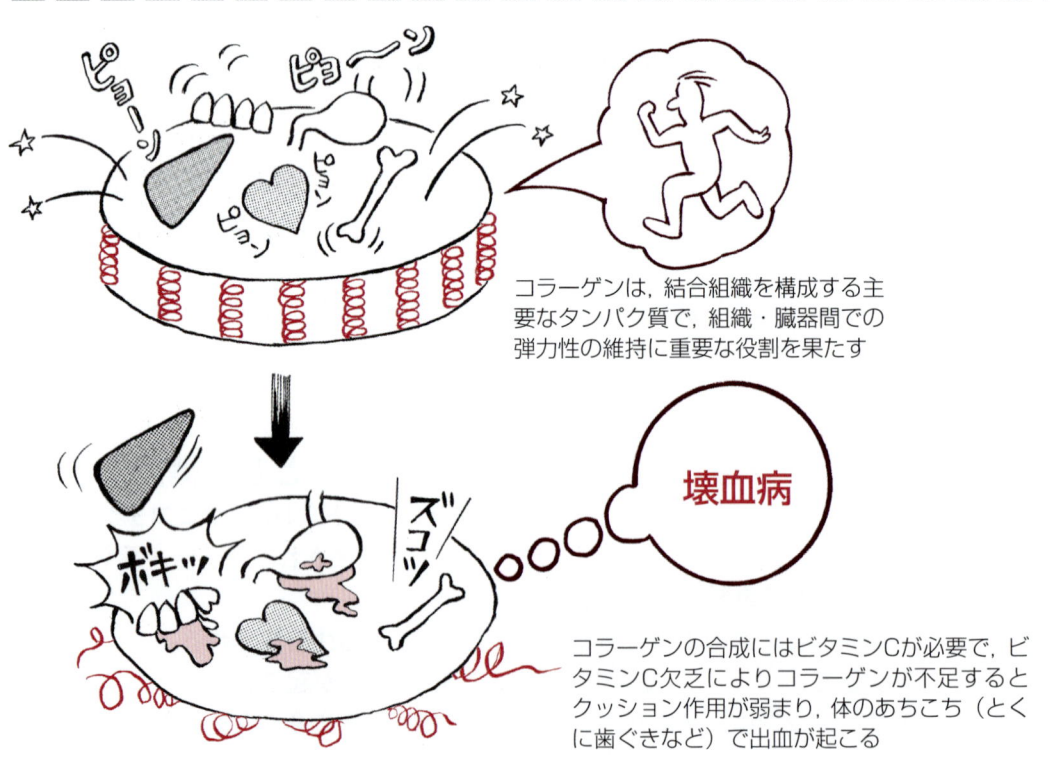

アセチルCoA　　アシルCoA

CoA

CoAはパントテン酸などで構成される

パントテン酸

悪性貧血
顔も唇も白くなる

内因子　B$_{12}$
吸収

造血機能に必要なビタミンB$_{12}$は，胃で分泌される内因子によって吸収運搬される

胃切除などで内因子の分泌が不足するとビタミンB$_{12}$は吸収されずに素通りしてしまう

コラーゲンは，結合組織を構成する主要なタンパク質で，組織・臓器間での弾力性の維持に重要な役割を果たす

壊血病

コラーゲンの合成にはビタミンCが必要で，ビタミンC欠乏によりコラーゲンが不足するとクッション作用が弱まり，体のあちこち（とくに歯ぐきなど）で出血が起こる

パントテン酸はコエンザイムA（CoA）の構成成分である．

- パントテン酸は，エネルギー代謝で中心的な役割を担うアセチルCoAや，脂肪酸の分解・合成におけるアシル基の運搬体として重要な役割を果たす．
- パントテン酸は，腸内細菌により供給されるため欠乏は起こりにくいが，欠乏すると成長停止や，皮膚・毛髪，末梢神経，消化器などに障害が起こる．

葉酸は核酸合成の補酵素として機能する．

- 葉酸は体内でテトラヒドロ葉酸に変換され，核酸のプリンおよびピリミジン塩基合成，アミノ酸代謝などで重要な役割を果たす．
- 葉酸もビオチンも腸内細菌により供給されるため欠乏は起こりにくい．
- 葉酸欠乏は，細胞増殖（核酸合成）の盛んな造血組織や腸管粘膜などに障害をもたらし，巨赤芽球性貧血や神経障害を引き起こす．
- ビオチンは卵白中のアビジンと強固に結合するため，なまの卵白を大量に摂取すると欠乏症状（脱毛，皮膚炎など）を起こすことがある．

ビタミンB_{12}（シアノコバラミン）も核酸合成の補酵素として機能する．

- ビタミンB_{12}は，造血に必要なことやコバルト原子を含み赤色をしていることから，赤いビタミンとよばれる．
- ビタミンB_{12}の腸管からの吸収に，胃粘膜で合成される内因子（糖タンパク質）を必要とする．
  - 胃の全摘などでB_{12}吸収障害が起こる．
- ビタミンB_{12}欠乏で悪性貧血（巨赤芽球性，大赤血球性）となる．
  - 悪性貧血の根本原因は内因子の欠乏である場合が多い．

ビタミンC（アスコルビン酸）は強い還元力をもち，水酸化反応などにかかわる．

- ビタミンCは，コラーゲンの生成，副腎皮質ホルモンやカテコールアミンの生成などに重要な役割を果たす．
  - その還元力は，栄養素としての2価鉄の腸管での吸収促進にも重要である．
- ビタミンCの欠乏症は壊血病（全身の出血性臓器傷害）となる．
  - 結合組織の主成分であるコラーゲンの合成にビタミンCは必要で，その欠乏は臓器間でのクッション効果を低下させ，物理的な出血障害をまねく．
- ビタミンCは，新鮮野菜，果物，レバーなどに多く含まれる．
  - ヒト，サル，モルモットを除く動植物では体内で合成できる．
  - 酸化されやすく，熱でこわれやすい．

12-3 ● ビタミンA, D, E, Kの4種類
脂溶性ビタミン

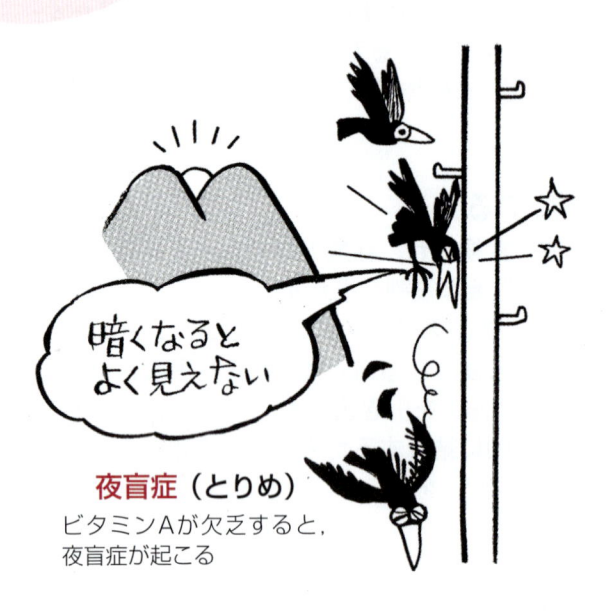

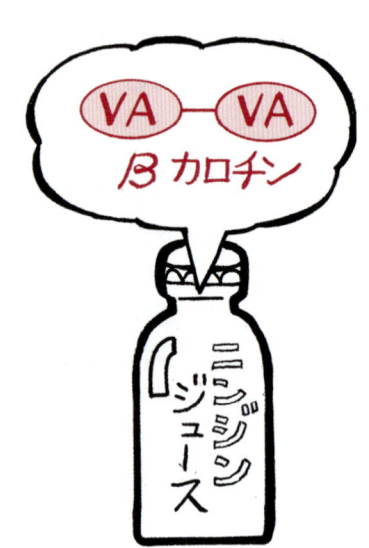

夜盲症（とりめ）
「暗くなるとよく見えない」
ビタミンAが欠乏すると、夜盲症が起こる

ビタミンAは、これが2分子結合したβ-カロチンとして緑黄色野菜などから摂取されることが多い

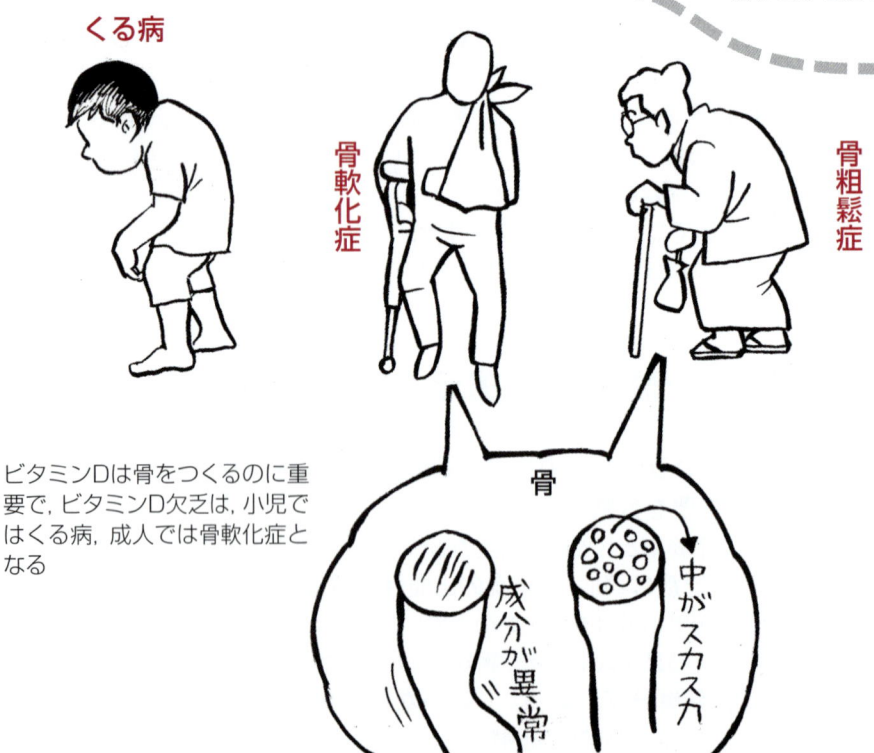

くる病　骨軟化症　骨粗鬆症

ビタミンDは骨をつくるのに重要で、ビタミンD欠乏は、小児ではくる病、成人では骨軟化症となる

骨：成分が異常／中がスカスカ

ビタミンA（レチノール）は成長，皮膚・粘膜の維持，視覚作用などに重要な役割をもつ．

- ビタミンAの欠乏で，夜盲症（暗順応低下）や角膜乾燥症，皮膚や粘膜の角質化が起こる．
  - ビタミンAは，網膜の杆細胞に存在し，光を感知するロドプシン（視紅）の構成成分である．
- ビタミンAの過剰摂取で，脳圧亢進による頭痛，嘔吐，悪心などが起こる．
- ビタミンAは，レバー，うなぎ，魚肝油などに多く含まれる．
- 緑黄色野菜に多く含まれる β-カロチン（プロビタミンA）は，体内でビタミンAに変換される．
  - β-カロチンは2分子のビタミンAが結合した構造をしており，体内で切断されて2分子のビタミンAとなる．
- 誘導体のレチノイン酸は，核内受容体を介した制癌作用，細胞分化誘導能，催奇形性などの生物活性をもつ．

ビタミンDは骨形成に重要な役割をもつ．

- ビタミンDは，カルシウムとリンの代謝調節にかかわる．
  - ステロイドホルモンと同様の機構（細胞内受容体と複合体を形成し，転写調節因子として作用する）により，腸管からのカルシウムやリンの吸収，骨形成，腎でのカルシウムの再吸収を促進する．
- ビタミンDの生成には紫外線照射が必要である．
  - ビタミンD（D_2，D_3）は，前駆体として植物性食品（キノコ類など）から摂取されたもの（プロビタミンD_2）や，動物性食品およびコレステロールから体内（肝臓）で合成されたもの（プロビタミンD_3）が，皮膚下で紫外線にあたることによってつくられる．さらに，肝臓と腎臓で水酸化されることにより，生理的な活性型に変わる．
- ビタミンDの欠乏により，小児ではくる病，成人では骨軟化症となる．
  - いずれも骨形成不全を主症状とするが，くる病ではテタニー，発育障害などもみられる．
  - 骨粗鬆症が骨の体積が量的に減少する疾患であるのに対して，骨軟化症は骨の成分が異常になる疾患である．
  - 通常，日光浴をしていればD欠乏をきたすことはないが，慢性的な日照不足（高緯度，季節，大気汚染など）があると，乳幼児にくる病が発生しやすくなる．
- ビタミンDの慢性の過剰摂取で，腎や血管へのカルシウム沈着（石灰化），便秘，高カルシウム血症が起こる．

第12章　ビタミン

●ビタミンA, D, E, Kの4種類 −その2−
脂溶性ビタミン

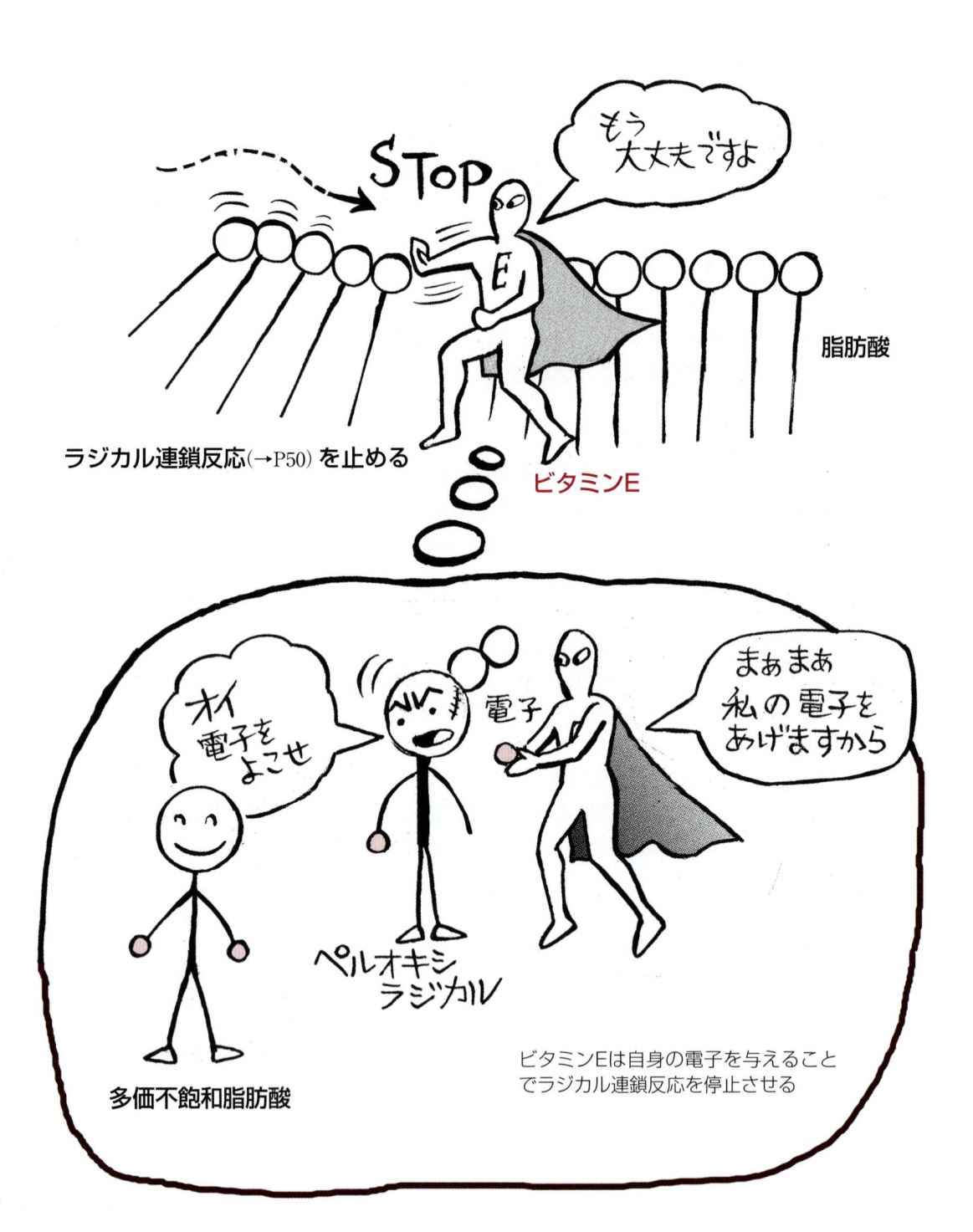

ラジカル連鎖反応(→P50) を止める

もう大丈夫ですよ

STOP

脂肪酸

ビタミンE

オイ電子をよこせ

電子

まぁまぁ 私の電子をあげますから

多価不飽和脂肪酸

ペルオキシラジカル

ビタミンEは自身の電子を与えることでラジカル連鎖反応を停止させる

ビタミンE（トコフェロール）は抗酸化作用をもち，生体膜を保護するはたらきがある．

- 活性酸素などのフリーラジカルを消去する能力（ラジカルスカベンジャー作用）により，生体膜を構成する脂質の酸化を防ぐ．
- ビタミンEは，抗不妊作用を示す．
- ビタミンE欠乏で，神経や筋肉に障害が起こる．
- ビタミンEは，植物油（ひまわり，なたね，綿実など）やアーモンドに多く含まれる．

ビタミンKは，血液凝固因子のプロトロンビンの合成に必要である．

- 腸内細菌により供給されるので，欠乏は起こりにくい．
  - 腸内細菌が未発達な新生児や抗生物質常用者で欠乏をきたすことがある．
  - ビタミンKの吸収に胆汁が必要なことから，胆道閉塞，肝機能不全などで欠乏をきたす．
  - 母乳中にK含量が少ないと，新生児ビタミンK欠乏性出血症になる．
- 欠乏で，出血傾向や血液凝固の遅延が起こる．
- 新生児に過剰に与えると，溶血性貧血，高ビリルビン血症，核黄疸を生じる．
- ビタミンKは，トマト，納豆，海藻などに多く含まれる．

イラストでまなぶ生化学

第13章 水とミネラル

第13章 水とミネラル

13-1 ● ふしぎな分子が生命を育む
水と体液

水はきわめてユニークな分子である

アラふしぎ
つながっています

体液　細胞内液 2/3　細胞外液 1/3
間質液
血液など

飲水 1200ml
食物 800ml
$H_2 + O \rightarrow H_2O$
代謝水 200ml
摂取量 2200ml

汗など 900ml
糞便 100ml
尿 1200ml
排泄量 2200ml

水分の摂取と排泄
（水分出納）

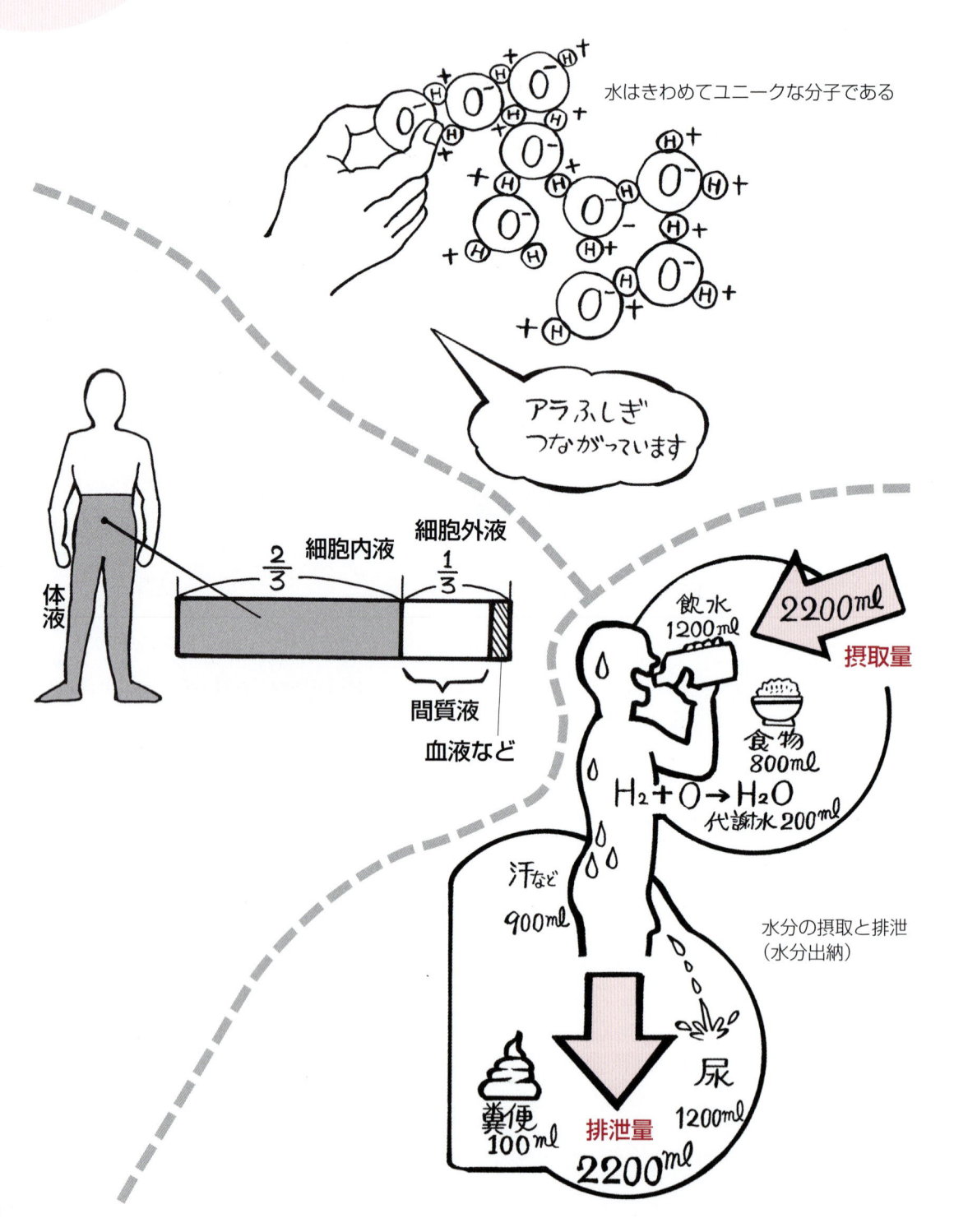

水の特異な性質が生命現象の発現に重要な基盤を与えている.

- ○ 水はきわめてユニークな分子である.
  - 水分子（H_2O）は双極性（酸素原子はマイナスに，水素原子はプラスに荷電している）で，分子間での水素結合により，ゆるやかな集合体を形成しており，これが水特有のさまざまな性質を生み出す要因となる.
- ○ 水は多くの種類の物質に対して高い溶解性を示す.
  - この特徴が，細胞内の酵素反応や代謝，あるいは血液などを介した物質輸送の円滑な進行を可能とする.
- ○ 高い比熱や大きな気化熱は，体温などの恒常性維持に役立つ.

体液は細胞内液と細胞外液に分けられる.

- ○ 成人男子の体重の約60％，成人女子の約50％が水である.
  - 水分含有率は乳児で75％程度と高く，加齢にしたがい減少する.
- ○ 体液の約2/3が細胞内液で，残り1/3が細胞外液である.
- ○ 細胞外液では間質液(組織間液)が最も多く(体重の15％)，そのほかに血漿，脳脊髄液，リンパ液などがある.
  - 血液などの循環体液以外にも，尿・唾液・消化液などがある.

生体水分量は，摂取と排泄（水分出納）の調節により一定に維持される.

- ○ 1日の水分出納は，成人では体重の約1/30，乳児では約1/10である.
- ○ その内訳(成人)は，摂取量2,200ml（飲水1,200ml，食物中の水800ml，代謝水200ml），排泄量も2,200ml（尿1,200ml，糞便中水分100ml，不感蒸泄900ml）が標準で，さまざまな条件で変動する.
  - 不感蒸泄は，汗や呼気により失われる水分のことである.
  - 水分摂取の最低必要量は，不感蒸泄と最低必要尿量（約500ml）および代謝水を加えた約1,600mlである.
  - 通常，水分摂取量は必要量より多く，余分に摂取した水は尿として排泄される.
- ○ 水分調節は，消化器，腎，肺，皮膚などで行われる.
  - 脱水は水欠乏性(高張性)と塩類欠乏性(低張性)，およびその混合型があり，水欠乏性の場合以外は，水とともに電解質補給も必要となる.

水に溶けてイオン（正または負に荷電）となるものを電解質という.

- ○ 細胞内液にはK^+，Mg^{2+}，リン酸イオンが多く，細胞外液にはNa^+，Cl^-，炭酸イオンが多く含まれる.
- ○ 電解質には，体液分布，体液浸透圧，酸・塩基平衡を一定に保つはたらきがある.

第13章 水とミネラル

13-2 ●厳命！血液pHを一定に保て
酸・塩基平衡と緩衝作用

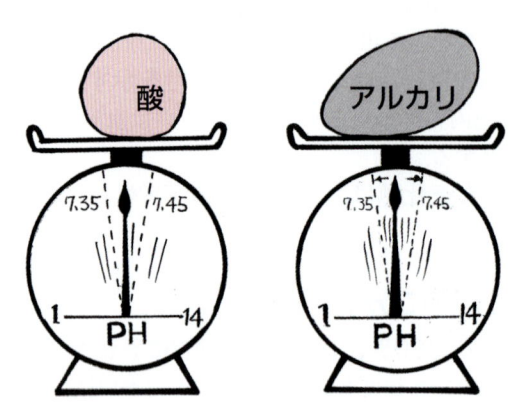

酸やアルカリが多少加わっても血液のpHは7.35～7.45の範囲に維持される

CO_2の排泄量が少ないとH_2CO_3分圧が高くなり，血液pHを低くする

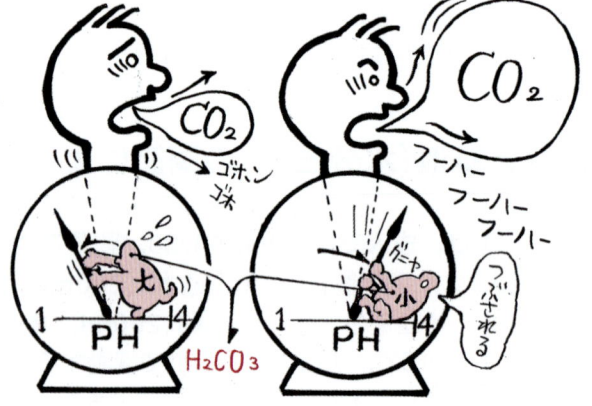

CO_2の排泄量が多過ぎるとH_2CO_3分圧が低くなり，血液pHを高くする

呼吸性アシドーシス　呼吸性アルカローシス

血中でケトン体濃度が増加すると，血液のpHが低くなる

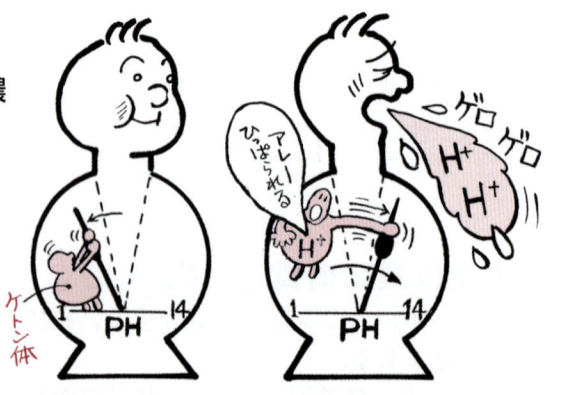

水素イオン(H^+)を多量に排泄すると，血液のpHは高くなる

代謝性アシドーシス　代謝性アルカローシス

水素イオン濃度（[H⁺]）を一定に維持するしくみを酸・塩基平衡という.

- ○ [H⁺]は便宜的にpHで表示される.
  - pH＝－log[H⁺]である.
  - pHは1〜14の数値で表され，7は中性（すなわち[H⁺]＝10^{-7}M），それ以下は酸性，それ以上は塩基性である.
  - pHが1低いと[H⁺]は10倍高い.
- ○ 酸あるいは塩基の添加で起こる溶液のpH変化を防ぐはたらきを緩衝作用という.
- ○ 体液のpHは，体液のもつ緩衝作用と呼気および尿へのCO_2やH^+の排泄により調節・維持される.
  - 体液の緩衝系で最も重要なのは重炭酸塩系である.

血液pHが正常範囲（7.4±0.05）を超えて，低くなる状態をアシドーシス，高くなる状態をアルカローシスという.

- ○ 血液のpHは厳密に7.35〜7.45の範囲に維持されている.
  - この正常範囲を超えると生命維持に重篤な影響を与え，pHが6.8以下あるいは7.8以上になると死んでしまう.
- ○ 血液pHを変動させる要因に，呼吸性と代謝性のものがある.
  - 前者は呼吸不全による血液の二酸化炭素分圧の異常が，後者は腎，消化器の異常や糖尿病などの代謝異常が原因となる.
- ○ 呼吸性アシドーシスは気管支喘息や肺気腫などで起こる.
  - 呼吸不全による二酸化炭素の排出不足により，H_2CO_3分圧が高くなり血液のpHが酸性に傾く.
- ○ 呼吸性アルカローシスは過換気症候群などで起こる.
  - 過呼吸による二酸化炭素の排出過剰により，H_2CO_3分圧が低くなり血液のpHがアルカリ性に傾く.
- ○ 代謝性アシドーシスは激しい下痢や重症の糖尿病などで起こる.
  - 糖尿病では，脂肪分解の亢進に伴うケトン体の生成により，血液のpHが酸性に傾く（糖尿病性ケトアシドーシス）.
- ○ 代謝性アルカローシスは激しい嘔吐などで起こる.
  - 消化液に含まれるH^+の喪失により，血液のpHがアルカリ性に傾く.

第13章 水とミネラル

13-3 ● 種類は多いが量は少ない
ミネラル（無機質）

ナトリウムの過剰摂取に注意！

Na

K

Ca

Fe

ミネラルの豊富な食品

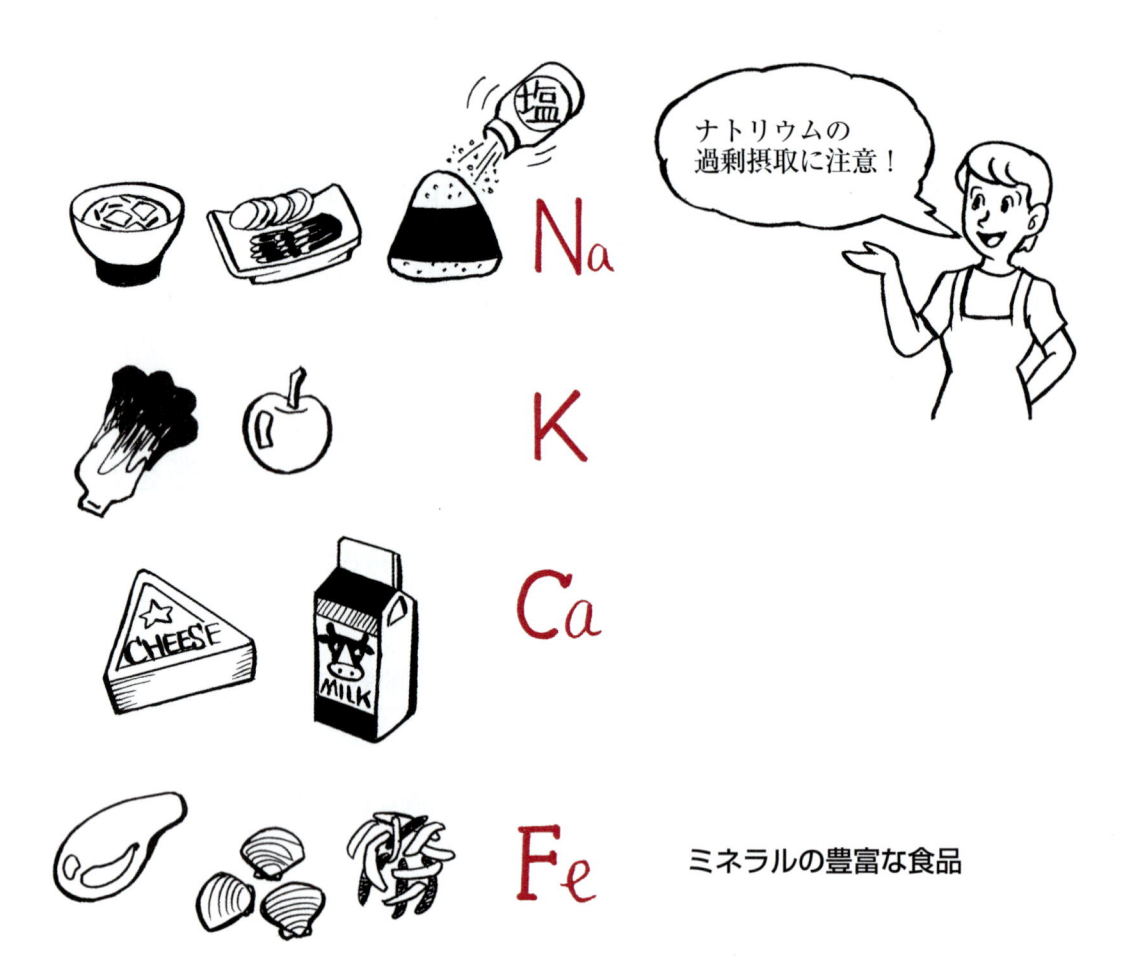

コラム

塩分摂取と高血圧

▶収縮期血圧（心臓が収縮して血液を送り出しているときの最も高い血圧）が140mmHg以上，あるいは拡張期血圧（心臓に血液が戻ってきているときの最も低い血圧）が90mmHg以上のいずれかであれば高血圧と診断される．▶血圧上昇の原因が特定できないものを本態性高血圧といい，高血圧全体の9割以上を占める．▶本態性高血圧は，遺伝的素因と環境要因が複合して発症すると考えられており，とくに日本では固有の食物文化（味噌，醤油，漬物など）に由来する食塩の過剰摂取が高血圧の誘因の1つとなっている．▶しかし，最近の研究から，飽和脂肪の取りすぎと野菜・果実の不足が高血圧をまねく原因としてより重要であるとの指摘もある．野菜や果物にはカリウム（K）が多く含まれており，Kはナトリウム（Na）と拮抗することから，高血圧に対する予防効果があるとされている．

体内のミネラルには7種類の多量元素と約50種類の微量元素がある．

- ミネラル含量は人体重量の3～4％である．
  - 水や有機化合物の主要構成元素であるO，C，H，Nの4種類で，人体重量の95％以上を占める．
- Ca，K，P，S，Na，Cl，Mgの7元素は，人体に比較的多く含まれる多量元素である．
- Fe，Zn，Cu，Cr，I，Co，Se，Mn，Mo，F，Ni，Si，Sn，V，Asなどは必須微量元素である．
  - 約50種類存在する微量元素には，必須性の不明確なものも多い．
  - 必須微量元素の過剰摂取は，毒性を示す場合がある．
- ミネラルは酸・塩基平衡，水分平衡，体液の浸透圧調節などへの関与に加え，骨や歯などの硬組織や酵素，ビタミン，ホルモンなどの構成成分としても機能している．
- 体内ミネラルは糞尿や汗として定常的に体外に排泄されているが，通常，食品中には十分量含まれているので食事性欠乏が起こることはほとんどない．
  - しかし，日本人ではCaとFeの摂取が不足しがちで，逆に食塩の過剰摂取が問題となっている．
  - 微量元素の欠乏症は，吸収や代謝の障害によって起こることが多い．

ナトリウムイオン（Na^+）は細胞外液の主要な陽イオンである．

- ナトリウムイオンは，神経や筋肉の興奮にかかわる．
  - 細胞内外でのNa^+の著しい濃度差は，K^+とリンクした選択的な能動輸送により維持され，この濃度勾配を利用して神経や筋肉を興奮させる活動電位がつくりだされる．
- ナトリウムイオンは，アミノ酸や糖の吸収にかかわる．
  - これらの小腸からの吸収あるいは腎尿細管からの再吸収は，Na^+の細胞内への流入を駆動力として行われる．
- ナトリウムイオンは，緩衝作用をもつ重炭酸塩やリン酸塩として，酸・塩基平衡，浸透圧維持などにかかわる．
- ナトリウムイオンは，欠乏よりも過剰摂取（必要量1日1g以下，日本人現状10g以上）に注意すべきである．
  - 約半分が骨に，次に筋肉に多く含まれる．
  - アルドステロン（副腎皮質ホルモンのミネラルコルチコイド）は，尿細管でのNaの再吸収を高め，Kの排泄を促す．
  - Na^+の貯留は水分を増加させ（浮腫），血圧を上昇させる（高血圧）．

カリウムイオン（K^+）は細胞内液の主要な陽イオンである．

- 酸・塩基平衡，浸透圧維持，酵素の活性化にかかわる．
- 神経や筋肉（とくに心筋）の興奮にかかわる．
  - 高K血症で骨格筋の筋力低下，徐脈，不整脈，心停止などが起こる．
  - 低K血症で呼吸困難，頻脈，興奮性麻痺，心停止などが起こる．
- Kの約9割は，骨と歯にリン酸塩として存在する．

第13章　水とミネラル

●種類は多いが量は少ない —その2—
ミネラル（無機質）

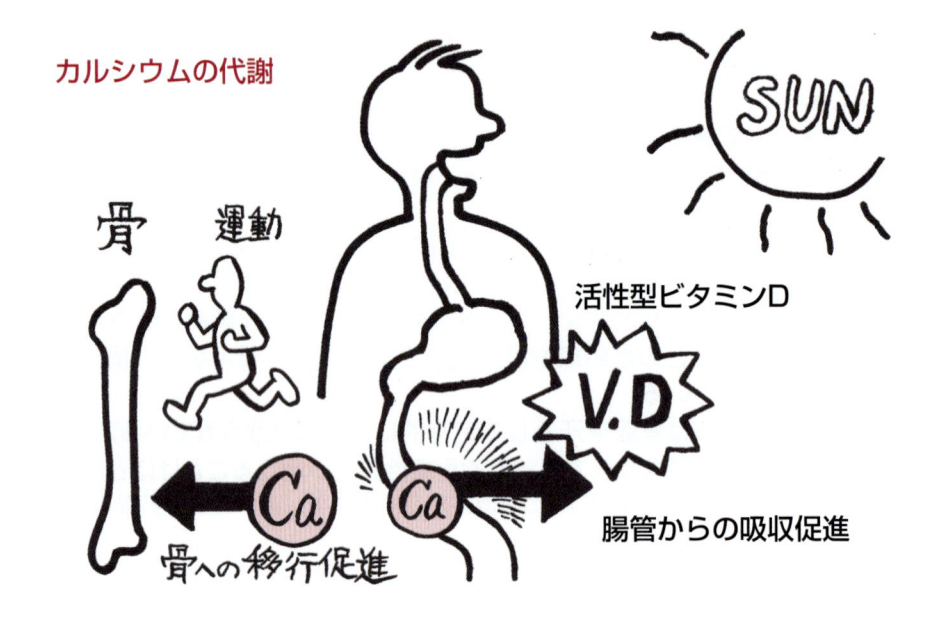

カルシウムの代謝

活性型ビタミンD
腸管からの吸収促進
骨への移行促進

コラム

骨粗鬆症

▶骨は常時，骨芽細胞による新生と破骨細胞による破壊を繰り返し，そのバランスの上で維持されている．▶骨粗鬆症は骨新生不全により起こる病気で，閉経後女性で急増し60歳代で4割以上が罹患しているといわれる．▶その原因として，更年期のエストロゲン（女性ホルモン）生成の減少がある．エストロゲンには骨新生を促進する効果があり，その減少はある種のサイトカインの分泌を増加させ，破骨細胞を増やすことが知られている．▶食事によるカルシウムの十分な摂取は当然，重要ではあるが，腸管での吸収や骨への移行が少なければ，骨中のカルシウム不足が起こる．▶カルシウムの腸管からの吸収を促進するビタミンDの生成に必要な紫外線照射（日照）が，室内生活の多い現代人には不足していることや，骨強度の増加に効果がある運動（骨への加重）の不足などが骨粗鬆症を誘発する背景と考えられている．▶骨粗鬆症の予防には，10代までのカルシウム摂取と運動が重要であることも指摘されている．

コラム

鉄欠乏性貧血

▶鉄欠乏では，まず体内の貯蔵鉄が減少し，貧血症状が起こる時点で貯蔵鉄はほぼゼロに近くなっている．▶思春期以降の女性は慢性的な鉄欠乏状態にあることが多い．▶これは，月経血などの出血による鉄の損失に対して，これを補うために鉄吸収量を増やすような調節機構が存在しないためである．▶したがって，閉経前の女性は，意識して鉄摂取を心がける必要がある．▶鉄を多く含む食品に，レバー（とくに豚），しじみ，ひじきなどがある．一般に，ヘム鉄（動物性食品）の吸収効率（10〜20％）は，非ヘム鉄（植物性食品）の吸収効率（5％）よりも高いといわれている．▶また，タンパク質やビタミンCには，鉄の吸収を促進する効果があり，逆に牛乳やチーズなどに含まれるカルシウムは，鉄の吸収を阻害するといわれている．

カルシウム（Ca）は体内に最も多く含まれるミネラル（約1kg）である．

- Caの99％は骨と歯にリン酸塩として存在する．
  - 残り1％が血液，筋，神経などに存在する．
- Ca代謝は骨（形成と吸収）を中心に，副甲状腺ホルモン，ビタミンD，カルシトニンにより調節される．
  - 血漿Ca濃度は，副甲状腺ホルモン（上昇）とカルシトニン（低下）により制御される．
- Caは摂取量の約1割しか吸収されない．
  - 活性型ビタミンDは，Caの輸送体タンパク質の合成を促すことで，十二指腸からのCa吸収を促進する．
- Caは，酸・塩基平衡，神経や筋肉の興奮，酵素の活性化にかかわる．
- Caは，血液凝固（第IV）因子として機能する．
- Caは，細胞内では情報伝達物質（セカンドメッセンジャー）として機能する．

人体の鉄は，ヘム鉄と非ヘム鉄に分類される．

- 総鉄（Fe）量は3～4gである．
- ヘム鉄には，赤血球のヘモグロビンや筋肉のミオグロビンがある．
  - ヘム鉄は2価で，酸素分子の運搬体などとして機能する．
- 非ヘム鉄には，鉄の貯蔵体であるフェリチンや血中輸送体であるトランスフェリンがある．
  - 貯蔵体あるいは輸送体のFeは3価である．
  - 血漿中のFeは全体の0.1％以下で，ほとんどがトランスフェリンと結合している．
  - トランスフェリンの中で，Feと結合しているものは全体の1/3程度で，残り2/3のFeと結合していないトランスフェリン量を不飽和鉄結合能，全トランスフェリン量を総鉄結合能という．
- 生体内のFeの大部分は再利用される．
  - 体外への損失は非常に少なく，男性では1mg/日程度である（女性は月経血として失われる量も考慮する必要がある）．
- Feは摂取量の約1割しか吸収されない．

リン（P）やマグネシウム（Mg）の半分以上が骨に，塩素（Cl）の半分以上が細胞外液に存在する．

- Pの約8割が骨や歯にリン酸塩として，残りはリン脂質や核酸として存在する．
- Pはリン酸塩として体液の酸・塩基平衡の維持に関与し，リン化合物のATPは化学エネルギーの運搬分子として機能する．
- Clは塩酸として胃液成分にも含まれる．
- イオウ（S）は含硫アミノ酸やコンドロイチン硫酸の，ヨウ素（I）は甲状腺ホルモンの，コバルト（Co）はビタミンB_{12}の構成成分として，また，銅（Cu），亜鉛（Zn），マンガン（Mn），セレン（Se）などは各種酵素の構成成分として重要である．

イラストでまなぶ生化学

第14章　細　胞

第14章 細　胞

14-1 ●細胞の仕切り壁
細胞膜

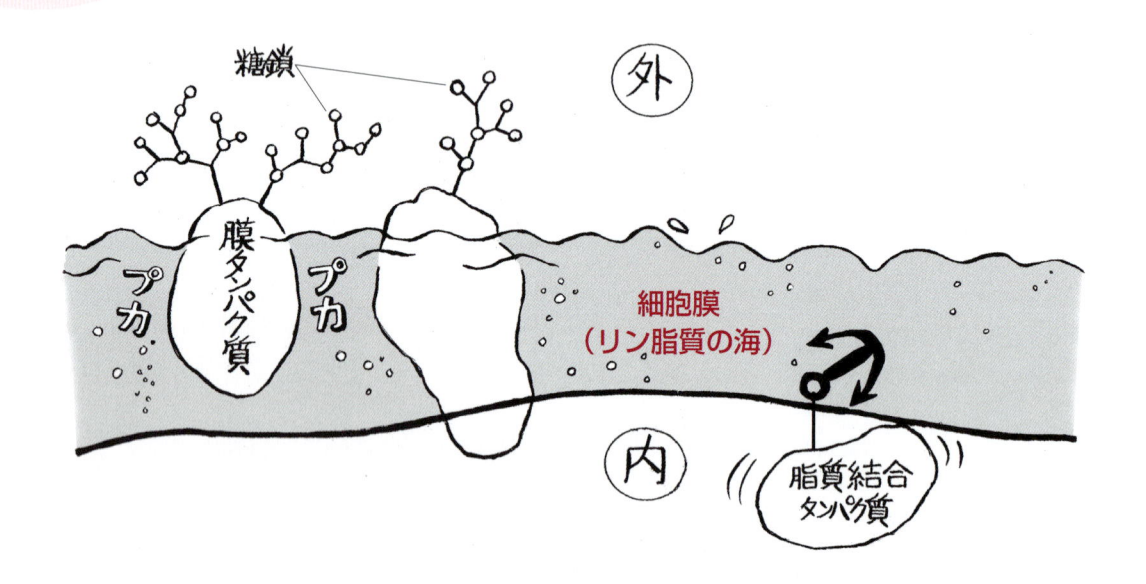

細胞膜タンパク質は，リン脂質でできた海（細胞膜：脂質二重層）の中を浮遊している

膜を介した物質輸送

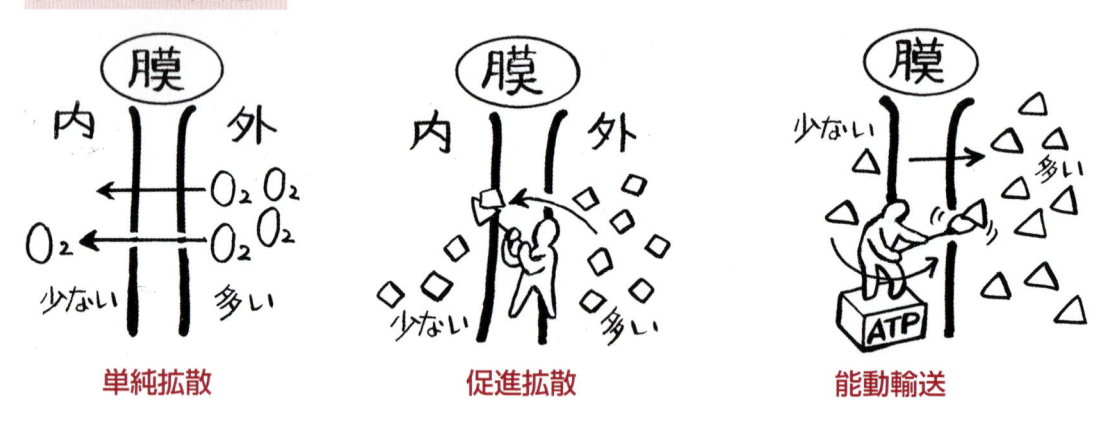

単純拡散　　　促進拡散　　　能動輸送

膜内外の濃度勾配（すなわち多い方から少ない方への移動）を利用した物質輸送を拡散と言う．多い方から少ない方への物質の移動は，自然に起こるもの（単純拡散）と積極的に起こるもの（促進拡散）がある．一方，少ない方から多い方への物質の移動は，エネルギーを使って行われる（能動輸送）

細胞膜の構成分子は常に流動している（流動モザイクモデル）．

- 細胞膜は主にリン脂質，コレステロール，タンパク質からなり，糖もタンパク質や脂質と結合する形で膜表層に存在する．
- 細胞膜の表（細胞外に面する側）と裏（細胞質に面する側）では，構成タンパク質や脂質の種類が異なる（非対称性）．
  - リン脂質からなる脂質二重層の外層には主にホスファチジルコリンが，内層には主にホスファチジルエタノールアミンなどが存在し，層内外の脂質構成も不均一である．
- 膜タンパク質は脂質二重層中に不均一（モザイク状）に存在する．
  - 流動性のある脂質の海の中に氷山のように浮遊している．
- 膜タンパク質には膜内在性のものと膜表在性のものがある．
  - 膜内在性タンパク質は脂質二重層に一部が埋め込まれ，タンパク質表面の疎水性部分が脂質膜と接している．
  - 脂質結合タンパク質（GPIアンカーとよばれる糖脂質につながれていることが多い）や膜表在性タンパク質は，膜表面とゆるやかに結合している．

細胞膜には閉鎖された空間（内外の仕切り）や反応場を提供するとともに，物質や情報の選択的な出入り口としての機能もある．

- 膜を反応場として，効率の良い酵素反応が行われる．
- 膜を介した物質輸送には受動輸送と能動輸送がある．
- エネルギーを必要としない膜内外の物質の濃度勾配による輸送を受動輸送という．
  - 受動輸送には，脂溶性物質や水，酸素などが膜を自由に通過する単純拡散と，膜に存在する特定の輸送体（担体）タンパク質を介して膜を通過する促進拡散がある．
- 濃度勾配にさからってある一定の方向へ，エネルギーを使って物質を輸送することを能動輸送という．
  - ある特定の物質（イオンなど）を特異的に通過させる小孔をチャネルという．
- 疎水性情報伝達物質（ステロイドホルモンなど）は膜を通過して直接，核に情報を伝える．
- 親水性情報伝達物質（ペプチドホルモンや細胞増殖因子など）は膜を通過できないので，膜上に存在する特異的な受容体と結合することにより，情報を細胞内に伝達する．
- 物質や情報の交換といった細胞膜の主要な機能は，膜タンパク質によって担われていることが多い．

第14章 細胞

14-2 ●細胞内の専門機関
細胞内器官

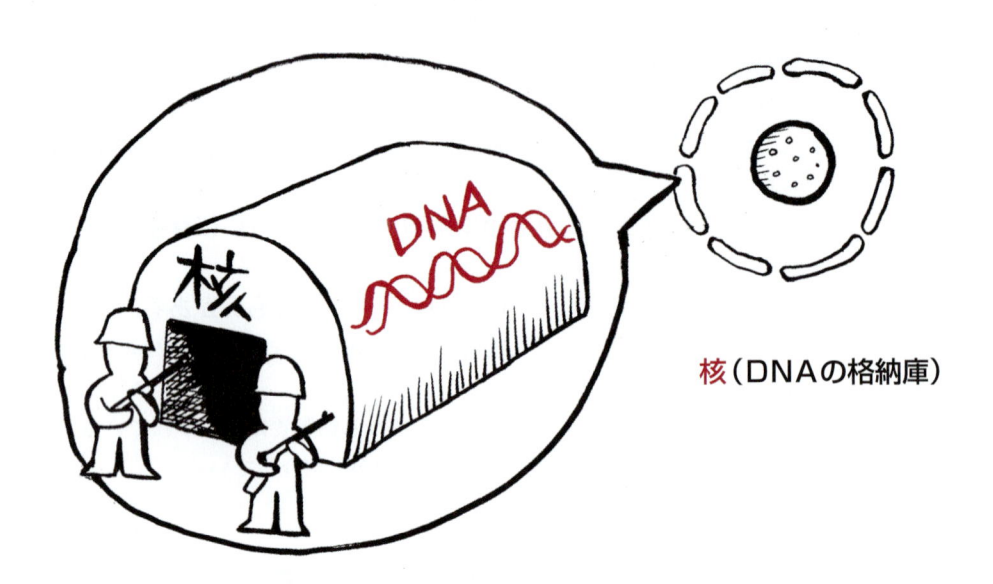

核（DNAの格納庫）

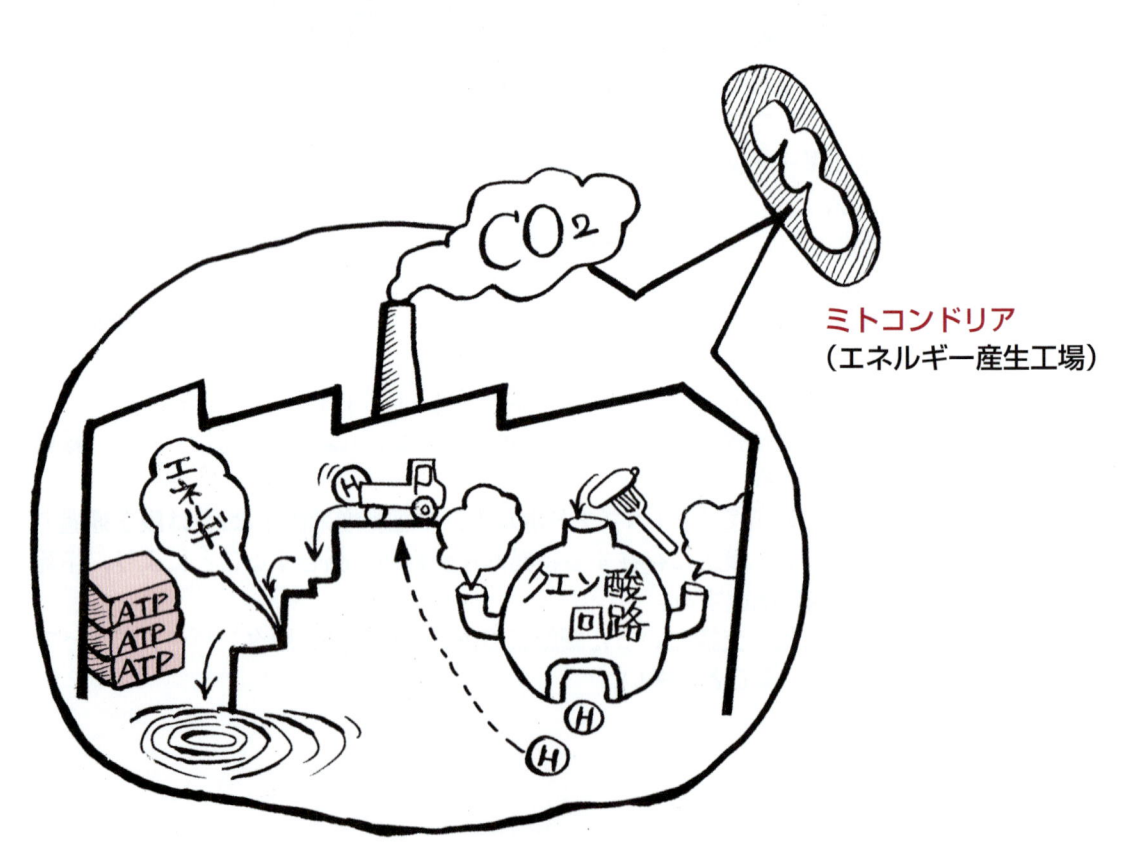

ミトコンドリア
（エネルギー産生工場）

細胞内器官は膜で囲まれ(内膜)，固有の機能を分担している．

- 細胞内器官には，核，ミトコンドリア，小胞体，ゴルジ体，リソソーム，ペルオキシソームなどがある．
  - 植物では葉緑体があり，光合成機能を担っている．
- 細胞内器官は内膜で仕切られることで，特有の機能を支える一連の酵素反応が効率よく行われる．
- 細胞膜と同様，細胞内膜系も常に変動しながらも恒常性が維持されている．
- 真核細胞では核が膜で囲まれ(核膜)，DNAが保護されている．
  - 核膜をもたない細胞を原核細胞という．

核は遺伝子の本体であるDNAの収納庫である．

- 真核細胞では，DNAはヒストンとよばれるタンパク質と結合して染色体(クロマチン)を形成する．
- ヒトの体細胞には22対の常染色体と1対の性染色体(XYまたはXX)の，計46本の染色体が存在する．(→P151参照)
  - 常染色体は大きさの順に番号がつけられている．
  - 生物によって，染色体の数や大きさは異なる．
- 核内ではDNAの複製とともに，RNAの合成(転写)なども行われる．
  - 核小体でリボソームRNAは転写される．
- 核と細胞質間での物質輸送は，核孔とよばれる核膜中の多数の小孔を介して選択的に行われる．

ミトコンドリアはエネルギー産生器官である．

- ミトコンドリアは酸素分子(O_2)を使ってATPを効率よく産生する．
- ミトコンドリアは二重の膜(外膜と内膜)，膜間スペース，内膜に囲まれた部分(マトリックス)から構成される．
  - 内膜には電子伝達系や酸化的リン酸化に関与する酵素群が，マトリックスにはクエン酸回路や脂肪酸のβ-酸化系の酵素群が含まれている．
- ミトコンドリアは原始真核細胞に寄生した細菌に由来すると考えられている(ミトコンドリアは独自のDNAをもっている)．

第14章　細　胞

●細胞内の専門機関－その2－
細胞内器官

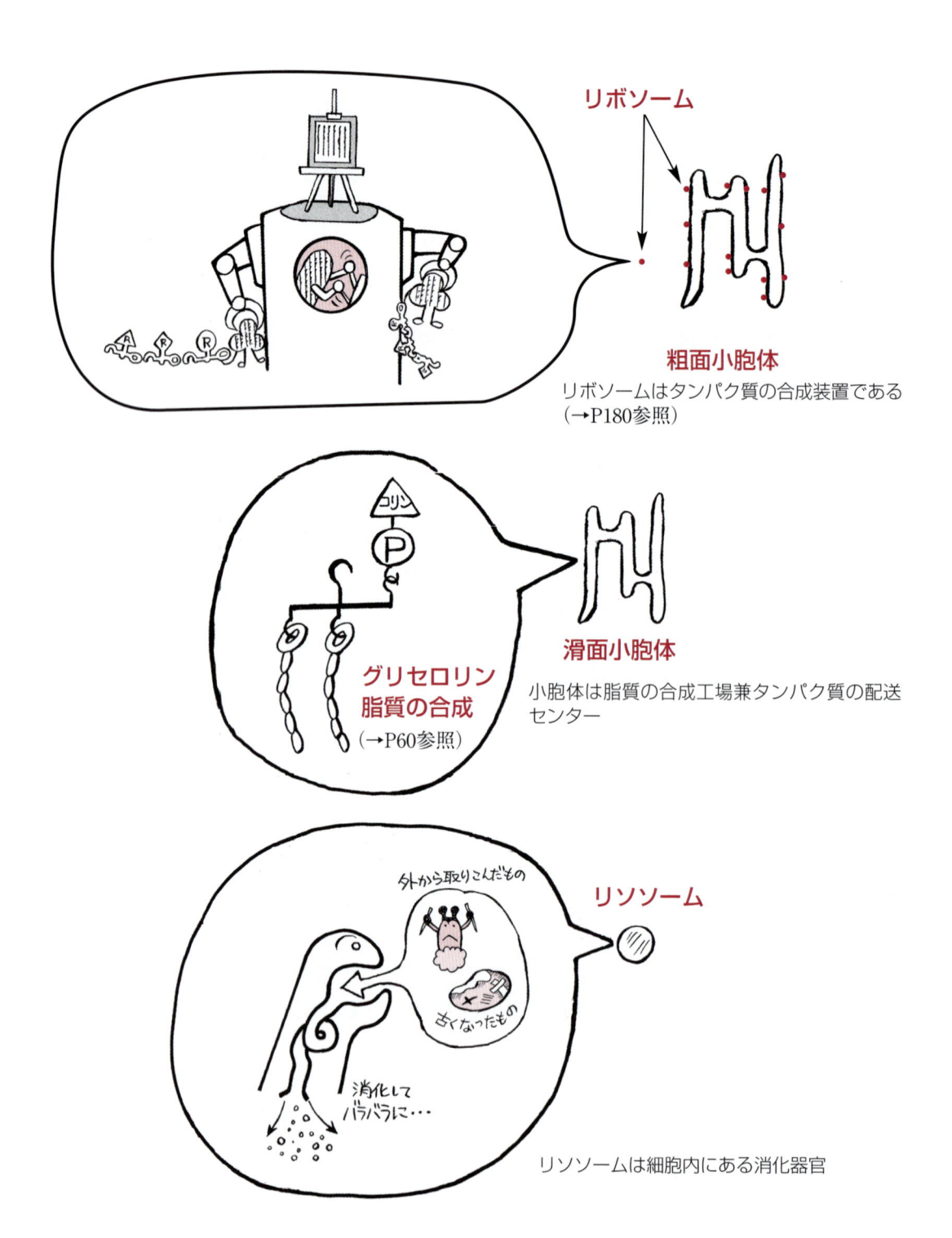

リボソーム

粗面小胞体
リボソームはタンパク質の合成装置である
（→P180参照）

グリセロリン脂質の合成
（→P60参照）

滑面小胞体
小胞体は脂質の合成工場兼タンパク質の配送センター

外から取りこんだもの
古くなったもの
消化してバラバラに…

リソソーム

リソソームは細胞内にある消化器官

小胞体はタンパク質および脂質合成の場である．

- タンパク質合成装置であるリボソームとよばれる顆粒が多数表面に結合した粗面小胞体と，これらが結合していない滑面小胞体がある．
- 細胞膜を構成する脂質のほとんどは小胞体でつくられる．
  - 脂質合成を触媒する酵素は小胞体膜に存在し，脂質は粗面小胞体でも滑面小胞体でも合成される．
- 横紋筋細胞（骨格筋や心筋）中の滑面小胞体内にプールされたCa^{2+}が，細胞質へ放出されたり再取り込みされることによって，横紋筋細胞の収縮が制御される．

ゴルジ体は糖鎖の修飾や生成物の仕分けにかかわる．

- 小胞体上のリボソームで合成されたタンパク質は，小胞体からゴルジ体へ輸送され，そこでさまざまな糖鎖修飾を受ける．（→P130参照）
- 生成物の搬送先（細胞外への分泌，細胞膜，リソソームなど）を決める．

リソソームは細胞内消化器官である．（→P270）

- 細胞内にエンドサイトーシスにより取り込んだものや古くなった細胞内容物を，酸性加水分解酵素により分解する．

ペルオキシソームはカタラーゼなどの酸化酵素群を含む小器官で，長鎖脂肪酸のβ-酸化などを行う．

コラム

ミトコンドリアDNA

▶細胞内には核DNA以外にも，ミトコンドリアDNAが存在する．▶このDNAは1万6,569個の塩基配列からなり37個の遺伝子をコードしているが，実際のミトコンドリア機能の大部分は核DNAの遺伝子によって制御されている．▶ミトコンドリアDNAは核DNAと異なり，母親由来のものだけが子孫に伝わり，父親由来のものは継承されないという特徴がある．また，核DNAと比べて塩基置換の起こる速度が5～10倍も速いことから，ミトコンドリアDNAの塩基配列を調べることは進化の道筋や祖先を系統的にたどるうえで有効な武器となる．▶さまざまな人種のミトコンドリアDNAの塩基配列が調べられ，現在の人類の共通の祖先が約15万年前にアフリカで誕生した女性（イブ）であると推定されている．

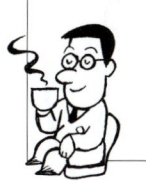

第14章 細胞

14-3 ● 人生の四季
細胞周期

G1期
（成長期）

分化

G0期
（増殖を休止している状態）

「結婚よりも自分の可能性を追求してみたいの」

増殖

S期
（DNAの複製）

「何か私に似てきたなぁ…」

G2期
（細胞分裂の準備）

M期
（細胞分裂）

細胞周期は，G1期→S期→G2期→M期の順に進行する

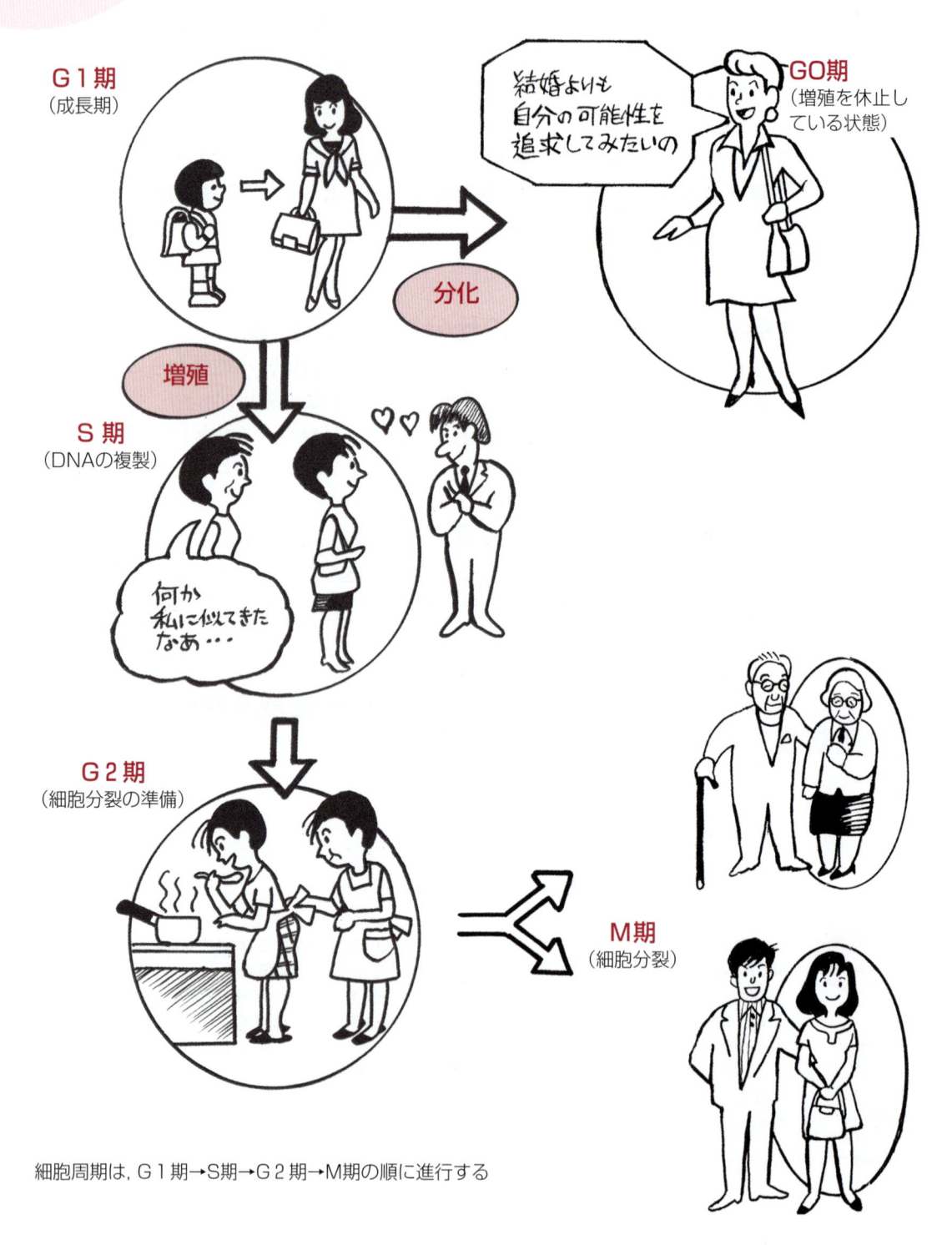

細胞周期には，分裂期（M）と分裂間期（G1, S, G2）がある．

- 通常の細胞周期は，G1期→S期→G2期→M期の順に進行する．
- 分裂間期は，細胞自体が成長するG1期，DNAの複製が行われるS期，細胞分裂の準備が行われるG2期からなる．
  - 分裂間期の細胞の形態は大きく変わらない．
- G1期からS期に移行せず，周期の進行が停止する休止状態（G0期）に入る場合もある（細胞増殖を休止している状態）．
- 分裂期は，染色体や紡錘糸が形成される前期，染色体が細胞中央部（赤道面）に配列する中期，染色体が分離し両極に移動する後期，核が再構成されるとともに細胞質分裂が起こる終期からなる．
  - 核や細胞質の分裂といった大きな変化がきわめて短い時間（0.5〜1時間）に起こる．
- 増殖は細胞周期を繰り返す状態，分化は細胞周期を休止した状態，アポトーシス（→P262）は細胞周期を停止した状態といえる．

細胞周期は，サイクリンによる一連のサイクリン依存性プロテインキナーゼ（CdK）の活性調節により進行する．

- 分裂間期に出現し，分裂の終了とともに消失する一群の周期性タンパク質（10種類程度）をサイクリンという．
  - 各サイクリンの発現量は細胞周期に依存して厳密に調節されている．
- サイクリンと結合し活性化されたCdKが，DNA合成や細胞分裂に必要なタンパク質をリン酸化することにより活性化して，細胞周期を進行させる．
- 癌抑制遺伝子にコードされたタンパク質は，細胞周期を誘導する転写因子に結合して細胞増殖を抑制する．

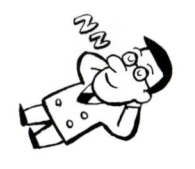

第14章 細胞

14-4 ●暴走する利己的細胞
癌

必要に応じてアクセル（癌原遺伝子）やブレーキ（癌抑制遺伝子）を踏むことにより，自動車は正常に走行する（通常の細胞増殖）

アクセルがこわれ，踏まれっぱなしの状態（癌遺伝子）になったり，ウイルスにより癌遺伝子が持ち込まれると自動車は暴走する（癌化）

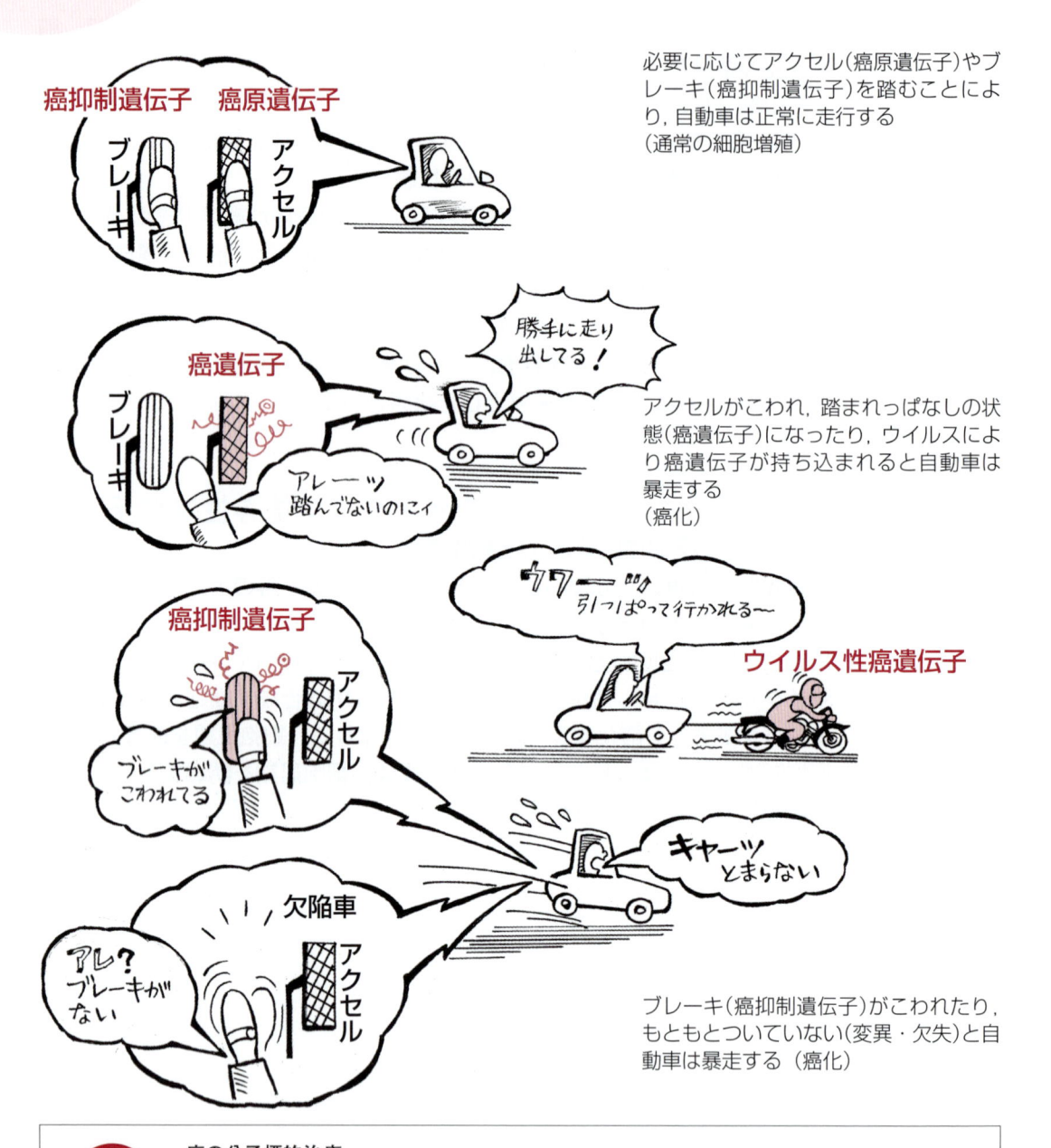

ブレーキ（癌抑制遺伝子）がこわれたり，もともとついていない（変異・欠失）と自動車は暴走する（癌化）

コラム　癌の分子標的治療
▶一般の抗癌剤は細胞増殖抑制を指標に開発されたものが多く，効果は一定でなく副作用も大きい．これに対して，最近では，発癌機序を踏まえて，それぞれの過程に応じたオーダーメイド的な分子標的治療が行われつつある．▶癌関連遺伝子の発現をDNAマイクロアレイ技術で解析することで，責任分子を同定し，それに応じたさまざまな分子標的治療薬が開発されている．

生体内で浸潤および転移を起こす腫瘍を**悪性腫瘍**という．
- 内胚葉および外胚葉由来のものを**癌**，中胚葉由来のものを**肉腫**という．
- 実際の**発癌**は長期にわたり多段階的に進行する．
  - 細胞増殖を制御する癌原遺伝子や癌抑制遺伝子に変異が起こり，増殖能を獲得した変異細胞が前癌細胞となり，さらに転移能をもつ癌細胞へと変化していく（**多段階発癌**）．
- **癌転移**が各臓器の機能不全を引き起こし，最終的に個体を死に至らしめる．
  - 転移は，癌細胞の原発巣からの離脱→組織移動（組織内浸潤，血管侵入，リンパ節転移）→他組織での再増殖というプロセスで起こる．

癌遺伝子は，細胞の癌化を引き起こす遺伝子群である．
- 癌遺伝子には細胞性とウイルス性のものがある．
  - **細胞性癌遺伝子**は，もともと正常細胞に存在し，細胞増殖にかかわるタンパク質をコードしている癌原遺伝子が，発癌物質，放射線，老化などによって変異したものである．
  - **ウイルス性癌遺伝子**は，ウイルスゲノム中に含まれる既に変異した癌遺伝子をいう．
- 癌遺伝子の多くは，通常の**細胞増殖制御機構**にかかわる**タンパク質の変異型**をコードしている．
  - 増殖シグナルをつかさどる細胞内分子機構の一部が変異を起こすことにより，細胞増殖が暴走し，正常細胞が癌化する．
- 癌遺伝子は，その増殖制御機構への関与から，増殖因子，増殖因子受容体，細胞内情報伝達系，核内転写因子，癌抑制遺伝子産物の各型に分類される．
  - 細胞増殖は，増殖因子が細胞膜上の増殖因子受容体と特異的に結合することにより，増殖シグナルが細胞内情報伝達系を経て核に伝わり，転写因子を活性化して細胞周期を回転させるのに必要な遺伝子群を発現させることで進行する．

癌抑制遺伝子は癌化を抑制しているが，その変異・欠失により細胞は癌化する．
- 細胞周期のG1期からS期への移行の阻止，あるいはアポトーシスへの誘導により細胞増殖を抑制する．（→前項参照）
- 癌抑制遺伝子産物の**RB**や**p53**は，細胞増殖にかかわる遺伝子群を活性化する転写因子**E2F**のはたらきを阻止することにより，G1期からS期への移行を阻止する．
  - Rb遺伝子やp53遺伝子に変異が起こると，その抑制がはずれ，細胞周期が進行して細胞増殖が始まる．
- ヒト癌の半数以上にp53遺伝子の突然変異がみとめられる．
  - p53遺伝子はさまざまな生体ストレスにより活性化され，その遺伝子産物であるp53はいくつかの標的遺伝子の転写活性を制御する転写因子としてはたらき，細胞周期停止，アポトーシス，DNA修復，血管新生抑制，細胞分化など多様な生理機能を誘導して，癌抑制作用を発揮する．

癌化機構には，1．癌原遺伝子の突然変異による**癌遺伝子化**，2．ウイルス性癌遺伝子の宿主ゲノムへの挿入や転座による**癌原遺伝子の活性化**，3．**癌抑制遺伝子の欠失**，4．**癌遺伝子の増幅化**などがある．

14-5 ●特定の遺伝子のみを発現している状態が分化である
発生と分化・形態形成

初期発生の過程

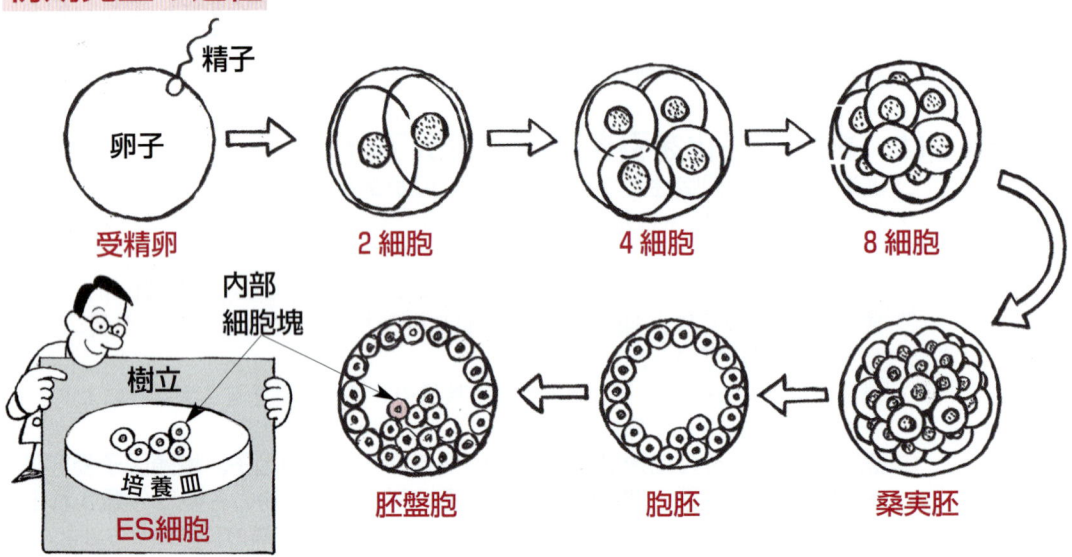

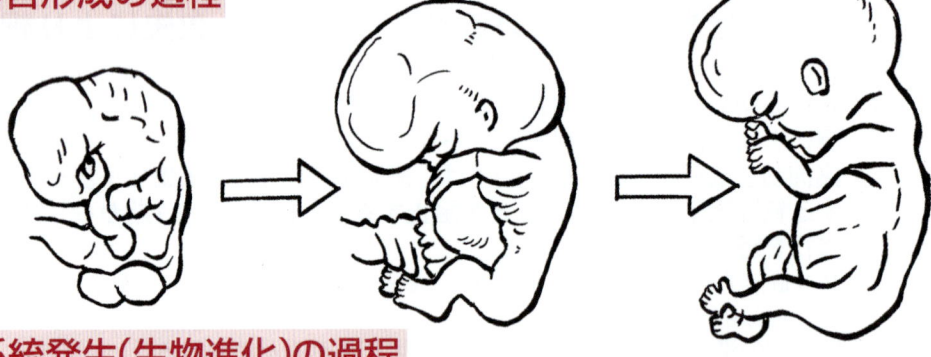

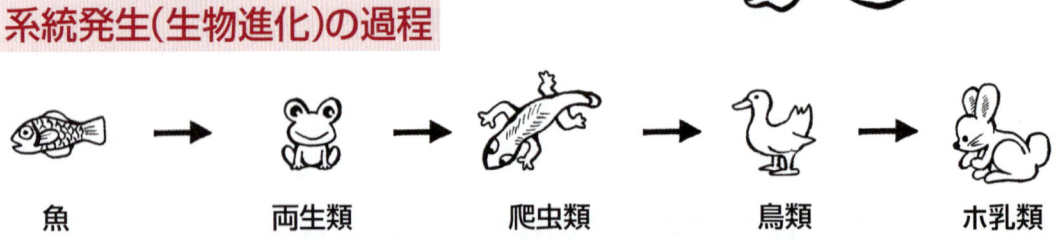

精子
卵子

受精卵 → 2細胞 → 4細胞 → 8細胞

桑実胚 → 胞胚 → 胚盤胞

内部細胞塊
樹立
培養皿
ES細胞

器官形成の過程

系統発生(生物進化)の過程

魚 → 両生類 → 爬虫類 → 鳥類 → ホ乳類

ヒト発生段階における脳の器官形成過程は，生物進化における脳の形態変化と酷似している

ヒトを含めた多細胞生物は，受精卵が細胞分裂を繰り返しながら多様な細胞に分化し，さまざまな組織・臓器を構築して1つの完成した個体となる．

- 受精卵→割球→桑実胚→胞胚→嚢胚（原腸）→3胚葉（外胚葉，中胚葉，内胚葉）までの過程を**初期発生**という．
  - 8分割期までの哺乳動物初期胚の細胞は，完全に同一で，どのようにも分化できる．
  - 哺乳動物の胚の分化は卵の置かれた環境に依存する．
- **外胚葉**からは神経系や皮膚表皮の，**中胚葉**からは心臓，腎臓，生殖巣，骨，筋肉，血球細胞などの，**内胚葉**からは消化管内壁，肺，肝臓，膵臓などの**器官原基**がつくられる．
  - 次の段階の器官形成期には，細胞どうしが相互に配列を変えて器官を形成するため，ほとんどの器官は複数の胚葉から構成される．
- 個体発生は**系統発生**（生物進化）の過程を繰り返すように急速に進む．
- **発生**はさまざまな因子によって調節され，空間的パターン形成に必要な位置情報を伝える因子などもある．

コラム

ES細胞（胚性幹細胞）

▶受精後5～6日で形成される胚盤胞の内部細胞塊から採取し，人工的に培養して樹立した細胞株をES細胞（胚性幹細胞）という．▶ES細胞は体を構成するあらゆる細胞になり得る多能性を有すると同時に，ある条件下では無限の自己複製能力を発揮することから，目的とする特定の細胞に分化させる方法が確立できれば，病気や事故などで失った組織・臓器を再生するための素材として利用することができる．▶現在，ES細胞は不妊治療の余剰胚から提供者の同意を得て作成されているが，生命倫理の観点からヒトの萌芽と位置づけられる初期胚を医療目的に利用すること自体に慎重を求める声も多い．▶また，予想される免疫拒絶を回避するための手段として，移植者本人の体細胞の核を受精卵の核と入れ替えるクローン胚の使用が検討されているが，クローン人間の誕生に結びつく危険性が大きい技術であることから，現在，日本ではクローン胚の作成・使用は禁止されている．▶このような問題点をもつ胚性幹細胞に対して，最近では体性幹細胞を応用した再生医療が注目され，実施されつつある．体性幹細胞とは，体の中に既に形成された組織の中から採取される未分化な状態の細胞のことで，特定の組織に分化することがわかっている点や患者本人の細胞が使える点から有効性が高く，既に白血病の治療のための骨髄移植に骨髄幹細胞が利用されている．また，一部の未分化細胞はほかの種類の細胞にも分化する能力を有することがわかっており，体性幹細胞の有用性にますます期待が高まっている．

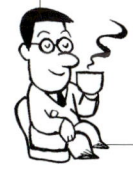

第14章　細　胞

●特定の遺伝子のみを発現している状態が分化である −その２−
発生と分化・形態形成

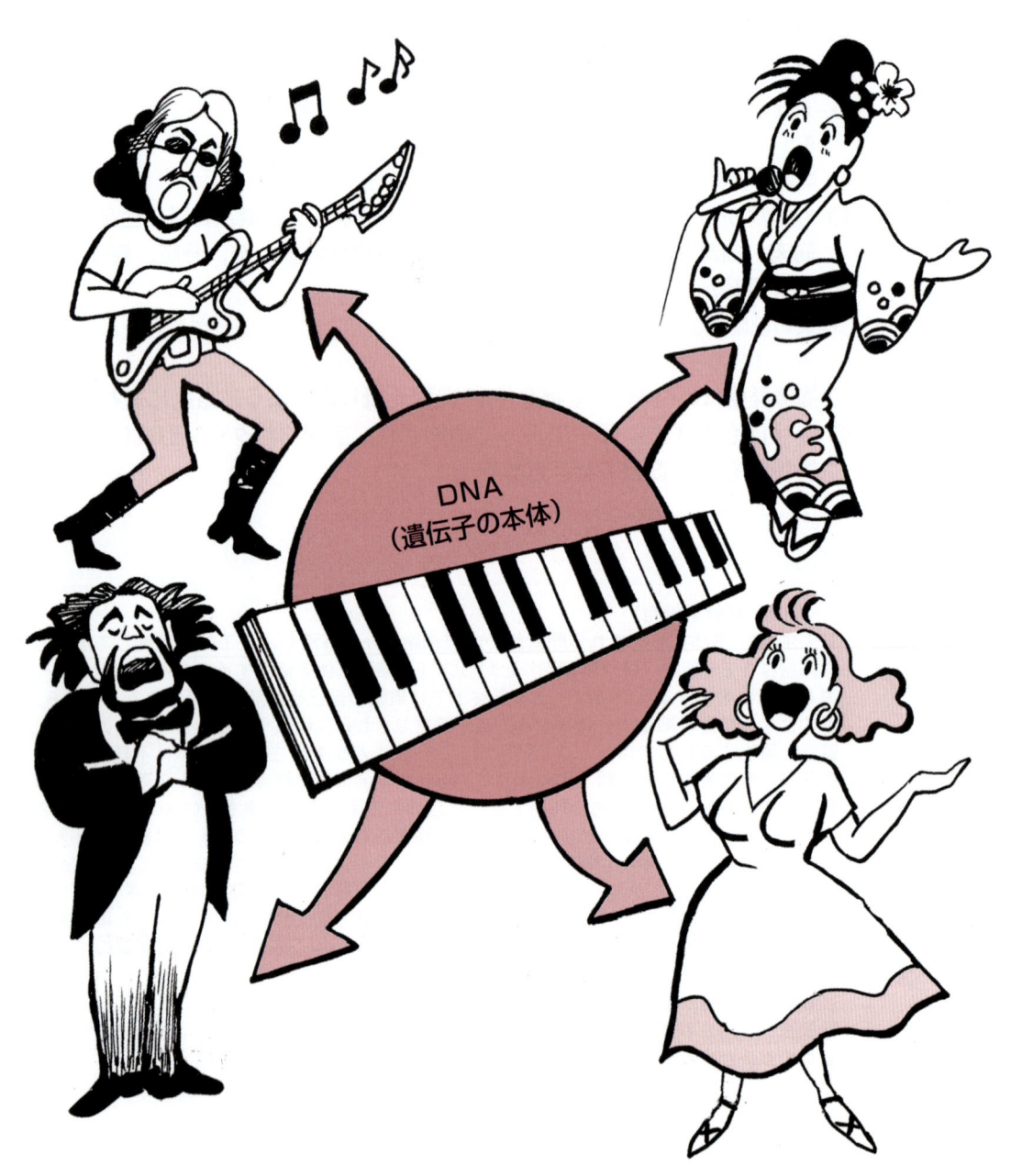

DNA
(遺伝子の本体)

ピアノ(遺伝子)は同じでも，音階の出し方(遺伝子発現)によって音楽表現がかわる(分化)

細胞が独自の機能を獲得して多様化する過程を分化という．

- ヒトでは約200種類の細胞に分化し，一生の間，分裂せず生き続ける細胞（レンズ線維，心筋，神経細胞など）を除いて，ほとんどの細胞がやがては死滅し，新しい細胞と入れ替わる．
- そのパターンには3種類ある．
  - ①分化した細胞が分裂・増殖する（血管内皮細胞，肝細胞など）　②未分化な幹細胞（stem cell）が分裂・増殖して分化する（皮膚表皮細胞など）　③多能性幹細胞から種々の成熟血液細胞に分化する．
- 細胞の分化は発現する遺伝子の違いによる．

ホメオティック遺伝子は生物の形づくり（形態形成）にかかわる遺伝子群である．

- 軸形成，分節形成，前後軸にそった体節単位の特徴づけにかかわる．
- これらの遺伝子群に共通する，生物種を越えて高度に保存されたホメオボックスとよばれる塩基配列（約180塩基対）がある．
  - ホメオボックスによりコードされるホメオドメイン（タンパク質）は，ある特定のDNA配列に結合することによりほかの遺伝子の転写を調節する．

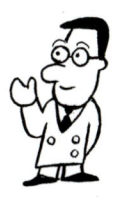

第14章 細 胞

14-6 ●自然死はほかの生を生かす
細胞の死と老化

アポトーシス（自然死）

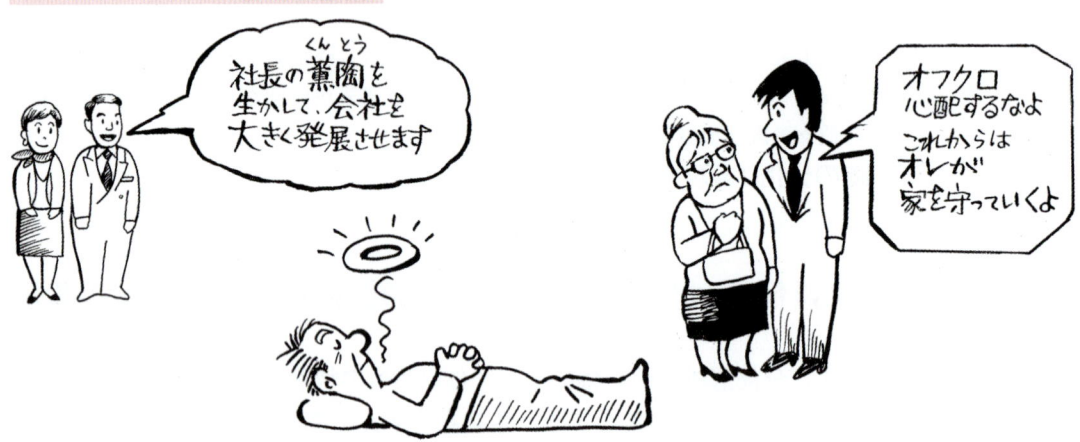

「社長の薫陶（くんとう）を生かして、会社を大きく発展させます」

「オフクロ心配するなよ これからはオレが家を守っていくよ」

ネクローシス（事故死）

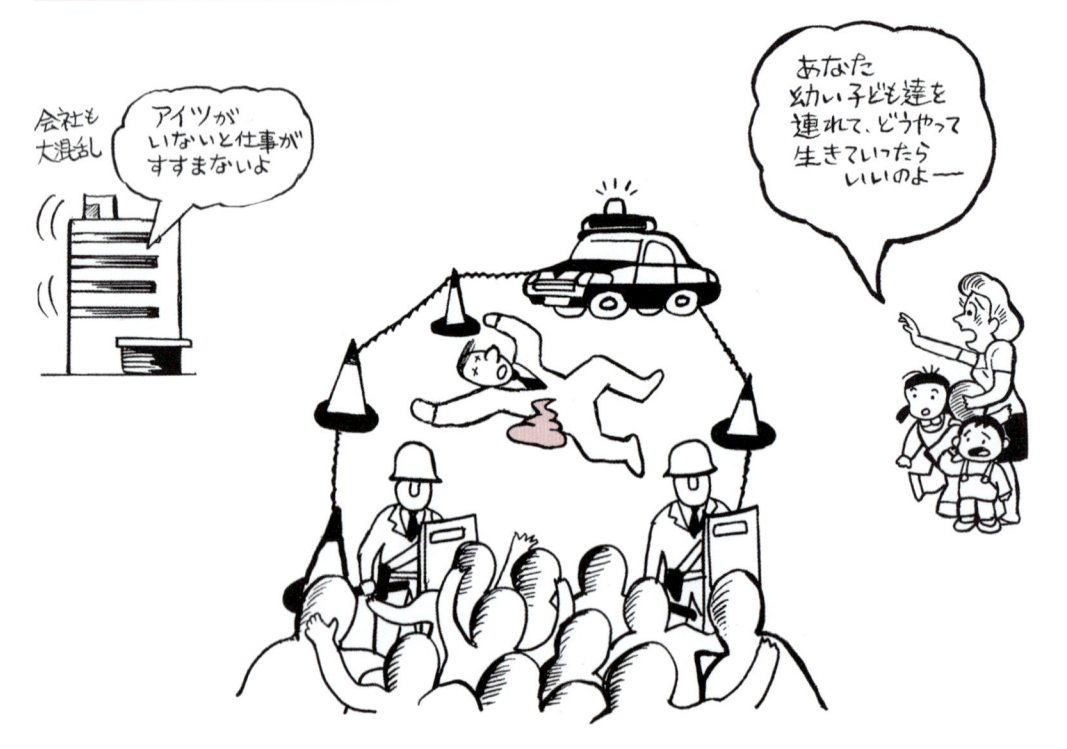

「会社も大混乱」
「アイツがいないと仕事がすすまないよ」

「あなた 幼い子ども達を連れて、どうやって生きていったらいいのよ——」

細胞死にはアポトーシス(自然死)とネクローシス(事故死)がある.

- **アポトーシス**は,遺伝子レベルで制御された**生理的・能動的な細胞死**である.
  - 細胞の縮小,クロマチンの凝縮と核の断片化,細胞自体が断片化したアポトーシス小体の形成と,これのマクロファージによる貪食というプロセスを経る.
  - 細胞内容物は漏出しないため炎症反応は起こらず,周囲の組織に影響を与えない.
- **ネクローシス**(壊死)は,外的な環境要因(栄養素の欠乏,毒物,外傷など)による**受動的な細胞死**である.
  - 細胞全体が膨大化して細胞融解が起こり,細胞内容物が溶出して周辺組織に炎症を引き起こす.

アポトーシスは,多細胞生物の細胞数の適正な維持や,不要な細胞や異常な細胞の除去に必須の生理現象である.

- 発生過程での形態形成,細胞・組織のターンオーバー,免疫機構などにおいて,生理的な細胞死は重要な役割を担う.
- **アポトーシス機能が異常に亢進しても低下しても種々の疾患を引き起こす**.
  - 亢進が関連する疾患に,アルツハイマー病,パーキンソン病,心筋梗塞などがある.
  - 低下が関連する疾患に,各種癌や自己免疫疾患,ウイルス感染などがある.
- **細胞増殖**や**抗癌作用**にもアポトーシスは関与する.
  - 成長因子は,受容体を介したシグナル伝達により癌遺伝子の一種を発現させてアポトーシスを抑制する.
  - 抗癌剤,放射線,活性酸素などはセラミドの産生を介して,ある種のプロテアーゼを活性化することによりアポトーシスを誘導する.

アポトーシスは,外界からのさまざまなシグナル→細胞膜受容体→細胞内情報伝達系→核内転写因子による遺伝子発現,という主要なプロセスで実行される.

- **アポトーシスを引き起こすシグナル**には,TNF(腫瘍壊死因子)などのサイトカイン,ウイルス感染,放射線被曝といった**外的要因**と,細胞内Ca^{2+}濃度変化などの**内的要因**がある.
- 細胞内には種々の**アポトーシス制御因子**が存在する.
  - 癌抑制遺伝子のp53は,DNAに傷害が起きた場合,細胞周期を止めて修復する時間を与えるとともに,修復できない場合は細胞をアポトーシスへと導く.
- アポトーシスの実行過程は,**カスパーゼ**とよばれる一群のプロテアーゼによるタンパク質分解のカスケードと,**DNAの断片化**という共通のプロセスからなる.

●自然死はほかの生を生かす —その2—
細胞の死と老化

遺伝プログラム説

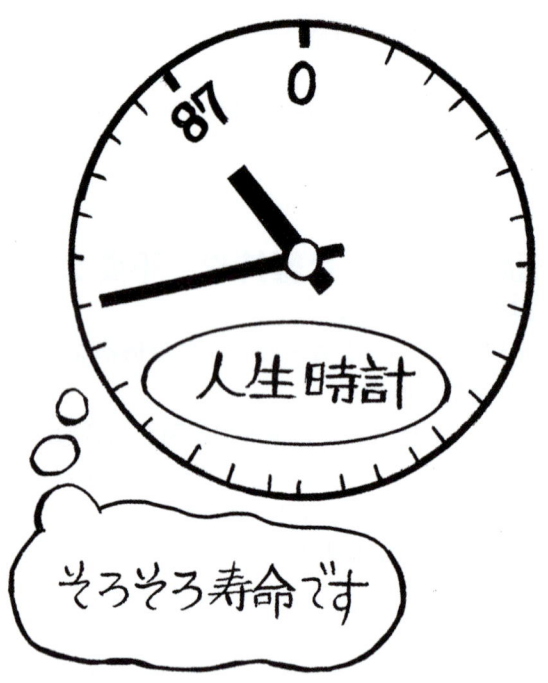

人生時計

そろそろ寿命です

エラーカタストロフィー説

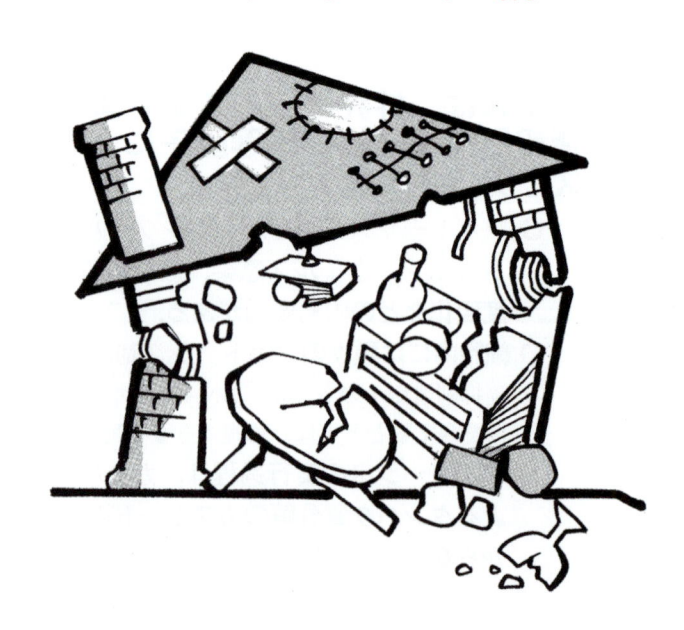

細胞の老化機構には，**DNAの傷害や異常タンパク質の蓄積**によるものと，**テロメアなどの老化遺伝子**が関与するものがある．

- ◯ 細胞分裂の回数はテロメアが決める．
  - テロメアとは染色体の両端にある特徴的な塩基配列（ヒトではTTAGGG）の繰り返し構造のことで，染色体の安定化と維持に必要と考えられている．
  - 細胞分裂（加齢）に伴いテロメアは短くなるため，やがてDNAの複製が不可能となり，細胞は分裂を停止し，寿命を終える．
  - 癌細胞はテロメアを伸長させる酵素をつくりだして，DNAの複製を無限に行えるようにする．
- ◯ 細胞の老化と個体の老化の関連は不明である．
  - 個体年齢とそれから採取された細胞の分裂可能回数との間には相関性がある．
  - 動物の最大寿命とその動物の細胞の分裂可能回数との間には相関性がある．
- ◯ 個体の老化の原因として，遺伝プログラム説とエラーカタストロフィー説がある．
  - ウエルナー症候群などの遺伝性早老は，老化遺伝子の存在を強く示唆する．
  - エラーカタストロフィー説は，加齢に伴うDNAの転写・翻訳のエラー，生体変性物質の蓄積，免疫能低下，フリーラジカルによる酸化傷害などを老化の原因とみなす．

コラム

免疫機構とアポトーシス

▶免疫機構の基本は自己と非自己（異物）を区別することであるが，これはすべての細胞表面にある標識分子を認識することにより行われる．▶ヒトの場合，白血球抗原（HLA）や主要組織適合抗原（MHC）が自己を示す標識分子として機能しており，異なる標識分子をもつ他人の細胞や細菌，ウイルス，これらに感染した自己細胞や癌細胞は，異物として認識され，免疫機構により排除される．▶その一役を担うT細胞は，その発生過程では自己を異物として認識して攻撃する細胞も産生されるが，胸腺でアポトーシス機構により自己反応性T細胞は選択的に除去される．▶このアポトーシス機構に不備があると，自己反応性T細胞が残存し，自己組織を攻撃する自己免疫疾患となる．逆に，ADA欠損ではアデノシン蓄積により，アポトーシスを過剰に亢進させるシグナルが伝わり，T細胞死による免疫不全が起こる．

第14章 細胞

14-7 ●団結は力
細胞接着と細胞外マトリックス

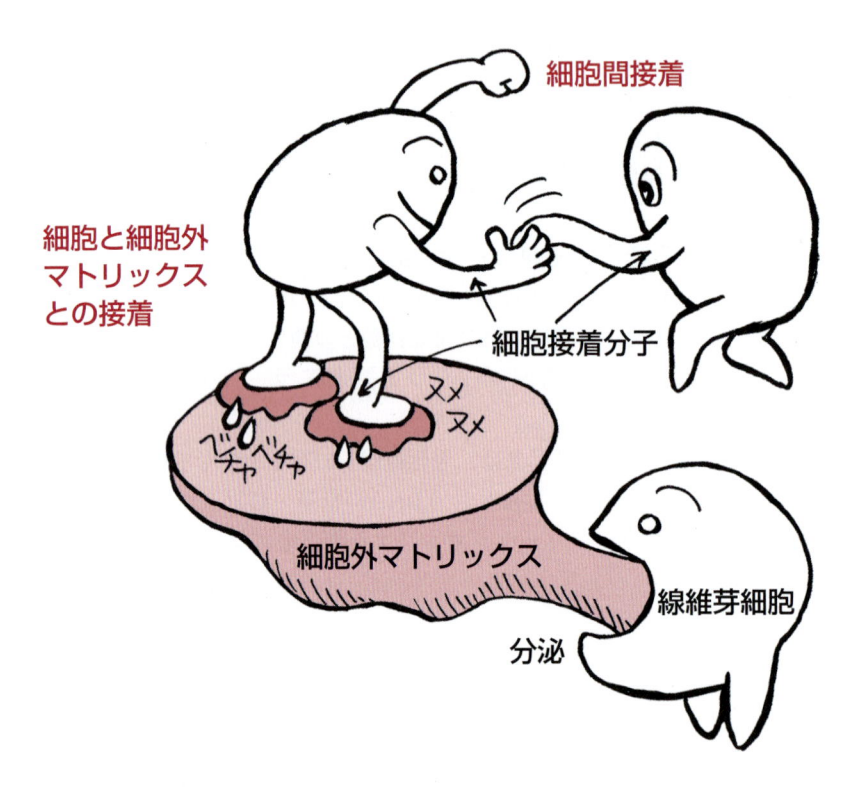

細胞間接着

細胞と細胞外マトリックスとの接着

細胞接着分子

細胞外マトリックス

分泌

線維芽細胞

細胞の接着には，細胞間接着と細胞と細胞外マトリックスとの接着があり，これらは細胞接着分子を介して行われる．
細胞外マトリックスとは，主に線維芽細胞により分泌される細胞外構築物のことである．

細胞の接着には，細胞どうしの接着と，細胞と細胞外マトリックスとの接着がある．

- 〇 細胞集団を細胞接着分子や細胞外マトリックスで適切に配置することにより，特定の機能を効率良く発現するのに適した組織が構築される．
- 〇 細胞表面に存在する細胞接着分子には，ほかの細胞との接着に関与するものと，細胞外マトリックスとの接着に関与するものがある．
- 〇 細胞が分泌する細胞外マトリックスは，組織内の細胞どうしの結合を助けるとともに，細胞の増殖や分化を調節する各種因子の貯蔵庫として機能する．
  - ・ 発生初期の細胞の移動の道筋を提供するうえで，細胞外マトリックスは重要な役割を果たす．

● **細胞接着分子**には，インテグリン，カドヘリン，免疫グロブリンスーパーファミリー，セレクチンなどがある．

- ○ **インテグリン**は細胞どうし（**細胞間接着**）と**細胞と細胞外マトリックス**の両方の**接着**にかかわる．
  - インテグリンは，フィブロネクチンやラミニン，コラーゲンなどの細胞外マトリックスや，血管内皮細胞上の細胞接着分子VCAM-1と結合する．
  - インテグリンは，2種の膜貫通性糖タンパク質からなるヘテロ二量体で，細胞外マトリックスと細胞内の細胞骨格とをつなぐはたらきがある．
  - インテグリンとの結合は，シグナル伝達を介した細胞増殖，細胞死（アポトーシス），細胞運動などの発現に関与する．
- ○ **カドヘリン**を介した細胞接着は，**カドヘリン分子**どうしが結合することにより起こる．
  - カドヘリンとセレクチンがかかわる細胞接着は，カルシウムイオン依存性である．
- ○ **免疫グロブリンスーパーファミリー**は，免疫グロブリンに相同性をもつ**接着分子群**である．
  - 神経細胞間接着分子（N-CAM）はN-CAM分子どうしが結合することによりほかの神経細胞と，VCAM-1などはインテグリンと結合することにより細胞外マトリックスと接着する．
- ○ **セレクチン**の一部は，サイトカインにより活性化された内皮細胞表面に一過性に発現し，**白血球上のリガンドと結合**することにより，血管内皮への白血球の接着を促進する．

● **細胞外マトリックス**には，フィブロネクチン，ラミニン，コラーゲン，プロテオグリカンなどがあり，これらは細胞外で**巨大な集合体を形成する**．

- ○ 細胞外マトリックスを分泌する代表的な細胞は，**線維芽細胞**である．
- ○ **フィブロネクチン**は，細胞の接着や伸展，移動，細胞分化の調節，組織修復などに関与する．
  - フィブロネクチンは，細胞接着分子のインテグリンやほかの細胞外マトリックスと結合し，高次構造を形成する．
  - 癌細胞の特異な形態や転移性は，フィブロネクチンの喪失に起因する．
- ○ **ラミニン**は基底膜の構築と基底膜への細胞接着において中心的役割を果たす．
- ○ **コラーゲン**は結合組織の主要な**線維性タンパク質**で，組織に強度を与える．
  - 生体中に最も多く含まれる（体タンパク質の約30％）タンパク質である．
  - 熱変性したものがゼラチンである．
- ○ **プロテオグリカン**は，**グリコサミノグリカン**とよばれる二糖の繰り返し構造をもつ枝分かれのない多糖が，コアタンパク質とよばれる1本のポリペプチド鎖に**共有結合**した構造をもつ．（→P132参照）

第14章 細胞

14-8 ●線維で支え，動かす
細胞骨格と運動

ミオシン
ATP

ミオシンはミクロフィラメントの道を
ATPのエネルギーを使って歩いていく

ミクロフィラメントの道

ミオシンの進行方向にはアクチンがどんどんつながって（重合），新しい道がつくられていく

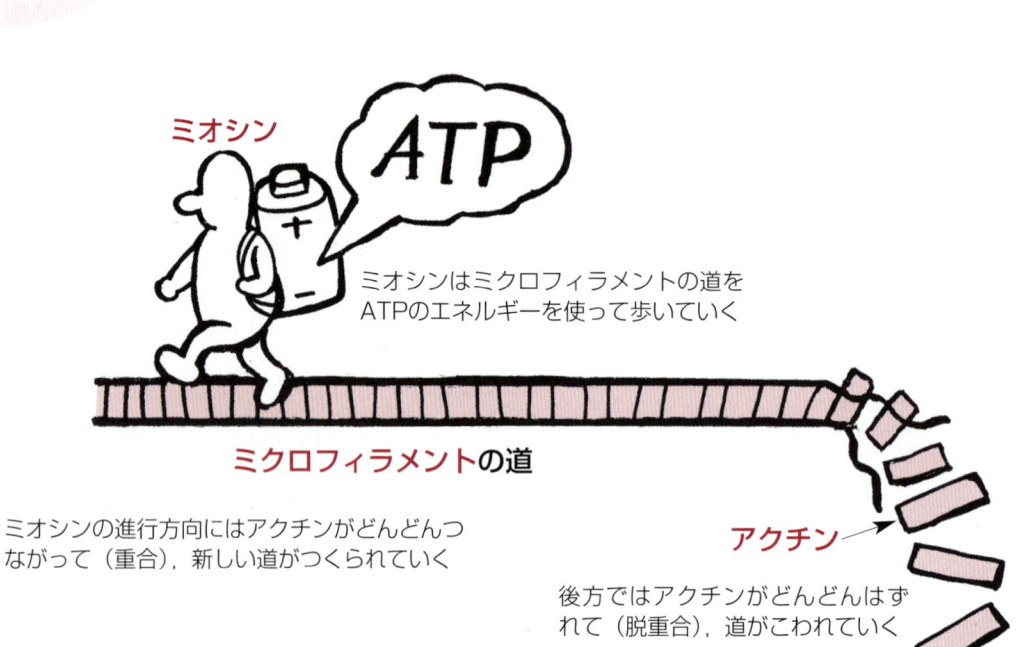

アクチン

後方ではアクチンがどんどんはずれて（脱重合），道がこわれていく

キネシンは，小胞の輸送に，ダイニンは繊毛や鞭毛の動きにかかわる

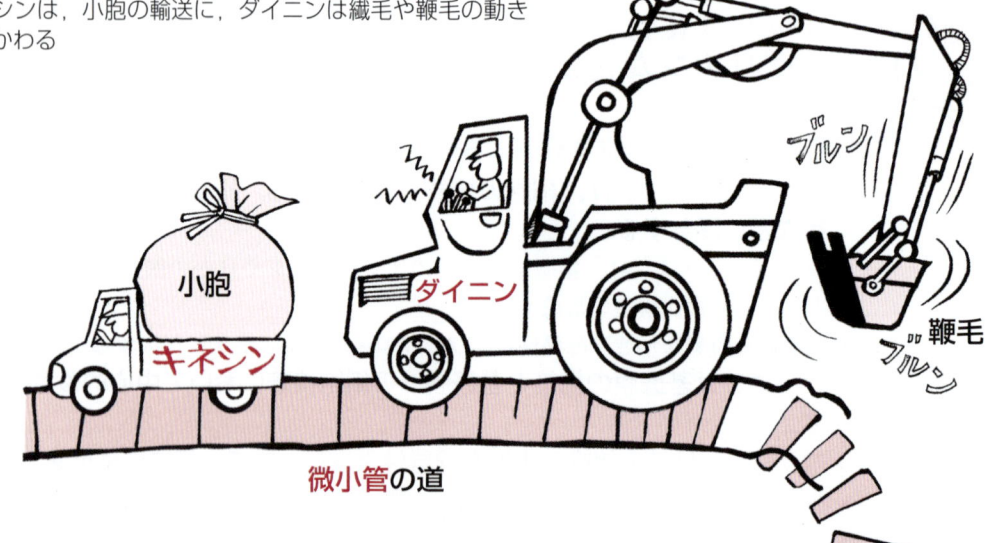

小胞
キネシン
ダイニン
ブルン
鞭毛
ブルン

微小管の道

ミクロフィラメントの場合と同じように，微少管の道も進行方向に新しい道がつくられていく一方で，後方ではチューブリンがはずれて道がこわれていく

チューブリン

細胞骨格は，線維径の細い順から，ミクロフィラメント(アクチンフィラメント；直径7-9nm)，中間径フィラメント(直径10nm)，微小管(直径24nm)に分類される．

- 中間径フィラメントは細胞構造の維持にはたらき，細胞運動にはミクロフィラメントと微小管が関与する．
  - 細胞の構造的な支柱であるとともに，細胞の運動や形態形成，細胞分裂，細胞内物質輸送などの高次の制御にかかわる．
  - 細胞変化に応じて細胞骨格も常に再構成される．

ミクロフィラメントは筋細胞では筋の収縮にかかわり，筋以外の細胞では形態維持や運動にかかわる．

- 筋収縮は，相互に組み合わさったアクチンとミオシンの両フィラメントがスライドすることによって起こる．
- ミクロ(アクチン)フィラメントは，アクチンとよばれる球状タンパク質が数珠状につながり二重らせん構造をとる線維である．
  - アクチンフィラメントの一端ではアクチンが重合してフィラメントが伸長し，他端では脱重合によりアクチンが解離するという動的平衡状態が成り立っており，この可逆的な重合が細胞運動などで重要な役割を果たす．
- ミオシンはATPのエネルギーを利用して，自身を動かすことができるモータータンパク質である．
  - ミオシンはATP分解活性をもつ酵素タンパク質で，アクチンとの結合により活性化されると，ATPの化学エネルギーを使ってアクチンフィラメント上を移動することにより，細胞運動を行う．
- ミクロフィラメントは細胞膜直下に豊富に存在し，細胞膜貫通タンパク質を介した細胞外マトリックスとの相互作用により裏打ち構造を形成する．

中間径フィラメントは最も安定な線維で，核周囲に豊富に存在する．

微小管は，繊毛や鞭毛の動き，膜小胞の輸送，細胞分裂時の紡錘糸の形成と染色体の移動などにかかわる．

- 微小管は，チューブリンとよばれるタンパク質が数珠状につながったフィラメント13本からなる中空の管状線維である．
  - アクチンフィラメントと同様，微小管もチューブリン分子の可逆的な重合が上記のさまざまな現象に重要な役割を果たしている．
  - 微小管は，核の近くに存在する中心小体から細胞周辺に伸びている．
- 微小管上を動くモータータンパク質にはキネシンとダイニンがあり，前者は小胞などの輸送に，後者は繊毛と鞭毛の動きにかかわる．

第14章 細　胞

14-9 ●吐き出しと飲み込み
エキソサイトーシスとエンドサイトーシス

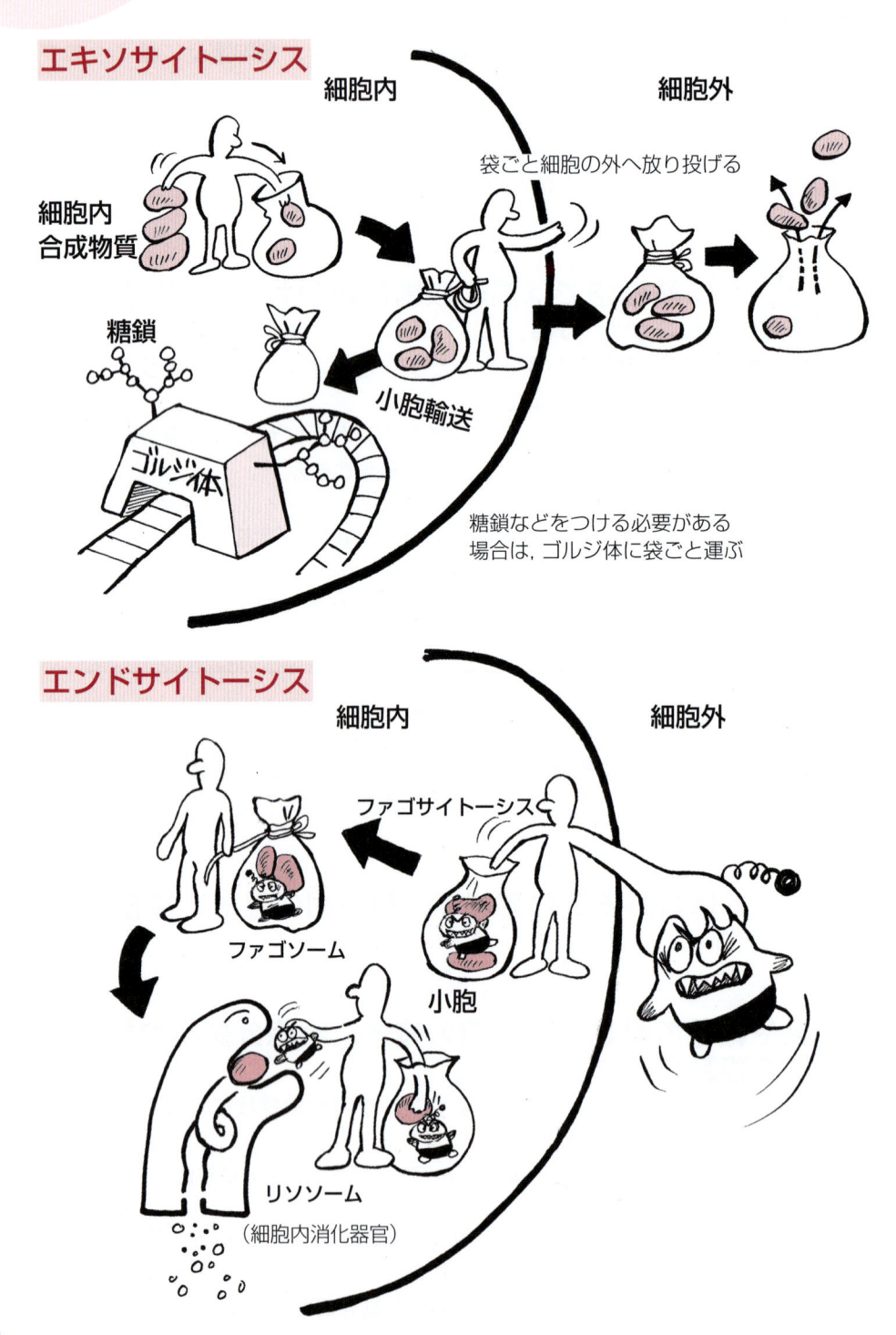

エキソサイトーシス

細胞内　　　　　　　細胞外

細胞内合成物質

袋ごと細胞の外へ放り投げる

糖鎖

ゴルジ体

小胞輸送

糖鎖などをつける必要がある場合は，ゴルジ体に袋ごと運ぶ

エンドサイトーシス

細胞内　　　　　　　細胞外

ファゴサイトーシス

ファゴソーム

小胞

リソソーム
（細胞内消化器官）

小さな膜の袋(小胞)を介した，細胞内合成物質の細胞外への運び出し機構をエキソサイトーシス，細胞外物質の細胞内への取り込み機構をエンドサイトーシスという．

- ○ 細胞内での輸送であっても，小胞体からほかの器官や細胞膜に物質を輸送する場合は，小胞を介して行われる(小胞輸送)．
  - ・小胞体は小胞体独自のタンパク質に加え，ゴルジ体，リソソーム，細胞膜に局在するタンパク質や細胞外に分泌されるタンパク質の配達センターとして機能する．
  - ・各タンパク質に内在する特異的なシグナル配列により，それぞれの輸送先が決まる．
- ○ 細胞外に分泌されるタンパク質は，ゴルジ体で搬送先が決められる．
- ○ ホルモンなどの調節性タンパク質は，分泌顆粒に濃縮・貯蔵されてから，外部刺激により細胞外へ放出される．
  - ・調節性タンパク質の分泌においては，外部刺激による低分子量GTP結合タンパク質の活性化やCa^{2+}が重要な役割を果たす．
  - ・ペプチドホルモンの多くは，ゴルジ体または分泌顆粒内でペプチドの一部が切断されることにより活性型になる．
- ○ アルブミンなどの分泌タンパク質や細胞膜タンパク質は，定常的に小胞を介して細胞膜へと搬送され，分泌タンパク質は膜融合により細胞外へ放出される．

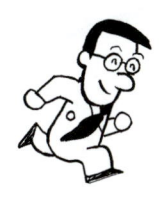

第14章　細　胞

●吐き出しと飲み込み —その2—
エキソサイトーシスとエンドサイトーシス

受容体依存性エンドサイトーシス

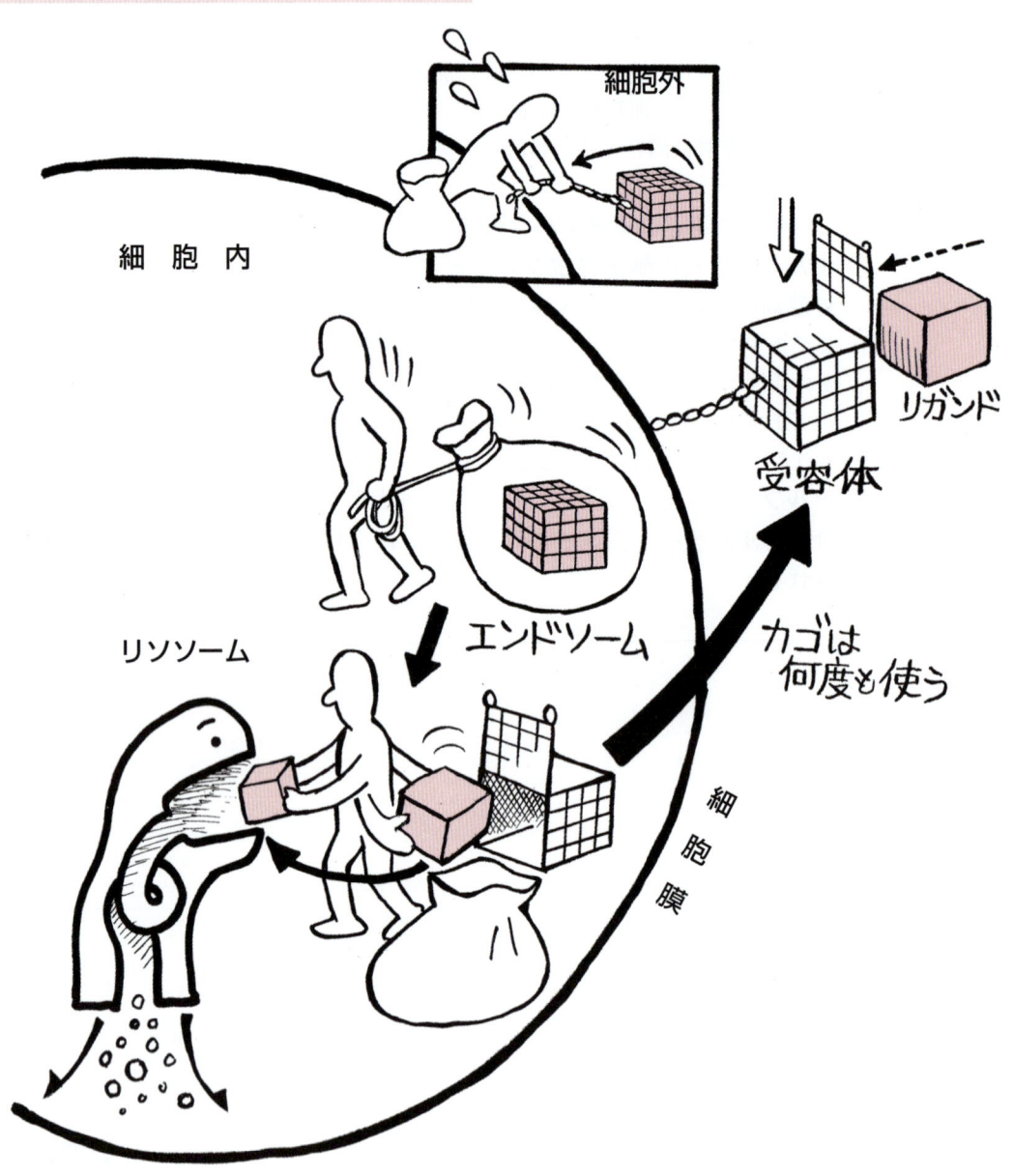

細胞外
細胞内
リソーム
エンドソーム
リガンド
受容体
カゴは何度も使う
細胞膜

○ **エンドサイトーシスには，ファゴサイトーシス（食作用）とピノサイトーシス（飲作用）がある．**
- ○ ファゴサイトーシスは，細菌や大きな粒子状の物質などを取り込む機構である．
  - マクロファージや好中球などで観察される．
  - これらの物質を取り込んだ膜構造の小胞をファゴソームといい，これが細胞内消化器官であるリソソームと融合して，取り込まれた物質はリソソームの消化酵素により分解される．
  - ファゴサイトーシスは，補体や抗体などの存在下で促進される．
- ○ ピノサイトーシスには，液相エンドサイトーシスと受容体依存性エンドサイトーシスがある．
  - 液相エンドサイトーシスでは，細胞外液とその中に含まれる物質が非選択的に取り込まれる．
  - 受容体依存性エンドサイトーシスは，細胞膜上の特異的な受容体やクラスリンとよばれるタンパク質が関与する取り込み機構である．
- ○ 受容体依存性エンドサイトーシスにより細胞内に取り込まれた物質（リガンド）の小胞をエンドソームといい，ここでリガンドと受容体は解離し，リガンドはリソソームに送られ分解され，受容体は細胞膜へ返送され再利用される．
  - LDLはこの経路で細胞内に取り込まれ，細胞にコレステロールを供給するが，この取り込み機構に遺伝的な障害をもつ家族性高コレステロール血症患者では，血中コレステロール濃度が上昇し動脈硬化を発症しやすくなる．

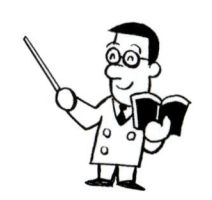

さくいん

1 型糖尿病　43

2 型糖尿病　43, 71, 167
2 価鉄　197
2-モノグリセリド　53

3 胚葉　259
3-ヒドロキシ-3-メチルグルタリル CoA　59
3-ヒドロキシ酪酸　59

4 量体タンパク質　197

5-アミノレブリン酸（ALA）合成酵素　201
5-ホスホ-D-リボシル 1-二リン酸　143

7-デヒドロコレステロール　67

61 コドン　179

α-アミラーゼ　27
α-ケトグルタル酸　31, 77, 79, 81
α-ケト酸　79
αヘリックス構造　85
α-リノレン酸　49
β-カロチン　9, 233
β酸化　19, 253
βシート構造　85
γ-アミノ酪酸　83, 205
γ-リノレン酸　49

ABO 式血液型　129
ACTH　209
ADA　145
ADA 欠損　265
ADH　209
ADP　3, 15
AIDS　171
ALT　79
AST　79
ATP　3, 13, 15, 17, 117, 251
ATP 合成酵素　15
ATP 産生　57
A キナーゼ　219

Ca　245
Ca^{2+}　99, 221, 253
Ca^{2+}/カルモジュリン依存性プロテインキナーゼ　219
CAAT ボックス　183
cAMP　139, 219
cAMP 依存性プロテインキナーゼ　219
CaM キナーゼ　219, 221
Ca ポンプ　221
CCA 配列　179
CCK　215
CdK　255
cDNA　173
cDNA ライブラリー　191
cGMP　219
cGMP 依存性プロテインキナーゼ　219
Cl　245
CO　199
CoA　11, 99, 139, 231
C キナーゼ　219
C 末端　85

DG　219
DNA　141, 149
DNA 結合ドメイン　185
DNA 合成阻害作用　143
DNA 鎖　155, 194
DNA 修復酵素　159
DNA 損傷　9
DNA-タンパク質複合体　151
DNA 断片　169
DNA の複製　155, 251
DNA バンドパターン　189
DNA 複製　159
DNA ヘリカーゼ　155
DNA ポリメラーゼ　155
DNA マイクロアレイ技術　256
D 型　75

E2F　257
EDTA　99
ES 細胞　193, 259

FAD　11, 99, 139, 229
FADH　11, 13, 15, 17, 57
FMN　99, 229
FSH　209

G0 期　255
G1 期　255
G2 期　255
GABA　83

GC ボックス　183
GH　209
GOT　79
GPI アンカー　129
GPT　79
GTP　17
G キナーゼ　219
G タンパク質　219
G タンパク質共役型受容体　217

H^+　241
H_2CO_3　241
HDL　125, 127
HDL_2　124
HDL_3　124
HGPRT　145
HIV　149
HLA　265
HMG-CoA　59
HMG-CoA 還元酵素　67
H-TGL　133
H 鎖　111

IDDM　43
IP_3　219
IP_3 受容体　221

Km　103

LDH　111
LDL　125, 127
LH　209
LPL　133
L 型　75
L-グロン酸　37

MHC　265
mRNA　141, 173, 175
mRNA 結合部位　181
M 鎖　111

N　91
NAD　11, 17, 99, 139, 229
NADH　11, 13, 15, 17, 57
NADP　99, 229
NADPH　19, 35, 55, 67
N-CAM　267
NIDDM　43
NO　9
NPN　81
N-アセチル D-ガラクトサミン　129
N-アセチルガラクトサミン　23
N-アセチルグルコサミン　23

索引

N-グリコシド型糖タンパク質　131
N 末端　85

O-グリコシド型糖タンパク質　131

P　245
P-450　99
p53　257
PCR 法　194
PIP$_2$　219
PNP　145
PRL　209
PRPP　143, 145
PTH　211

RB　257
RFLP　169
RNA　95, 141
RNA スプライシング　160, 161, 177
RNA の合成　251
RNA ポリメラーゼ　175, 177, 183
rRNA　141, 173, 175

SOD　9
stem cell　261
S 期　255

T3　211
T4　211
TATA ボックス　183
TCA サイクル　11
TNF　263
TPP　11, 99, 229
tRNA　141, 173, 175, 179
tRNA 結合部位　181
TSH　209
TTAGGG　265

U　177
UAA　179
UAG　179
UDP-キシロース　37
UDP-グルクロン酸　37
UDP-グルコース　33, 37
UGA　179

VCAM-1　267
VLDL　125
Vmax　103

X 染色体　151, 183
Y 染色体　151

ア

アイソザイム　111
アイソザイムパターン　111
アイノリナーゼ菌　229
亜鉛　245
赤いビタミン　231
悪性腫瘍　257
悪性貧血　231
悪玉コレステロール　127
アクチベーター　185
アクチン　269
アクチンフィラメント　269
アゴニスト　205
アジソン病　213
アシドーシス　59, 241
亜硝酸イオン　91
アシル CoA　57
アシル基　11, 55
アスコルビン酸　9, 37, 231
アスパラギン酸　77, 83
アスピリン　63, 105
アセチル CoA　11, 17, 19, 29, 55, 57, 59, 67, 79, 101, 117, 231
アセチル CoA カルボキシラーゼ　55
アセチル基　11, 55
アセチルコリン　105, 205
アセチルコリンエステラーゼ　105
アセトアセチル CoA　59, 79
アセトアルデヒド　7
アセト酢酸　59
アセトン　59
アセトン臭　59
アデニル酸シクラーゼ　219
アデニン　3, 137, 143
アデノシン 3 リン酸　3
アデノシンデアミナーゼ　145
アデノシンデアミナーゼ欠損　171
アドレナリン　33, 41, 57, 83, 213
アナプレロティック反応　11

アニーリング　194
アビジン　231
油　53
脂　53
アポトーシス　255, 257, 263
アポトーシス機能　263
アポトーシス制御因子　263
アポリポタンパク質　125
アミド　99
アミノアシル tRNA　181
アミノアシル tRNA 合成酵素　178, 181
アミノイソ酪酸　143
アミノ基　23, 75, 79, 81, 85
アミノ基転移反応　19, 79
アミノ酸　11, 37, 75, 79, 83, 85, 91, 117
アミノ酸結合部位　179
アミノ酸代謝異常症　82
アミノ酸配列　87, 97, 111, 119
アミノ酸誘導体ホルモン　205, 207
アミノ糖　23
アミノペプチダーゼ　89
アミロース　27
アミロペクチン　27
アラキドン酸　49, 63
アラキドン酸カスケード　63
アラニン　29, 31, 77, 143
アルカリ金属　99
アルカローシス　241
アルギニノコハク酸　81
アルギニン　77, 81, 83
アルコール発酵　7
アルツハイマー病　263
アルデヒド基　23
アルドース　23
アルドステロン　69, 243
アルブミン　57
アロステリック因子　121
アロステリック効果　197
アロステリック酵素　29, 107
アロプリノール　145
アンチコドン　141, 179
アンチセンス鎖　149, 175
アンチトロンビン III　133
アンドロゲン　69, 213
暗反応　19
アンモニア　81

イ

イオウ　245
イオン　239
イオンチャネル型受容体　217

異化　11, 117
鋳型　155
鋳型鎖　149
胃酸　89
維持メチラーゼ　185
異性化酵素　101
イソロイシン　59, 77, 79
一次構造　85
一次胆汁酸　71
一重項酸素　9
一酸化炭素　199
一酸化炭素中毒　15
逸脱酵素　111
一般的組換え　163
一本鎖DNA　173
遺伝　153
遺伝暗号　141
遺伝子　149
遺伝子異常　167
遺伝子診断　169
遺伝子操作　163, 173, 189, 193
遺伝子ターゲッティング法　193
遺伝子治療　171
遺伝子の再構成　161
遺伝子ノックアウト　193
遺伝子発現の調節　183
遺伝子ファミリー　161
遺伝情報　141, 149, 173
遺伝性疾患　159, 165
遺伝性早老　265
遺伝プログラム説　265
イノシトール　61
イノシトール三リン酸　219
イノシン　145
インスリン　33, 41, 43, 211
インスリン依存性　43
インスリン抵抗性　167
インスリン非依存性　43
インスリン様成長因子　209
インターフェロン　131, 217
インターロイキン　217
インテグリン　267
イントロン　161, 177

ウ

ウイルス　149
ウイルス感染　263
ウイルス性癌遺伝子　257
ウエスタンブロッティング　191
ウエルナー症候群　265
ウエルニッケ脳症　229
動く遺伝子　163
裏打ち構造　269
ウラシル　137, 177

ウロビリノーゲン　199
ウロビリン　199

エ

エイコサトリエン酸　63
エイコサペンタエン酸　63
エイズウイルス　163
栄養所要量　91
栄養性アミノ酸　77
栄養素　115
液相エンドサイトーシス　273
エキソサイトーシス　271
エキソペプチダーゼ群　89
エキソン　161, 177
エクソン　161
壊死　263
エステル型コレステロール　67, 125
エステル結合　53, 61
エストロゲン　69, 209, 215
エタノール　7, 29
エタノールアミン　61
エネルギー運搬分子　5
エネルギー源　11
エネルギー産生器官　251
エネルギー産生効率　53
エネルギー転移　3
エピネフリン　83
エラーカタストロフィー説　265
エリスロポエチン　217
塩基　137
塩基性　75
塩基配列　141, 155, 157, 183
エンケファリン　205
炎症担当細胞　217
塩素　245
エンドサイトーシス　253, 271, 273
エンドソーム　273
エンドヌクレアーゼ　143
エンドペプチダーゼ群　89
エンハンサー　183

オ

黄体形成ホルモン　209
黄体ホルモン　69, 215
黄疸　201
横紋筋細胞　253
オートクライン　205
オープンリーディングフレーム　157
岡崎フラグメント　155
オキサロ酢酸　11, 29, 31, 55, 59, 77, 79

オキシトシン　209
オキシヘモグロビン　197
オリゴ糖　23, 25, 131
オリゴペプチド　85
オルガネラ　19, 187
オルニチン　81
オレイン酸　49

カ

壊血病　231
開始コドン　179
解糖　41
解糖系　7, 17, 29
解糖反応　7
外胚葉　257, 259
外部シグナル　119
外分泌　205
下位ホルモン　207
界面活性作用　71
外来性遺伝子　191
解離　105, 141
化学エネルギー　3
化学修飾　121
化学浸透圧説　15
化学反応　3, 95, 101, 107, 115
化学物質　205
化学平衡　3
可逆阻害剤　105
核　251
核黄疸　201, 235
核孔　251
核酸　137
核酸合成　143
拡散促進　89
拡張期血圧　242
核内受容体　223
核内転写因子　257
核膜　251
角膜乾燥症　233
過酸化脂質　51
過酸化水素　9, 99
過剰摂取　243
下垂体後葉　209
下垂体前葉　209
加水分解　117
加水分解酵素　101
加水分解反応　3, 89
カスケード機構　109
ガストリン　215
カスパーゼ　263
カタラーゼ　9, 99, 197
割球　259
脚気　229
滑車　14

褐色細胞腫　213
褐色脂肪組織　71
活性化　255
活性化エネルギー　3, 95
活性化剤　121
活性型酵素　187
活性型ビタミンD_3　67, 223
活性酸素　9, 51, 235
活性状態　219
活性中心　97, 107, 121
活性調節機構　107
滑面小胞体　253
カテコールアミン　205, 207, 213, 231
カテプシン　89
果糖　25
カドヘリン分子　267
ガラクトース　25, 29, 65, 129
カリウムイオン　243
カルシウム　233, 245
カルシウムイオン　99
カルシウム結合性タンパク質　221
カルシトニン　211, 245
カルパイン　121
カルバモイルリン酸　81, 143
カルボキシペプチダーゼ　89
カルボシル基　49, 53, 57, 75, 83, 85
カルモジュリン　221
癌　257
癌遺伝子　257
癌化機構　257
環境因子　167
環境ホルモン　206
ガングリオシド　65, 129
還元　5
癌原遺伝子　257
還元エネルギー　35
還元型補酵素　11, 15, 17, 35, 57
還元剤　5, 35
還元電位　5, 15
還元当量　11, 13
肝細胞　261
幹細胞　261
癌細胞　257
肝細胞性黄疸　201
間質液　239
環状 AMP　219
環状 DNA　141
肝障害　81
環状化合物　101
環状構造　23

緩衝作用　241
管状線維　269
肝性トリグリセリドリパーゼ　133
癌転移　257
官能基　101
癌抑制遺伝子　255, 257
含硫アミノ酸　245

キ
飢餓　19, 45, 59
気化熱　239
器官原基　259
気管支収縮作用　63
気管支喘息発作　63
キサンチン　143
基質　87, 97
基質特異性　95
基質濃度　103
基質分子　101
基準値　41
キシルロース-5-リン酸　37
拮抗型阻害剤　105
キナーゼ　221
キネシン　269
機能性アミノ酸　77
機能性タンパク質　85
基本転写因子　183
キモトリプシン　89
逆転写　173
逆転写酵素　163
キャリア　167
吸エルゴン反応　15, 115, 117
吸収　245
球状タンパク質　85
急性間欠性ポルフィリン症　201
急性ポルフィリン症　201
共役　15, 115
境界型糖尿病　43
凝固因子　171
共有結合　267
共輸送体　89
供与体　39
局所ホルモン　63
巨赤芽球性貧血　231
キレート剤　99
キロミクロン　53, 125
緊急型エネルギー源　19
筋ジストロフィー　83
筋収縮　29, 269
金属イオン　99
金属活性化酵素　99
金属酵素　99

ク
グアニル酸シクラーゼ型　217
グアニン　137, 143
空腹時血糖　43
クエン酸　11, 55
クエン酸回路　11, 17, 18, 29, 31, 117
クッション作用　133
クッシング症候群　213
組換え DNA 実験　189
クリグラー-ナジャー症候群　201
グリコーゲン　27, 33
グリコーゲン合成　41
グリコーゲン合成酵素　33
グリコーゲンシンターゼ　33
グリコーゲン分解　33, 41
グリココール酸　71, 83
グリコサミノグリカン　27, 133, 267
グリコシダーゼ　39
グリコシド結合　25
グリコシド性水酸基　23, 25
グリコシルトランスフェラーゼ　39
グリシン　37, 71, 77, 83, 197
グリシン抱合　71
グリセルアルデヒド-3-リン酸　29, 35
グリセロール　31, 53, 57, 61
グリセロール骨格　63
グリセロールリン酸シャトル　17
グリセロ糖脂質　129
グリセロリン脂質　57, 61, 63
グルカゴン　33, 41, 57, 211
グルクロン酸　37
グルクロン酸経路　37
グルクロン酸抱合　37, 199
グルクロン酸抱合酵素異常　201
グルコース　17, 23, 25, 27, 29, 31, 33, 35, 37, 41, 65, 117, 137
グルコース-6-リン酸　29, 33
グルコキナーゼ　29
グルココルチコイド　213
グルタチオン　9, 37
グルタチオンペルオキシダーゼ　9
グルタミン　37, 77
グルタミン酸　31, 77, 79, 81, 83
くる病　233
クレアチン　83

クレアチン尿症　83
クレチン病　211
クレブス回路　11
クローニング　193
クローン　193
クローン技術　149
クローン動物　193
クローン人間　259
クローン胚　259
クロストーク　221
グロビン　197
クロマチン　151, 251
クロマチン構造　183

ケ

形態形成　261
系統発生　259
けいれん　229
血液 pH　241
血液型　129
血液型抗原物質　129, 245
血液凝固因子　235
血液凝固系酵素　99
血液検査　111
血管拡張作用　63
血管内皮細胞　261, 267
血管内皮細胞弛緩因子　9
血管内溶血　199
結合酵素　101
結合部位　96
血漿　239
血小板由来増殖因子　217
血清カルシウム濃度　211
血清タンパク質　91
血中濃度　111
血中ビリルビン　201
血糖　41
血糖維持　31
血糖下降　41
血糖上昇作用　41
血糖値　41
血糖調節　33
血糖低下作用　41
血友病　167
血友病患者　171
ケトアシドーシス　59
ケトーシス　59
ケトース　23
解毒酵素　37
ケト原性アミノ酸　59, 79
ケトン基　23
ケトン体　59, 241
ケノデオキシコール酸　71
ゲノム　149

ゲノム解析　189
ゲノムライブラリー　191
ケラタン硫酸　133
ケラチン　85
原核細胞　151, 251
嫌気性代謝　7
嫌気的条件　7, 29
原始真核細胞　251
減数分裂　153
検体　169
原腸　259

コ

コアタンパク質　267
コアプロテイン　133
高アンモニア血症　81
高インスリン血症　211
高エネルギー化合物　3
高エネルギーリン酸結合　3, 19
光化学反応　19
口角炎　229
高カルシウム血症　211, 233
抗癌作用　263
好気性代謝　7
好気的条件　7, 29
抗凝固作用　133
高血圧　45, 242, 243
高血糖　43
抗原　87
抗原性物質　129
抗原特異性　157
光合成　19, 22, 115
高コレステロール血症　67, 127
抗酸化機構　9, 51
抗酸化作用　235
抗酸化システム　51
高脂血症　25, 45, 127
高次構造　87
鉱質コルチコイド　69, 213
恒常性　119
恒常性維持　239
甲状腺　211
甲状腺機能亢進症　211
甲状腺機能低下症　211
甲状腺刺激ホルモン　209
甲状腺刺激ホルモン放出ホルモン　209
甲状腺ホルモン　207, 211, 223
合成　121
合成材料　83
抗生物質　181
酵素　3, 87, 95
構造遺伝子　149
構造多糖　27

構造タンパク質　85, 87
酵素活性　119, 121, 169
酵素・基質複合体　97
酵素共役型受容体　217
酵素群　251
酵素診断　111
酵素阻害剤　105
酵素タンパク質　69, 97, 107, 171
酵素タンパク質の発現量　119
酵素の反応速度　103
酵素の立体構造　97
酵素反応　29, 251
酵素複合体　101
酵素リポタンパク質リパーゼ　133
酵素量　107
抗体　163
高 TG（中性脂肪）血症　45
後天性ポルフィリン症　201
後天性免疫不全症候群　171
高トリグリセリド血症　127
口内炎　229
高尿酸血症　145
高ビリルビン血症　201, 235
抗不妊作用　235
高分子化合物　117
コエンザイム A　11, 99, 231
ゴーシェ病　65
コール酸　71
呼吸鎖　13
呼吸性アシドーシス　241
呼吸性アルカローシス　241
個体発生　259
五炭糖　3, 35, 137, 232
骨格筋　71
骨形成　233
骨新生　244
骨髄移植　259
骨髄幹細胞　259
骨粗鬆症　244
骨軟化症　233
コドン　141, 149, 179
コバルト　245
コラーゲン　85, 131, 133, 231, 267
コリ回路　31
コリン　61
ゴルジ体　39, 131, 251, 253, 271
コルチゾール　41, 69
コレシストキニン　215
コレステロール　35, 53, 61, 67, 69, 71, 125, 127, 207

コレステロールの逆転送系　125
コレラ毒素　219
コロニーハイブリダイゼーション法　191
混合型阻害剤　105
根治療法　171
コンドロイチン硫酸　133, 245
根粒菌　91

サ
サイクリン　255
サイクリン依存性プロテインキナーゼ　255
最終生成物　107
最終代謝産物　125
細小血管合併症　45
再生　86
再生医療　193, 259
最大反応速度　103
サイトカイン　217, 263
細胞　266
細胞外液　239, 243
細胞外マトリックス　27, 133, 205
細胞間接着　267
細胞骨格　269
細胞死　263
細胞質　55, 121
細胞質内受容体　223
細胞周期　255
細胞情報物質　107
細胞性癌遺伝子　257
細胞性免疫不全　145
細胞接着分子　267
細胞増殖　255, 263
細胞増殖因子　217, 249
細胞増殖制御機構　257
細胞内液　239, 243
細胞内 Ca^{2+} 濃度　221
細胞内器官　251
細胞内消化器官　253
細胞内情報伝達機構　119
細胞内情報伝達系　257
細胞内膜系　251
細胞分裂　259, 265
細胞分裂期　151
細胞膜　69, 249
細胞膜受容体　217
細胞膜成分　129
細胞膜タンパク質　271
細網内皮系細胞　199
再利用経路　143
サイレント置換　157
サザンブロッティング　191

鎖長　49
殺菌作用　9
サブスタンスP　205
サブユニット　97, 217
サラセミア　197
サリン　105
酸・塩基平衡　239, 241
酸化　5
サンガー法　189
酸化型補酵素　13
酸化還元酵素　101
酸化還元電位　5
酸化還元反応　5, 101, 229
酸化剤　5
酸化傷害　9
酸化的経路　37
酸化的脱アミノ反応　81
酸化的脱炭酸　29
酸化的リン酸化　7, 13, 15
酸化的リン酸回路　19
酸化電位　5
三〜七炭糖　35
三次構造　85
酸性　49, 75
酸性加水分解酵素　253
酸性ムコ多糖　27, 133
酸素　7
酸素分子　7, 51
酸素ラジカル　515
三大栄養素　19
サンドホフ病　65

シ
次亜塩素酸　9
ジアシルグリセロール　219
シアノコバラミン　231
シアル酸　23, 65
紫外線照射　233
色素性乾皮症　159
軸形成　261
軸索突起　205
シグナル分子　217
シグナルペプチド　119, 187
ジグリセリド　53, 61, 129
シクロオキシゲナーゼ　63
自己反応性T細胞　265
自己免疫疾患　263
四次構造　85
脂質　11, 19, 61, 117, 125, 253
脂質過酸化　9, 63
脂質二重層　249
脂質分解酵素リパーゼ　71
視床下部ホルモン　209

システイン　77
自然死　263
自然選択　159
失活　95
ジデオキシヌクレオチド法　189
シトクロム　99
シトクロム P-450　37, 197
シトクロムオキシダーゼ　15
シトシン　137, 185
シトルリン　81
シナプス分泌型　205
ジヒドロキシアセトンリン酸　29
ジペプチダーゼ　89
ジペプチド　85, 89
脂肪酸　11, 31, 35, 49, 53, 55, 57, 63, 65, 117
脂肪酸合成　229
脂肪酸合成酵素　55
脂肪酸の β-酸化　57
脂肪酸分解　45
脂肪組織　71
自由エネルギー　13, 115
周期性タンパク質　255
終止コドン　179
収縮期血圧　242
収縮タンパク質　87
重症筋ジストロフィー　167
重症複合型免疫不全症　145
従属栄養　115
重炭酸塩　243
修復　163
縮合　11, 85
宿主ゲノム　163
宿主細胞　173
受精卵　259
出血傾向　235
出生前診断　169
受動輸送　249
種の絶滅　159
腫瘍壊死因子　263
主要組織適合抗原　265
受容体　131, 205, 207, 273
受容体依存性エンドサイトーシス　273
受容体タンパク質　87
潤滑剤　133
上位ホルモン　207
消化管ホルモン　215
消化吸収率　91
消化酵素　143
硝酸イオン　91
脂溶性ビタミン　227
常染色体　151, 251
小腸粘膜上皮　25

小腸粘膜上皮細胞　89, 125
小児糖尿病　43
上皮細胞　169
小胞　271
小胞体　131, 221, 251, 253, 271
情報伝達系　119
情報伝達物質　205
情報伝達分子　139
小胞輸送　271
初期発生　259
食事性タンパク質　91
触媒機能　97, 99
触媒作用　95
触媒能力　103
触媒反応　99
触媒部位　97, 121
食物繊維　27
女性二次性徴　214
ショ糖　25
ジルベール症候群　201
脂漏性皮膚炎　229
進化　159
真核細胞　151, 161, 251
腎奇形　165
心筋　261
心筋梗塞　45, 127, 263
ジンクフィンガー　185
神経細胞　205, 261
神経細胞間接着分子　267
神経軸索　209
神経障害　231
神経伝達物質　79, 83, 209
神経ペプチドホルモン　71
親水性　53, 205, 207
親水性情報伝達物質　249
親水性部分　61, 125
新生経路　143
新生児黄疸　201
新生児ビタミンK欠乏性出血症　235
真性糖尿　43
腎性糖尿　43
心臓奇形　165
親和性　103

ス

膵液　53
水酸化反応　231
水酸基　23, 25, 53
水素イオン　75
水素イオン濃度　241
水素結合　141
水素原子　5, 11, 51, 75

水分出納　239
水分調節　239
水分平衡　243
水溶性　227
膵ランゲルハンス島A細胞　41
膵ランゲルハンス島B細胞　41, 43
スーパーオキシド　9
スーパーオキシドジスムターゼ　9
スカベンジャーレセプター　127
スクシニルCoA　83, 197
スクラーゼ　25
スクロース　25
ステアリン酸　49
ステルコビリン　199
ステロイド剤　213
ステロイドホルモン　35, 67, 69, 183, 207, 213, 223, 249
スフィンゴ脂質　61, 65, 83
スフィンゴ脂質蓄積症　65
スフィンゴシン　65
スフィンゴ糖脂質　65, 129
スフィンゴ糖脂質蓄積症　65
スフィンゴミエリン　65
スフィンゴリン脂質　65
スプライシング　177
スレオニン　77, 107

セ

制限酵素　163, 169, 189
制限酵素断片長多型性　169
生合成　11
生合成経路　31, 63
青酸イオン　15
青酸カリ自殺　15
成熟mRNA　177, 179
成熟血液細胞　261
成人T細胞白血病ウイルス　163
性腺刺激ホルモン放出ホルモン　209
性染色体　151, 153, 251
精巣　215
生体高分子　117
生体水分量　239
生体分子　83, 139
生体膜　61, 67
生体膜成分　65
清澄因子　133
成長ホルモン　41, 209
成長ホルモン放出ホルモン　209
正のフィードバック　207
生物学的封じ込め　189
生物進化　259

性ホルモン　69
生命維持　115
生命現象　87, 239
生理活性　83
生理活性脂質　63
生理活性物質　75, 79, 85
セカンドメッセンジャー　63, 121, 217, 219, 245
セクレチン　215
石灰化　233
赤血球　9, 199
接着分子群　267
セラミド　65, 129
セリン　61, 77, 83, 107
セリン/スレオニンキナーゼ型　217
セルロース　27
セレクチン　267
セレブロシド　65, 129
セレン　245
セロトニン　83, 205
全DNA　191
線維芽細胞　169, 267
線維芽細胞増殖因子　217
遷移金属　99
遷移状態　95
線維性タンパク質　85, 131, 267
前癌細胞　257
前駆体　9, 227
前駆体酵素　109, 120
染色体　149, 151, 163, 251
染色体異常　165, 169
染色体構造　151
染色体数　165
センス鎖　149
全組織タンパク質　91
善玉コレステロール　127
先天性脂質代謝異常症　65
先天性代謝異常　159, 169
先天性ポルフィリン症　201
セントラルドグマ　173
繊毛　269

ソ

造血因子　217
桑実胚　259
増殖因子　257
増殖因子受容体　257
草食動物　27
総鉄結合能　245
総鉄量　245
相転移　61
相同組換え　153, 161, 163
相同染色体　151, 163

相補鎖 DNA 173
相補的塩基対 141, 189
阻害剤 121
側鎖 75
即時型エネルギー源 19
促進拡散 25, 248
疎水性 49, 53, 125, 205
疎水性情報伝達物質 223, 249
疎水性部分 61
疎水性領域 131
組成バランス 91
ソマトスタチン 209
ソマトメジン 209
粗面小胞体 253

タ

ターナー症候群 165
ターミネーター部位 177
ターンオーバー 263
体液 241
体液浸透圧 239
体液分布 239
大血管合併症 45
体構成成分 19
代謝 115, 119
代謝回転 91, 115
代謝経路 19, 29
代謝水 239
代謝性アシドーシス 59, 241
代謝性アルカローシス 241
代謝制御 119
代謝中間体 31, 107, 117
代謝調節 111
代謝調節機構 119
対症療法 171
体性幹細胞 259
大赤血球性 231
体節単位 261
体タンパク質 89, 91
体タンパク質バランス 91
多遺伝子病 167, 171
耐糖能異常 45
大動脈奇形 165
体内出血 199
ダイニン 269
胎盤絨毛 169
第 IV 因子 245
対立遺伝子 151, 167
タウリン 37, 71, 83
タウリン抱合 71
タウロコール酸 71, 83
ダウン症候群 165
多価不飽和脂肪酸 49, 51
多機能酵素 101

多細胞生物 259
多段階発癌 257
脱共役剤 15
脱共役タンパク質 71
脱水 239
脱水縮合反応 25
脱水症状 59
脱水素酵素 99
脱水反応 85
脱炭酸生成物 37
脱炭酸反応 7, 11, 17, 55, 83
脱離・付加酵素 101
脱リン酸化 33, 107
脱リン酸化酵素 121
多糖類 23
多能性幹細胞 261
多量元素 243
単一遺伝子異常 165
単一遺伝病 169
炭化水素鎖 11, 49, 55
短鎖 49
炭酸イオン 55
胆汁酸 53, 67, 71, 83
胆汁色素 199
短寿命タンパク質 89
単純拡散 248
炭水化物 23
男性二次性徴 214
男性ホルモン 69
炭素原子 11, 49
六炭糖 23, 35, 137
単糖 23, 131
胆道閉塞 201
単糖類 23
タンパクキナーゼ 217
タンパク質 11, 19, 61, 75, 85, 87, 95, 117
タンパク質栄養所要量 91
タンパク質合成 79, 181
タンパク質合成装置 175
タンパク質酸化 9
タンパク質消化酵素 89
タンパク質の一次構造 173
タンパク質の立体構造 173
タンパク質複合体 183
タンパク質分解 89
タンパク質分解酵素 109, 187

チ

チアミン 11, 229
チアミン二リン酸 99, 229
致死的毒物 15
窒素ガス 91
窒素原子 91

窒素平衡 91
知能障害 165
チミン 137
チャネル 205
中間径フィラメント 269
中鎖 49
中枢神経機能障害 165
中性脂肪 31, 49, 53, 55, 57, 125, 127
中胚葉 257, 259
チューブリン 269
腸肝循環 71, 199
長鎖 49
長寿命タンパク質 89
調節 119
調節遺伝子 149
調節エレメント 149, 183, 185
調節タンパク質 87, 271
調節部位 107
調節領域 159
腸内細菌 25, 71, 199, 227, 229, 231, 235
直鎖 27
貯蔵型エネルギー源 19, 53
貯蔵タンパク質 87
チロキシン 205, 211
チロシン 59, 77, 79, 82, 83, 107, 167, 213
チロシンキナーゼ型 217

ツ

対電子 51
痛風 145

テ

低カルシウム血症 211
低血糖 211
テイ-サックス病 65
定常状態 115
低身長 165
低分子ペプチド 85
低分子量 GTP 結合タンパク質 271
テーラーメード医療 169
デオキシコール酸 71
デオキシヌクレオチド 3-リン酸 155
デオキシヘモグロビン 197
デオキシリボース 35, 137, 142
デオキシリボヌクレオチド 3-リン酸 177
テストステロン 209, 215
鉄 197, 199
鉄欠乏性貧血 244

テトラヒドロ葉酸　143
デヒドロゲナーゼ　99
テロメア　265
転位　161, 163
電位　4
転移酵素　101
転位性遺伝因子　163
転移反応　229
電解質　239
電気エネルギー　5
電気化学的ポテンシャル　15
電子　5, 11
電子供与体　19
電子伝達系　7, 9, 11, 13, 17, 57, 117, 229
転写　121, 173, 175, 177
転写因子　69, 183, 223, 255
転写開始の制御　183
転写活性　183
転写調節因子　183, 185
転写調節部位　223
でんぷん　27
点変異　157

ト

銅　245
糖　137
同化　11, 117
糖原性アミノ酸　31, 79
糖鎖　129, 131
糖鎖構造　129
糖鎖修飾　253
糖鎖の合成　39
糖鎖の付加　187
糖鎖の分解　39
糖脂質　27, 61, 129
糖質　11, 19, 23, 31, 117
糖質コルチコイド　69, 213
糖新生　29, 31, 41, 79
糖タンパク質　27, 61, 131, 133, 231
動的平衡　91, 115
糖転移酵素　39
糖尿病　25, 43, 45, 59, 211, 241
糖尿病性ケトアシドーシス　45, 59
糖尿病の合併症　45
糖ヌクレオチド　39
糖の相互変換　39
糖負荷試験　43
動脈硬化　45, 127
ドーパミン　83, 209
特異的触媒　115

独立栄養　115
トコフェロール　235
トランスアミナーゼ　79
トランスファー RNA　141, 173
トランスフェクション　193
トランスフェリン　245
トランスポゾン　163
トリグリセリド　31, 49, 53
取り込み機構　271
トリプシン　89
トリプトファン　59, 77, 79, 83, 229
トリプレット　157
トリペプチド　85, 89
トリヨードチロニン　211, 223
トロンボキサン　63
トロンボキサン A$_2$　63

ナ

ナイアシン　11, 83, 229
内因子　231
内臓脂肪型　71
内胚葉　257, 259
内分泌　205
内分泌攪乱物質　206
内分泌型情報伝達物質　207
内分泌系細胞　205
内膜　251
ナトリウムイオン　243
ナンセンス置換　157

ニ

ニーマン-ピック病　65
肉腫　257
ニコチンアミドアデニンジヌクレオチド　229
ニコチン酸　99, 227, 229
二酸化炭素　11, 81
二次構造　85
二次胆汁酸　71
二次的能動輸送　89
二重結合　49, 101
二重の膜　251
二重らせん　141, 269
日光皮膚炎　201
二糖類　25
ニトロゲナーゼ　91
二倍体　151, 153
二本鎖 DNA　149, 155, 163, 173
乳化作用　53
乳酸　17, 29, 31
乳酸菌　7
乳酸脱水素酵素　111

乳酸発酵　7
乳糖　25
乳房発育不全　165
ニューロテンシン　205
尿酸　9
尿素　81
尿素回路　81
尿中窒素化合物　91

ヌ

ヌクレアーゼ　143
ヌクレオシド　139, 143
ヌクレオソーム　151
ヌクレオチド　137, 139, 159
ヌクレオチド一リン酸　139
ヌクレオチド合成経路　143
ヌクレオチド鎖　155, 177
ヌクレオチド三リン酸　138
ヌクレオチド代謝酵素　145

ネ

ネクローシス　263
熱産生障害　71
熱ショックタンパク質　173
粘液物質　131

ノ

脳梗塞　127
脳脊髄液　239
能動輸送　25, 61, 249
囊胚　259
ノーザンブロッティング　191
ノックアウト　193
ノルアドレナリン　83, 213
ノルエピネフリン　83

ハ

パーキンソン病　263
バー小体　183
配偶子　153
胚性幹細胞　259
ハイブリダイズ　194
ハイブリダイゼーション　189, 191
ハウスキーピング遺伝子　185
麦芽糖　25
白色脂肪組織　71
破骨細胞　244
運び出し機構　271
バセドウ病　211
バゾプレッシン　209
発エルゴン反応　115, 117
発癌　257
白血球　9

白血球抗原　265
発現ベクター　193
発生　259
パラクライン　205
パラトルモン　211
バリン　77
パルミチン酸　49, 57, 65
半減期　91
伴性遺伝　167
ハンチントン病　167
パントテン酸　11, 99, 227, 231
反応効率　95
反応速度　103
反応特異性　95
半保存的複製　155

ヒ

ビオチン　227
皮下脂肪型　71
非還元末端　39
非拮抗型阻害剤　105
微小管　269
ヒスタミン　83, 205
ヒスチジン　77
ヒストン　151, 251
非対称性　249
ビタミン　75, 227
ビタミンA　233
ビタミンB_1　11, 99, 229
ビタミンB_2　99, 229
ビタミンB_6　79, 229
ビタミンB_6誘導体　99
ビタミンB_{12}　231, 245
ビタミンB群　11, 227
ビタミンB群誘導体　99
ビタミンC　9, 37, 231
ビタミンD　67, 233, 245
ビタミンD_3　67, 223
ビタミンE　9, 235
ビタミンK　235
非タンパク質性窒素化合物　81
必須アミノ酸　77, 229
必須脂肪酸　49
必須微量元素　243
ヒトDNA　149
ヒトゲノムの全塩基配列　189
ヒト体細胞　151
ヒドロキシラジカル　9
ピノサイトーシス　273
非必須アミノ酸　77
皮膚炎　229
皮膚表皮細胞　261
皮膚ポルフィリン症　201
非ヘム鉄　244

非抱合型　199
非抱合型ビリルビン　199, 201
ヒポキサンチン　143
ヒポキサンチン-グアニンホスホリボシルトランスフェラーゼ　145
肥満　53, 71
肥満遺伝子　71
百日咳毒素　219
病因遺伝子　169
病原菌　169
標識プローブ　191
標的遺伝子　223
標的酵素　63, 121
標的細胞　205
ピリジンヌクレオチド　99
ピリドキサールリン酸　79, 99
ピリドキシン　229
ビリベルジン　199
ピリミジン塩基　83, 137, 143
微量元素　243
ビリルビン　9, 199
ピルビン酸　7, 11, 17, 29, 31, 59, 77, 79, 101, 117
ピルビン酸デヒドロゲナーゼ　99, 101
ピルビン酸デヒドロゲナーゼ複合体酵素　29
ピロリン酸　99

フ

ファーストメッセンジャー　205
ファーバー病　65
ファゴサイトーシス　273
ファゴソーム　273
ファブリー病　65
フィードバック機構　209
フィードバック阻害　67
フィードバック調節　107, 207
部位特異的組換え　161, 163
フィブロネクチン　267
フェニルアラニン　59, 77, 79, 82, 167, 171
フェニルアラニン制限食療法　167
フェニルケトン尿症　82, 167, 171
フェニルピルビン酸　82
フェリチン　245
フォールデイング　173
不可逆阻害剤　105
不活性ガス　91
不活性型　185
不感蒸泄　239

不拮抗型阻害剤　105
復元　141
副甲状腺　211
副甲状腺ホルモン　211, 245
複合体　15, 207, 223
複合体酵素　13, 101
副腎性アンドロゲン　213
副腎皮質刺激ホルモン　209
副腎皮質刺激ホルモン放出ホルモン　209
副腎皮質ホルモン　57, 69, 231
複製開始点　155
複製フォーク　155
腹部（内蔵型）肥満　53
浮腫　243
不対電子　9, 51
物質輸送　61, 251
物理的封じ込め　189
ぶどう糖　25
舞踏病　167
負のフィードバック　207
普遍的組換え　163
不飽和脂肪酸　49
不飽和鉄結合能　245
不飽和度　49
プライマーRNA　155
プラスミド　163
フラビンアデニンジヌクレオチド　229
フラビンヌクレオチド　99
フリーラジカル　127, 235
フリッパーゼ　61
フリップ-フロップ　61
プリン　83
プリン型塩基　137
プリンヌクレオシドホスホリラーゼ　145
フルクトース　25, 29
フルクトース-6-リン酸　35
フレームシフト変異　157
プロゲステロン　69, 209, 215
プロスタグランジン　63, 105
プロスタグランジンF_2　63
プロスタグランジンI_2　63
プロスタサイクリン　63
プロット　103
プロテアーゼ　121
プロテアソーム　89
プロテインキナーゼ　121, 217, 219, 221
プロテインキナーゼC　219
プロテインホスファターゼ　33
プロテオグリカン　27, 133, 267
プロトロンビンの合成　235

プロトン　15
プロトン排出量　15
プロビタミン　227
プロビタミンA　233
プロビタミンD₂　233
プロビタミンD₃　67, 233
プロモーター　149, 157, 175, 183
プロラクチン　209
プロラクチン放出ホルモン　209
プロリン　77
分化　177, 255, 261
分解　11, 121
分子シャペロン　173
分子進化時計　157
分子病　167
分子標的治療　256
分節形成　261
分泌顆粒　271
分泌タンパク質　131, 187, 271
分泌調節　207
分娩促進剤　209
分裂間期　255
分裂期　255

ヘ

閉塞性黄疸　201
ヘキソース　23
ヘキソキナーゼ　29
ベクター　191
ヘテロオリゴ糖　25, 27
ヘテロ三量体　219
ヘテロ多糖　27
ペニシリン　105
ヘパラン硫酸　133
ヘパラン硫酸プロテオグリカン　133
ヘパリン　133
ペプシノーゲン　109
ペプシン　89, 103, 109
ペプチジルtRNA　181
ペプチド結合　85, 89
ペプチド鎖　109
ペプチド切断　107
ペプチドホルモン　205, 207, 249
ヘム　197, 199
ヘムタンパク質　83, 99, 197
ヘム鉄　244
ヘモグロビン　9, 197, 199, 245
ヘモグロビンA_{1c}　45
ヘモグロビン合成　197
ヘモグロビンタンパク質　45
ペラグラ　229

ヘリックス-ターン-ヘリックス　185
ペルオキシソーム　251, 253
ペルオキシナイトライト　9
ペルオキシラジカル　51
変異　159
変異原物質　157
変性　87, 141
ペントース　23
ペントースリン酸回路　35, 37, 55, 137
便秘　233
鞭毛　269

ホ

補因子　99
防御タンパク質　87
抱合　37, 83
抱合型ビリルビン　199, 201
抱合物質　37
放射線被曝　263
飽食中枢　71
胞胚　259
傍分泌型　205
泡沫化　127
飽和脂肪酸　49
補欠分子族　99, 197
補酵素　11, 13, 99, 139, 227
補助基質　99
ホスファチジルイノシトール4,5-二リン酸　219
ホスファチジルエタノールアミン　61
ホスファチジルコリン　61
ホスファチジルセリン　61
ホスホジエステル結合　137, 138
ホスホプロテインホスファターゼ　121
ホスホリパーゼA_2　63
ホスホリパーゼC　219
ホスホリボシルピロリン酸　145
ホスホリラーゼ　33
ホットスポット　157
ホメオスタシス　119, 207
ホメオティック遺伝子　183, 261
ホメオドメイン　261
ホメオボックス　261
ホモ多糖　27
保有者　167
ポリヌクレオチド鎖　137, 141
ポリペプチド　85
ポリペプチド鎖　89, 97, 111, 173, 181
ポリペプチド鎖構造　85

ポリメラーゼ連鎖反応法　194
ポルフィリン　83
ポルフィリン環　197
ポルフィリン症　201
ホルモン　75, 79, 131, 205, 207
ホルモン分泌　207
本態性高血圧　167, 242
翻訳　121, 173, 179

マ

膜間腔　15
膜間スペース　251
膜抗原　131
膜消化　25
膜タンパク質　13, 61, 129, 131, 187, 249
膜内在性タンパク質　249
マグネシウム　245
膜表在性タンパク質　249
膜融合　271
膜流動性　67
マクロファージ　127, 199
マトリックス　11, 15, 57, 251
マルターゼ　25, 27
マルトース　25, 27
マロニルCoA　55
マロニル基　55
マンガン　245

ミ

ミオグロビン　197, 245
ミオシン　269
ミカエリス定数　103
ミカエリス・メンテンの式　103
ミクロフィラメント　269
ミスセンス置換　157
水分子　13
ミトコンドリア　7, 11, 15, 57, 251
ミトコンドリア内膜　13, 15
ミネラル　243, 245
ミネラルコルチコイド　213

ム

無月経　165
ムチン　131

メ

明反応　19
メタボリックシンドローム　45
メチオニン　77, 179
メチル化　185
メッセンジャーRNA　141, 173

メトヘモグロビン　9, 197
免疫機構　265
免疫グロブリン　131, 163
免疫グロブリン遺伝子　157
免疫グロブリンスーパーファミリー　267
免疫抗体　87
免疫担当細胞　217
免疫不全　145

モ

蒙古人顔貌　165
毛根細胞　169
モータータンパク質　269
目的遺伝子　191
モチーフ　185
モノグリセリド　53

ヤ

夜盲症　233

ユ

有機化学物質　227
有機化合物　7, 23
有機酸　11
優性遺伝　167
誘導体　143
遊離アミノ酸　89
遊離コレステロール　125
遊離脂肪酸　49, 53
遊離リボソーム　187
輸送タンパク質　87, 223
ユビキチン　89
ユビキチン/プロテアソーム系　121
ユビキノン　9

ヨ

溶血性黄疸　201
溶血性貧血　235
葉酸　227, 231
羊水　169
洋ナシ体型　71
葉緑体　19, 251

余剰アミノ酸　77, 79

ラ

ラインウェーバー・バーク　プロット　103
ラギング鎖　155
ラクターゼ　25
ラクトース　25
ラジカル　9, 51
ラジカル酸化反応　51
ラジカルスカベンジャー　9, 235
ラフト　61
ラミニン　267
ランゲルハンス島　211
卵巣　215
卵胞刺激ホルモン　209
卵胞ホルモン　69, 215

リ

リアノジン受容体　221
リーディング鎖　155
リガーゼ　189
リガンド　87, 205, 217, 273
リシン　59, 77, 79
リソソーム　65, 89, 143, 251, 253, 273
律速酵素　29, 41, 67, 107, 119
立体構造　87
立体特異性　95
リトコール酸　71
リノール酸　49
リノレン酸　49
リパーゼ　57
リプレッサー　185
リボース　3, 35, 137
リポキシゲナーゼ　63
リボザイム　95
リボソーム　141, 175, 179, 181, 187, 253
リボソーム RNA　141, 173
リポタンパク質　53, 125
リボヌクレオチド 3-リン酸　177
リボフラビン　229
硫酸　37

流動モザイクモデル　249
両親媒性　61
両性電解質　75
リン　233, 245
リンゴ酸　55
リンゴ酸-アスパラギン酸シャトル　17
リンゴ体型　71
リン酸　3, 61, 137
リン酸塩　243, 245
リン酸化　33, 63, 107, 121, 217, 221, 255
リン酸化カスケード　221
リン脂質　49, 61, 125
リン脂質二重層　61
リンパ液　239
リンパ管　125
リンホカイン　217

ル

ループ領域　179

レ

レセプター　131
レチノイン酸　223, 233
レチノール　233
レッシュ-ナイハン症候群　145
劣性遺伝　167
レトロウイルス　163
レプチン　71
レプチン受容体　71
レプリコン　155
レムナント　125
鎌状赤血球症　197
レンズ線維　261

ロ

ロイコトリエン　63
ロイコトリエン C_4, D_4　63
ロイシン　59, 77, 79
ロイシンジッパー　185
老化遺伝子　265
老化のフリーラジカル仮説　51